作者简介

王加启，中国农业科学院北京畜牧兽医研究所研究员，博士研究生导师，全国农业科研杰出人才，曾任动物营养学国家重点实验室主任，现任中国农业科学院北京畜牧兽医研究所奶产品质量与风险评估创新团队首席专家、农业农村部奶及奶制品质量监督检验测试中心（北京）主任、农业农村部奶产品质量控制重点实验室主任和 *Journal of Dairy Science* 杂志编委。主要从事奶牛营养与牛奶质量安全领域研究工作。发表 SCI 论文 100余篇，出版著作 8 部，获得国家级科技奖励 2 项，省部级科技奖励 6 项。

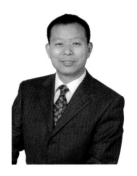

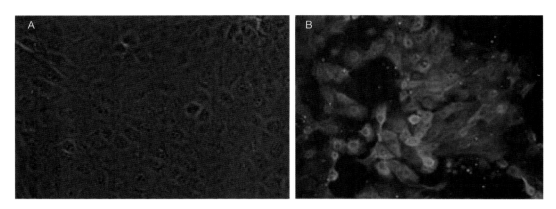

彩图 1　永生化奶牛乳腺上皮细胞

A. 细胞形态　B. 表达的细胞角蛋白

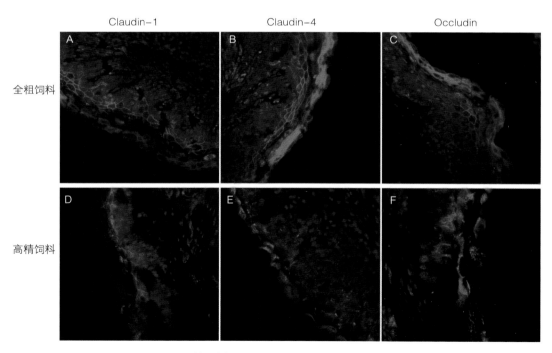

彩图 2　饲喂高精饲料对瘤胃紧密连接蛋白分布的影响（50 μm）

注：免疫荧光测定全粗饲料饲喂（A、B 和 C）和高精饲料饲喂（D、E 和 F）山羊时其瘤胃上皮细胞 Claudin - 1（A 和 D，绿色）、Claudin - 4（B 和 E，绿色）、Occludin（C 和 F，绿色）及细胞核（蓝色）的位置。

（资料来源：Liu 等，2013）

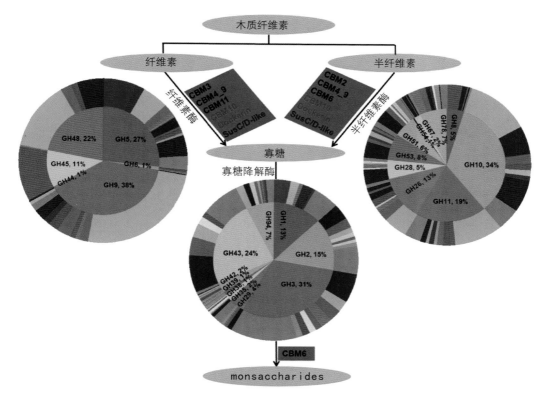

彩图 3　瘤胃壁植物细胞壁多糖降解酶及其物种多样性

细菌
瘤胃球菌　　梭菌　　真细菌　　丁酸弧菌　　解纤维菌　　粪球菌　　罗斯氏菌
Marvinbryantia　布劳特氏菌　未分类毛螺旋菌　　未分类梭菌　　*Mahella*
芽孢杆菌　　类芽孢杆菌　嗜热芽孢杆菌　链球菌　　链型杆菌　　粪芽孢菌
普雷沃氏菌　拟普雷沃氏菌　拟杆菌　　坦纳菌　　噬二氧化碳细胞菌　*Niabella*
纤维杆菌　　密螺旋体　柯林斯氏菌
真菌
新美鞭菌　　*Piomyces*　根囊鞭菌　　未分类新美鞭菌
原虫
前毛虫　　*Eudiplodinium*　*Polyplastron*　盘基网柄菌
未分类微生物　其他微生物
注：图中用拉丁文表示的微生物暂无中文学名。

（资料来源：Dai 等，2015）

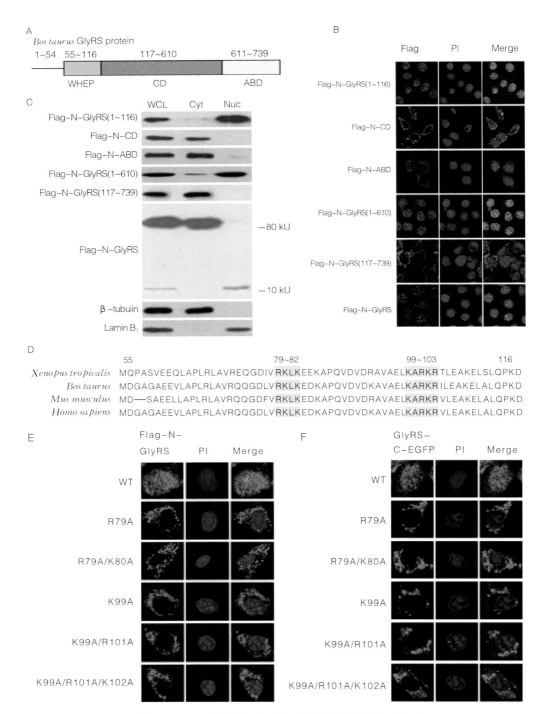

彩图 4　GlyRS 通过亚细胞定位变化控制乳蛋白质的合成

注：A. GlyRS 的结构域分析［N-端区域（1～116 位氨基酸）包含 1 个 WHEP 结构域（55～116 位氨基酸）、CD 区域（117～610 位氨基酸）和 ABD 区域（611～739 位氨基酸）］；B～C. 激光共聚焦免疫荧光共定位（B）和 Western blotting（C）检测 GlyRS-GFP 中 GlyRS 和 GFP 的 N 端的核定位；D. GlyRS 的 WHEP 结构域中的核定位序列（NLS）分析；E. 激光共聚焦免疫荧光定位检测第 1 个 NLS 的氨基酸点突变后 GlyRS-GFP 的核定位；F. 激光共聚焦免疫荧光定位检测第 2 个 NLS 的氨基酸点突变后 GlyRS-GFP 的核定位。

国家出版基金项目
NATIONAL PUBLICATION FOUNDATION

"十三五"国家重点图书出版规划项目

当代动物营养与饲料科学精品专著

牛奶重要营养品质的形成与调控

王加启 ◎ 主编

中国农业出版社

北　京

内容简介

　　本书较为系统地介绍了牛奶重要营养品质形成与调控的机理，共分十章。主要内容包括牛奶重要营养品质的研究意义与研究进展、乳成分前体物的生成与利用规律、代谢异常产物对牛奶品质的影响、两个基因组调控牛奶品质机制及热应激对牛奶品质的影响、牛奶营养品质特征及其调控网络、提升牛奶营养品质和功能活性品质的调控技术，简略介绍了牛奶品质相关研究方法与平台。本书适合于动物营养学专业的科技人员和学生参考。

杨在宾（教　授，山东农业大学动物科技学院动物医学院）

李光玉（研究员，中国农业科学院特产研究所）

李军国（研究员，中国农业科学院饲料研究所）

李胜利（教　授，中国农业大学动物科学技术学院）

李爱科（研究员，国家粮食和物资储备局科学研究院粮食品质营养研究所）

吴　德（教　授，四川农业大学动物营养研究所）

呙于明（教　授，中国农业大学动物科学技术学院）

佟建明（研究员，中国农业科学院北京畜牧兽医研究所）

汪以真（教　授，浙江大学动物科学学院）

张日俊（教　授，中国农业大学动物科学技术学院）

张宏福（研究员，中国农业科学院北京畜牧兽医研究所）

陈代文（教　授，四川农业大学动物营养研究所）

林　海（教　授，山东农业大学动物科技学院动物医学院）

罗　军（教　授，西北农林科技大学动物科技学院）

罗绪刚（研究员，中国农业科学院北京畜牧兽医研究所）

周志刚（研究员，中国农业科学院饲料研究所）

单安山（教　授，东北农业大学动物科学技术学院）

孟庆翔（教　授，中国农业大学动物科学技术学院）

侯水生（研究员，中国农业科学院北京畜牧兽医研究所）

侯永清（教　授，武汉轻工大学动物科学与营养工程学院）

姚军虎（教　授，西北农林科技大学动物科技学院）

秦贵信（教　授，吉林农业大学动物科学技术学院）

高秀华（研究员，中国农业科学院饲料研究所）

曹兵海（教　授，中国农业大学动物科学技术学院）

彭　健（教　授，华中农业大学动物科学技术学院动物医学院）

蒋宗勇（研究员，广东省农业科学院动物科学研究所）

蔡辉益（研究员，中国农业科学院饲料研究所）

谭支良（研究员，中国科学院亚热带农业生态研究所）

谯仕彦（教　授，中国农业大学动物科学技术学院）

薛　敏（研究员，中国农业科学院饲料研究所）

瞿明仁（教　授，江西农业大学动物科学技术学院）

审稿专家

卢德勋（研究员，内蒙古自治区农牧业科学院动物营养研究所）

计　成（教　授，中国农业大学动物科学技术学院）

杨振海（局　长，农业农村部畜牧兽医局）

本书编写人员

主　　编　王加启
副 主 编　赵圣国　郑　楠
编写人员（以姓氏笔画为序）

卜登攀　王加启　王林枫　王佳堃　王春梅　王洪荣
毛胜勇　朱化彬　庄　苏　刘国文　刘建新　闫素梅
孙　鹏　李庆章　李松励　李胜利　杨永新　杨红建
杨国宇　吴跃明　沈向真　沈赞明　张养东　张源淑
郑　楠　赵圣国　柳巨雄　敖长金　倪迎冬　高　民
高学军　董国忠　雷连成　熊本海　戴　欣

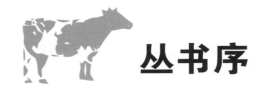

丛书序

　　经过近 40 年的发展，我国畜牧业取得了举世瞩目的成就，不仅是我国农业领域中集约化程度较高的产业，更成为国民经济的基础性产业之一。我国畜牧业现代化进程的飞速发展得益于畜牧科技事业的巨大进步，畜牧科技的发展已成为我国畜牧业进一步发展的强大推动力。作为畜牧科学体系中的重要学科，动物营养和饲料科学也取得了突出的成绩，为推动我国畜牧业现代化进程做出了历史性的重要贡献。

　　畜牧业的传统养殖理念重点放在不断提高家畜生产性能上，现在情况发生了重大变化：对畜牧业的要求不仅是要能满足日益增长的畜产品消费数量的要求，而且对畜产品的品质和安全提出了越来越严格的要求；畜禽养殖从业者越来越认识到养殖效益和动物健康之间相互密切的关系。畜牧业中抗生素的大量使用、饲料原料重金属超标、饲料霉变等问题，使一些有毒有害物质蓄积于畜产品内，直接危害人类健康。这些情况集中到一点，即畜牧业的传统养殖理念必须彻底改变，这是实现我国畜牧业现代化首先要解决的一个最根本的问题。否则，就会出现一系列的问题，如畜牧业的可持续发展受到阻碍、饲料中的非法添加屡禁不止、"人畜争粮"矛盾凸显、食品安全问题受到质疑。

　　我国最大的国情就是在相当长的时期内处于社会主义初级阶段，我国养殖业生产方式由粗放型向集约化型的根本转变是一个相当长的历史过程。从这样的国情出发，发展我国动物营养学理论和技术，既具有中国特色，对制定我国养殖业长期发展战略有指导性意义；同时也对世界养殖业，特别是对发展中国家养殖业发展具有示范性意义。因此，我们必须清醒地意识到，作为畜牧业发展中的重要学科——动物营养学正处在一个关键的历史发展时期。这一发展趋势绝不是动物营养学理论和技术体系的局部性创新，而是一个涉及动物营养学整体学科思维方式、研究范围和内容，乃至研究方法和技术手段更新的全局性战略转变。在此期间，养殖业内部不同程度的集约化水平长期存在。这就要求动物营养学理论不仅能适应高度集约化的养殖业，而且也要能适应中等或初级集约化水平长期存在的需求。近年来，我国学者在动物营养和饲料科学方面作了大量研究，取得了丰硕成果，这些研究成果对我国畜牧业的产业化发展有重要实践价值。

"十三五"饲料工业的持续健康发展，事关动物性"菜篮子"食品的有效供给和质量安全，事关养殖业绿色发展和竞争力提升。从生产发展看，饲料工业是联结种植业和养殖业的中轴产业，而饲料产品又占养殖产品成本的70%。当前，我国粮食库存压力很大，大力发展饲料工业，既是国家粮食去库存的重要渠道，也是实现降低生产成本、提高养殖效益的现实选择。从质量安全看，随着人口的增加和消费的提升，城乡居民对保障"舌尖上的安全"提出了新的更高的要求。饲料作为动物产品质量安全的源头和基础，要保障其安全放心，必须从饲料产业链条的每一个环节抓起，特别是在提质增效和保障质量安全方面，把科技进步放在更加突出的位置，支撑安全发展。从绿色发展看，当前我国畜牧业已走过了追求数量和保障质量的阶段，开始迈入绿色可持续发展的新阶段。畜牧业发展决不能"穿新鞋走老路"，继续高投入、高消耗、高污染，而应在源头上控制投入、减量增效，在过程中实施清洁生产、循环利用，在产品上保障绿色安全、引领消费；推介饲料资源高效利用、精准配方、氮磷和矿物元素源头减排、抗菌药物减量使用、微生物发酵等先进技术，促进形成畜牧业绿色发展新局面。

动物营养与饲料科学的理论与技术在保障国家粮食安全、保障食品安全、保障动物健康、提高动物生产水平、改善畜产品质量、降低生产成本、保护生态环境及推动饲料工业发展等方面具有不可替代的重要作用。当代动物营养与饲料科学精品专著，是我国动物营养和饲料科技界首次推出的大型理论研究与实际应用相结合的科技类应用型专著丛书，对于传播现代动物营养与饲料科学的创新成果、推动畜牧业的绿色发展有重要理论和现实指导意义。

李德发

2018.9.26

前　言

　　奶业是健康中国、强壮民族不可或缺的产业，是食品安全的代表性产业，是农业现代化的标志性产业和一二三产业协调发展的战略性产业。以"优质、健康"为标志的牛奶品质，是奶业核心竞争力的决定性因素。牛奶中含有丰富的营养物质（乳脂肪、乳蛋白质、乳糖等）、生物活性物质（活性脂肪酸和活性蛋白质等）和风味物质。乳脂肪和乳蛋白质是构成牛奶营养品质的主要物质基础，既关系食品质量安全与消费者的健康，又决定着行业经济价值与核心竞争力。

　　十年前，由于缺乏适合我国饲料资源特色的基础理论体系及其指导下的自主创新技术，我国牛奶中乳脂肪和乳蛋白质的含量普遍偏低，既达不到奶业发达国家水平，也没有真正发挥奶牛的遗传潜力。因此，立足我国现实的饲料资源，阐明乳脂肪和乳蛋白质合成与调控的机理，建立改善牛奶营养品质的理论和方法，是奶业持续健康发展的重大科技需求。

　　为此，在国家重点基础研究发展计划（"973计划"）的支持下，2011年"牛奶重要营养品质形成与调控机理研究"（2011CB100800）项目顺利启动，我担任首席科学家。该项目联合全国12家奶业研究优势单位，组建五个课题，投入300余名科技人员，立足我国典型饲料资源和奶牛生产实际，应用现代动物营养学、营养基因组学和整合生理学等理论与方法，以瘤胃、肝脏和乳腺中乳成分前体物的生成与利用为核心，从组织器官、细胞和分子水平剖析了牛奶重要营养品质形成过程中的关键物质代谢和信号转导通路，阐明了乳脂肪和乳蛋白质合成的代谢调控机理，揭示了我国当前饲养模式下牛奶品质偏低的科学原因，提出了"健康瘤胃－健康奶牛－优质牛奶"新学术思路，建立了整合关键代谢调控通路的技术途径，最终实现了改善乳脂肪和乳蛋白质合成的阶段性目标。同时，通过锻炼和磨合，在全国形成了奶业科学基础研究队伍，为解决我国未来奶业重大科技问题提供了人才支撑。

　　为了分享"973 计划"研究成果，推动我国"优质乳工程"发展，笔者所在团队系统整理了项目研究进展和阶段性成果，并汇编成《牛奶重要营养品质的形成与调控》。该书介绍了牛奶重要营养品质研究的意义和方法、乳成分前体物的生成与利用、代谢异常产物对牛奶品质的影响、两个基因组和热应激调控牛奶品质的机制，描述了牛奶营养品质特征，最后介绍了牛奶品质的调控网络及营养调控技术、功能活性品质提升调控技术。该书中的研究结果具有很强的创新性、科学性和前瞻性，既适合反刍动物营养和乳品科学等领域的工作者阅读，也适合奶业养殖和乳品加工企业的研发和管理人员阅读。

　　本书出版过程中，得到了国家出版基金项目资助，在此表示衷心的感谢！

　　限于编写人员学识与水平，书中难免有不妥之处，敬请赐教与指正。

编　者

2019 年 12 月

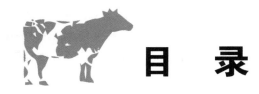

目 录

09 第九章　牛奶品质提升的营养调控技术

10 第十章　牛奶功能活性品质提升的调控技术

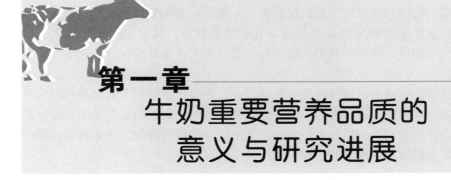

第一章
牛奶重要营养品质的
意义与研究进展

奶业是健康中国、强壮民族不可或缺的产业，是食品安全的代表性产业，是农业现代化的标志性产业和一二三产业协调发展的战略性产业。牛奶中含有丰富的营养成分（乳脂肪、乳蛋白质、乳糖、维生素和矿物质等）、生物活性物质（活性脂肪酸和活性蛋白质等）和风味物质。乳脂肪和乳蛋白质是构成牛奶营养品质的主要物质基础，既涉及质量安全与消费者的健康，又决定着牛奶的经济价值与核心竞争力。由于缺乏适合我国饲料资源特色的基础理论体系及其指导下的自主创新技术，我国牛奶中乳脂肪和乳蛋白质的含量普遍偏低，不仅达不到奶牛的遗传潜力，部分甚至低于国家标准。因此，立足我国现实的饲料资源，阐明乳脂肪和乳蛋白质合成与调控的机理，建立改善牛奶营养品质的理论和方法，已经成为奶业持续健康发展的重大需求。

"乳成分前体物"（milk precursors）来源于日粮营养物质的代谢与转化，是合成乳脂肪和乳蛋白质的物质基础，其生成与利用是形成牛奶营养品质的关键。因此，立足我国现实的饲料资源及其典型日粮模式，研究乳成分前体物生成、利用的规律及分子基础，阐明乳脂肪和乳蛋白质合成的代谢调控网络，解析当前我国牛奶营养品质低下的原因，为改善牛奶营养品质提供基础理论和技术指导，已经成为提高牛奶质量亟待解决的关键科学问题。

第一节　提升牛奶重要营养品质是满足人民
美好生活需要的重要内容

一、牛奶品质是奶业供给侧结构性改革的突破口

（一）牛奶营养品质低下已经成为制约我国奶业健康发展的瓶颈

改革开放以来我国奶业得到快速发展，目前奶牛养殖已经成为畜牧业中发展速度较快的产业，乳品加工已经成为食品业中增长较快的产业，人均牛奶占有量从 1998 年的 6.0 kg 增加到 2016 年的 27 kg。奶业发展为丰富城乡居民食物供给、改善膳食结构、提高农民收入

和增加就业做出了重要贡献，并将会在全面建设小康社会中发挥越来越显著的作用。

但是近几年来，我国奶业发展反复出现曲折，一是多次发生牛奶质量安全事件，二是国内乳品加工企业经常拒收生乳，但是进口乳品越来越多。其中深层次原因之一就是，与奶业发达国家相比，我国牛奶中乳脂肪和乳蛋白质的含量普遍偏低，达不到奶牛应有的遗传潜力。

我国牛奶中乳脂肪和乳蛋白质普遍低下的状况，一方面严重削弱了乳制品在国内外市场的核心竞争力，难以抵御进口冲击；另一方面又导致国内奶农的生乳卖不出去，经常发生乳品加工企业拒收、奶农倒奶杀牛和在生乳中掺杂使假等现象。牛奶营养品质低下已经成为我国奶业健康发展面临的严峻挑战。

（二）改善牛奶营养品质的关键是建立适合我国国情的饲料资源利用理论体系和技术途径

不同国家有不同的奶业发展历程。美国不但粮食充足，而且苜蓿产量世界第一，其种植面积仅次于玉米和大豆，与小麦种植面积相当，并据此建立了高投入、高产出、高品质的牛奶生产体系。新西兰气候宜人，草原广阔，建立了放牧、低成本、高品质的牛奶生产体系。印度既没有像美国一样充足的粮食，也没有像新西兰一样广阔的草原，更没有大量进口饲料资源（年进口豆类仅 35 万 t 左右），但是经过从 20 世纪 60 年代开始的长期探索，建立了适合自己国情的奶牛饲料利用理论和技术体系，充分利用丰富的农作物副产品作为饲料资源，使牛奶产量从 20 世纪 60 年代连续 10 年徘徊在 2 000 万 t 左右，到 70 年代末取得突破，开始快速发展，2009 年生乳产量达到 1.06 亿 t，产量连续 9 年保持世界第一。更可贵的是，50 年来印度奶业始终立足本国饲料资源，把提高牛奶品质放在基础研究的优先位置，高品质推动其乳品出口到欧洲、北美洲、亚洲和非洲各地。目前，印度已经从乳品净进口国转变为净出口国，出口额已经超过稻谷和小麦，成为世界乳品出口大国。

我国人多地少，奶牛饲料以农副产品为主，缺乏优质饲草。为了确保粮食安全，既不可能占用大量耕地种植优质饲草，也不能依靠进口饲料发展奶牛业。2018 年，我国进口苜蓿 138 万 t，进口苜蓿价格约每吨 2 300 元。而在进口的冲击下，我国优质苜蓿的自给率仅占市场的 60% 左右，可见，如果不能够建立适合我国国情的饲料资源有效利用的理论体系和技术途径，就很难保障奶业健康、平稳发展，也难以为消费者提供高品质和安全的乳制品。

（三）开展牛奶营养品质基础研究是推动我国奶业转型升级的历史机遇

发达国家尽管拥有丰富的优质饲料资源，依然十分注重发展深厚的科技储备和强大的技术支撑，因此能够不断提高牛奶品质，牢牢占领全球奶业市场竞争的制高点。印度立足自有的饲料资源，经过长期探索，建立起适合自己国情的奶业发展模式，成功地在世界乳品市场上占有一席之地。我国奶业发展速度虽然很快，但是一直以数量增长为主，设备、材料、技术以国外引进为主，基础研究薄弱，科技储备严重不足，尤其是缺少针对我国现实饲料资源合理利用的理论体系。

针对牛奶营养品质低下这一重大产业难题，实施牛奶重要营养品质形成与调控机理

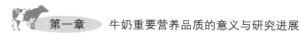

研究，开展多学科综合的前瞻性研究，深入认识牛奶重要营养品质形成的理论和科学基础，将有力地推动我国奶业实现从数量扩张型到质量效益型的转型升级，对提升奶业核心竞争力、保障奶业持续健康发展具有重大意义。

二、生产优质乳是奶业发展的方向

我国奶业经历了 30 年的快速发展，取得了巨大成就，但是也正在面临发展新方向的抉择。这个新方向就是生产优质乳。我国有关奶业科技人员组成的团队，经过近 20 年的艰苦探索和协同创新，已经形成了适合国情的"优质乳生产的奶牛营养调控与规范化饲养技术"成果并示范应用。示范结果表明，在奶牛生产中可以使蛋白质饲料利用效率提高 8%～15%，乳脂肪率和乳蛋白质率分别达到 3.5% 和 3.1%，牛奶体细胞数低于 40 万个，菌落总数低于 10 万 CFU/mL，完全达到国际上优质乳的营养品质和卫生安全水平。

（一）奶业发展需要确立新方向

1. 奶业进入"爬坡顶"阶段　2000—2011 年，我国奶业发展经历了巨大的变化，这个巨大变化具有极其深刻的含义，但是鲜为人知。从图 1-1 可以看出来，2000—2006 年，奶类产量从 918.9 万 t 增加到 3 302.5 万 t，7 年增长 2.6 倍，其中 2003 年比 2002 年增长 32%（刘成果，2010），创造了奶业发展的奇迹。这个阶段奶业发展的方向是满足数量需求，弥补当时市场上乳制品严重缺乏的状况，实现了数量上的跨越，其最显著的特征是乳品企业主导奶业的消费模式、发展模式和文化模式。

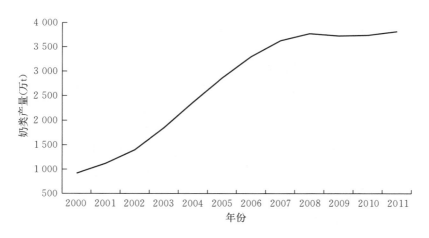

图 1-1　我国奶业发展过早出现"爬坡顶"现象

但在 2007—2011 年，我国奶类产量的增长速度发生逆转，每年以约 5 个百分点的速度下降，2006 年同比增长速度为 15.3%，2007 年为 10.0%，2008 年的"婴幼儿奶粉事件"加速了下降的幅度（为 4.1%），2009 年为－1.2%（刘成果，2010），2010 年为 0.4%，2011 年为 2.1%。可以明确看出，2007 年以后奶业发展出现增长乏力现象，尤其是 2009 年、2010 年和 2011 年奶类产量出现典型的"爬坡顶"现象。

奶业发达国家也出现过典型的"爬坡顶"现象，比如美国和德国，2009—2011 年奶类产量同比增长都没有超过 2%，其特点是人均占有奶量超过 260 kg，国内消费市场基本饱和。而我国人均占有奶量不到 30 kg，国内消费市场远远没有饱和。自 2010 年起，我国已经成为世界上乳品净进口量最多的国家，2011 年进口干乳制品达到 86 万 t（表 1-1）。

表 1-1　2008—2011 年我国干乳制品进口状况

项　目	2008 年	2009 年	2010 年	2011 年
进口量（万 t）	34.2	58.3	72.8	86.3
同比增长（%）	16.6	70.1	25.0	18.5

资料来源：数据源于国家统计局 2008—2011 年进口统计数据。

2. 优质乳是奶业发展的必然方向　我国奶业目前出现的"爬坡顶"现象，并不是因为人均占有奶量高，国内消费市场饱和。实际上，这一现象表明奶业在自发地探索发展的新方向。如果没有清晰、正确的方向，奶业就不会焕发出新的生命力。

"一杯牛奶强壮一个民族"，这句话已经明确地告诉我们，奶业的发展方向是用优质牛奶来强壮一个民族！但是，在过去 30 年间，我们赋予奶业太多的目标与期望，比如发展地方经济或增加税收，反而忽视了奶业发展的唯一归宿是为消费者提供乳品，而且必须提供营养丰富、卫生安全的优质乳品。这是因为乳品的生产特征决定了乳品达不到优质，就有质量安全风险。超市里的一盒乳品，来自健康的奶牛、卫生的挤奶环境、低温的贮存运输、科学的加工工艺、严格的质量监控，环环相扣。乳品生产的这种关联性、时效性，是独特的，是其他食品生产没有的特征。不要说其中任何一个环节出了问题，即使所有的环节都正常，如果衔接不好，仍然可能造成质量安全风险。

美国在 1924 年颁布《优质乳条例》，到今已有 90 多年，修订了 38 版，对优质乳条例认真严格、坚持不懈的执行，使得美国的优质乳（Grade A）比例达到了 98% 以上，由牛奶引起的食源性疾病从 1938 年的 25% 下降到目前的小于 1%。欧盟、新西兰和澳大利亚地区优质乳的标准比美国更严格，优质乳的比例几乎达到 100%。这些发展经验证明，优质乳是唯一的发展方向，这既是保障消费者安全健康的需要，也是乳品市场全球化的需要。只有生产优质乳，奶业才能在竞争中健康生存和发展，才能赢得消费者的信任和喜爱，才有存在的价值。

（二）实现优质乳的主要技术途径

1. 优质乳的技术内涵　优质乳是十分清晰的概念，具有科学的内涵和定义，其核心指标是乳脂肪含量、乳蛋白含量、菌落总数和体细胞数，其中乳脂肪含量和乳蛋白含量是牛奶的营养品质指标，菌落总数是环境卫生指标，体细胞数是奶牛健康状况指标。其基本标准是在奶牛场采样测定时，牛奶中乳脂肪含量不低于 3.3%，乳蛋白质含量不低于 3.0%，体细胞数不超过 75 万个/mL，菌落总数不超过 10 万 CFU/mL，污染物或残留物含量符合食品安全标准。

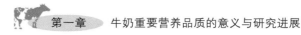

奶业发达国家都能够达到这个标准，新西兰则显著超过这个标准，牛奶中平均乳脂肪含量达到 4.8%，乳蛋白质含量达到 3.8%，体细胞数不超过 40 万个/mL，菌落总数不超过 10 万 CFU/mL。营养品质优异和消费安全保障是新西兰乳品在全球市场上具有强大竞争力的重要原因。

《中国奶业统计资料》（2010）列出了不同国家生乳标准中乳脂肪和乳蛋白质含量（表 1-2）。可以看出，在相当长时间内，乳脂肪和乳蛋白质含量偏低是制约我国优质乳生产的主要难题之一。管理者、企业、消费者都不太重视这个问题，认为零点几的差别能有多大，实际上这是奶业的灵魂。经过饲料种植、奶牛育种、饲料营养、疫病防治、环境卫生等各个环节的投入、组织和生产，最终的目标就是要体现在这零点几之中。

表 1-2　不同国家生乳标准中乳脂肪和乳蛋白质含量

项　目	新西兰	荷兰	日本	中国
乳脂肪（%）	4.5	4.4	4.0	3.1
乳蛋白质（%）	3.7	3.5	3.3	2.8
奶牛单产 [kg/（头·年）]	3 809	7 705	7 998	4 800

注：新西兰、荷兰和日本的生乳标准中乳脂肪和乳蛋白质数据源于《中国奶业统计资料》（2010）；中国的生乳标准中乳脂肪和乳蛋白质数据源于《食品安全国家标准 生乳》（GB 19301—2010）。

2. 奶牛营养调控与优质乳的营养品质　近 20 年来，针对我国牛奶质量普遍偏低、优质乳严重不足的状况，国内有关科研院所和大专院校的奶业科研人员组成优势团队，从饲料资源利用、奶牛泌乳营养代谢机理及调控、牛奶品质形成的营养分配和信号转导途径等方面开展了系统研究，并把取得的技术创新与健康养殖规范集成起来，在生产实践中不断验证完善，最终形成了"优质乳生产的奶牛营养调控与规范化饲养关键技术"成果，已经在优质乳生产中发挥了关键作用。

（1）提高乳脂肪含量及其活性成分的奶牛营养调控技术　奶牛日粮中的粗饲料和脂肪是影响牛奶中乳脂肪含量的直接因素。研究发现，在奶牛乳脂肪降低综合征发生过程中瘤胃与乳腺共同发挥作用，其主要机理是瘤胃内乳脂肪前体物乙酸不足和乳腺合成乳脂肪的能力受到长链脂肪酸抑制。目前已经揭示奶牛日粮内中、短链脂肪酸是乳脂肪合成的限制性脂肪酸（崔海等，2011），而中、短链脂肪酸的数量主要取决于纤维性饲料与精饲料补充料之间产生的组合效应。这种组合效应的影响不仅仅限于营养供给的多少，而是从影响奶牛采食行为开始，进而影响咀嚼、反刍、瘤胃酸碱平衡和微生物区系、神经内分泌调节、消化代谢和营养吸收分配，直至影响牛奶的营养品质。通过试验研究建立了以挥发性脂肪酸和微生物蛋白质为核心的饲料组合效应评价指数，并用于指导形成提高乳脂肪前体物含量的饲料组合新技术。例如，当奶牛日粮中粗饲料来源的中性洗涤纤维（neutral detergent fiber，NDF）大于 26%、优质干草占粗饲料的 25%～30% 时，对瘤胃干物质降解率和微生物蛋白质合成量的正组合效应达 20% 以上，总挥发性脂肪酸的产量增加 43%，增加了乳脂肪前体物的生成量。这表明以挥发性脂肪酸和微生物蛋白质为核心的饲料组合效应评价指数，有助于解决低质粗饲料合理搭配利用的技术难题（Liu 等，2002；Sun 等，2007）。通过饲料组合效应评价指数开发出粗饲料组合优化利用模式，辅以日粮中适宜的过瘤胃脂肪供给量，能够使乳脂肪率稳定达到3.5%以上，是提高牛奶乳脂肪含量的有效技术途径（Wang 等，2010）。在牛奶乳脂肪研究上另一个突破性进展是共轭亚油酸（conjugated linoleic acid，CLA）合成机理的研究。自 20 世纪 80 年代以来，大量的医学研究表明牛奶中含有一种特殊的共轭亚油酸，对人类健康具有显著的生物活性功能，美国 NRC（1996）已把 CLA 列为唯一具有抗癌作用的动物源脂肪酸。高军肖和王加启（2005）通过试验研究证实，瘤胃内 trans-11 油酸大量累积，可以为乳腺内合成 CLA 提供丰富的底物，从而极显著提高乳腺内 CLA 的合成量，据此发明了以提高瘤胃 trans-11 油酸为核心、增加牛奶 CLA 含量的营养调控方法及饲料（ZL 200410039178.3、ZL 200510115645.0），集成开发出了具有自主知识产权的日粮油脂优化组合、瘤胃发酵调控和奶牛个体筛选等稳定乳脂肪率和提高牛奶 CLA 含量的调控技术。与普通牛奶相比，平均使牛奶 CLA 含量从 10 mg/100 mL 左右提高到 40～90 mg/100 mL，饱和脂肪酸比例从 70% 降低到 61%，高胆固醇源脂肪酸（C12：0+C14：0+C16：0）比例从 45% 降低到 36%，在总 CLA 中，c9t11 CLA 的含量达 85.6%（卜登攀，2006），同时实现了稳定乳脂肪率、提高 CLA 含量、改善乳脂肪组成 3 个重要目标。

（2）提高乳蛋白质及其活性成分含量的奶牛营养调控技术　影响牛奶乳蛋白质含量的最重要营养因素是蛋白质饲料特性和瘤胃微生物蛋白质合成量。长期以来，我国面临奶牛营养需要参数不足和蛋白质饲料利用率低的难题。通过大量研究，目前已经构建了奶牛主要常用饲料蛋白质瘤胃降解率和小肠消化率参数，阐明了不同饲料各种氨基酸在瘤胃降解和小肠消化的规律，研究确定了中国荷斯坦奶牛乳蛋白质合成的适宜可代谢蛋白水平为日粮干物质 9.6%；应用三位点瘘管奶牛和自主研发的营养灌注流量监测装置（ZL 200920222987.6、ZL 200520106472.1）研究提出了奶牛理想氨基酸供给模式，确定了我国奶牛典型日粮的蛋氨酸、赖氨酸、缬氨酸、亮氨酸的限制性次序，发明了过瘤胃氨基酸保护技术（ZL 200710063904.9）。根据上述饲料蛋白质营养参数、小肠限制性氨基酸次序和乳腺必需氨基酸需要量参数，开发出优化饲料蛋白质配制和提高乳蛋白质含量的饲料高效利用技术，建立了针对不同日粮类型的蛋白质饲料资源优化利用模式。在玉米杂粕型精饲料条件下，当日粮降解与非降解蛋白质之比为 1.6：1、可代谢蛋白质水平为 9.6%、限制性氨基酸 Lys/Met 比例为 3：1 时，可使饲料氮转化效率比优化前提高 8%～15%，乳蛋白质含量稳定达到 3.1% 以上（Zhai 等，2005；段柳艳等，2010），比我国现有国家标准提高 10.7%，达到 2010 年美国农业部公布的平均水平。

活性乳蛋白质成分是当前提高牛奶营养品质的重要研究领域。其中免疫球蛋白（immunoglobulin，Ig）和乳铁蛋白（lactoferrin，Lf）是牛奶中最主要的活性蛋白。牛奶中的特异性 Ig 能够有效抑制细菌繁殖，抑制细菌定植，抑制细菌分泌毒素，阻止毒素与人体细胞受体结合，中和毒素（Korhonen 等，2000）。Lf 是一种重要的生理活性物质，具有增强铁的传递和吸收、广谱的抗菌性、免疫作用、抗氧化作用、促进肠道菌群平衡、类似生长因子作用、抗炎症、抗病毒、抗癌症等生物活性，现已广泛应用于婴儿配方食品、生化及化妆品等产品中（程金波等，2007）。随着研究的深入，一些调控 Ig 和 Lf 的原理和技术被发现和发明出来，如揭示了牛奶 IgG 和 Lf 合成与转运的关键因素，确定了奶牛胎次、产奶量和乳成分含量对 IgG 和 Lf 的贡献率（Cheng 等，2008；

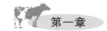

Liu 等，2009）；揭示了奶牛乳腺 FcRn 和 Lf 基因启动区基因多态性对 IgG 和 Lf 含量的影响机理，发明了筛选高 IgG 和 Lf 合成能力泌乳奶牛的方法（ZL 20081010686.3、ZL 200810106185.9），构建了高 IgG/Lf 合成能力奶牛筛选系统（2008SR11617）；开发了以瘤胃微生物脂肪酶和脲酶为免疫物的调控技术，经蛋白质纯化后制成了抗脂肪酶免疫刺激复合物（immune stimulating complex，ISCOM）和抗幽门螺旋杆菌（*Helicobacter pylori*，*H. pylori*）UreB 蛋白亚单位疫苗免疫刺激复合物（immune stimulating complex，ISCOM），应用高 IgG/Lf 合成能力奶牛筛选系统，并结合抗原缓释技术对奶牛进行 ISCOM 免疫，使牛奶中特异性抗体效价达到第 2～3 天初乳水平，一次免疫效果持续 30 d（Cheng 等，2008；Liu 等，2009）；发明了以膜分离技术为核心的长保质期鲜奶及其生产设备（ZL 200320127995.5），研究提出了适合 IgG 和 Lf 工业化生产的热加工工艺参数（程金波等，2010），克服了牛奶活性成分因热加工失活的难题，实现了优质活性蛋白质乳制品的产业化。

3. 奶牛规范化饲养与优质乳卫生安全　牛奶中的体细胞数和菌落总数是表明牛奶卫生安全和奶牛健康的重要指标，在这方面我国与奶业发达国家和地区的差距较大（表 1-3），其主要制约因素是奶牛生产的全过程关键控制点缺失。

表 1-3　不同生乳标准中菌落总数与体细胞数的比较

项　目	美　国	欧　盟	中　国
菌落总数（万 CFU/mL）	≤10	≤10	≤200
体细胞数（万个/ mL）	≤75	≤40	无指标

注：数据来源于 Grade "A" Pasteurized Milk Ordinance (PMO) 2011；EU Regulation (853/2004)；《食品安全国家标准　生乳》(GB 19301—2010)。

经过近 20 年的研究实践，我国制定了一系列技术规范，包括《青贮玉米调制技术规范》(DB 3301/T 106—2006)、《奶牛饲养标准》(NY/T 34—2004)、《奶牛用精饲料》(NY/T 1245—2006)、《奶牛复合微量元素维生素预混合饲料》(GB/T 20804—2006)、《良好农业规范第 8 部分：奶牛控制点与符合性规范》(GB/T 20014.8—2013)、《优质原料奶　奶牛饲养管理技术规范》(DB 12/T 423—2010)，确定了优质乳从生产投入品到产出品的关键控制点。这些技术标准已作为国家奶牛科技入户工程的主推技术得到示范应用，使蛋白质饲料利用效率提高 8%～15%，牛奶乳脂肪率和乳蛋白质率分别达到 3.5% 和 3.1%，体细胞数低于 40 万个/mL，菌落总数低于 10 万 CFU/mL，达到国际优质乳的营养品质和卫生安全水平，为在逆境中支撑奶业健康持续发展做出了贡献。

生产优质乳是奶业发展的方向。实践证明，在我国奶业科技人员的共同努力下，通过坚持不懈的技术创新和示范应用，完全能够生产出达到世界先进水平的优质乳。下一步的关键是创新体制机制和文化，由政府主导，通过政策和经济等综合措施，把奶农组织、加工企业和行业协会有机地联合起来，加大对优质乳技术成果的推广力度。通过优质乳新方向的确立，要尽快实现的一个转变就是，把目前由乳品企业主导的奶业消费模式、发展模式和文化模式，转变为由政府和社会公益力量主导的奶业消费模式、发展模式和文化模式，大力弘扬优质、健康、向上的奶业文化。

第二节　牛奶重要营养品质的前沿研究

奶业发达国家牛奶质量普遍较高，除了与其丰富的土地和饲料资源优势相关外，基础研究积累、成果转化应用和先进饲养管理技术起到了决定作用。综观国际最新研究进展，围绕乳脂肪和乳蛋白质的合成及调控已开展了一些探索性的研究工作，主要集中在以下几个方面。

一、乳成分前体物的生成与利用规律

1967 年，Linzell 提出了血液中葡萄糖、氨基酸和脂肪酸是"乳成分前体物"（milk precursors）的概念，陆续证实了乙酸、萨瓷基丁酸和游离脂肪酸是主要的乳脂肪前体物，而游离氨基酸是主要的乳蛋白质前体物。后来研究发现乳成分前体物的含量和组成直接影响乳脂肪和乳蛋白质的合成（Bauman 等，2006），而瘤胃内含氮物质、碳水化合物和脂类的消化代谢和肝脏对由门静脉汇集进入肝脏内代谢产物的转化与分配决定了乳成分前体物生成的数量和质量，乳腺则是合成乳成分的重要器官。慢性血插管、组织分离培养、微生物分子生态学等技术的应用与发展，促进了乳成分前体物在消化道、肝脏和乳腺组织中的生成与利用规律的研究。

1. 乳脂肪前体物生成与利用　牛奶中约 45％的脂肪酸来源于瘤胃发酵产物乙酸等在乳腺内的重新合成，其余主要来自乳腺从血液中摄取的长链脂肪酸（Bauman 等，2006）。乳脂肪前体物不仅与瘤胃氢化代谢和微生物的群落结构密切相关，而且对乳腺脂肪酸合成关键酶 具有调节作用，进而影响乳脂肪的合成（Jenkins 等，2008）。科学家们虽然从细胞和分子水平揭示了乳腺内脂肪酸合成及脂肪酸去饱和的机制（Jenkins 和 McGuire，2006），以及乳腺上皮细胞在乳脂肪合成代谢中的主导作用，但是有关乳脂肪前体物在消化道的生成规律与调节机制，以及在乳腺内的摄取利用效率仍不明确。

2. 乳蛋白质前体物生成与利用　除了血液游离氨基酸外，小肽也是乳蛋白质合成的重要前体物（Tagari 等，2008），而瘤胃微生物蛋白质和日粮过瘤胃蛋白质则是游离氨基酸和小肽的主要来源。日粮蛋白质和过瘤胃蛋白质的来源和含量均可影响瘤胃微生物蛋白质的产量和乳蛋白质的合成量（Broderick 和 Reynal，2009）。但瘤胃微生物蛋白质和饲料过瘤胃蛋白质对乳蛋白质前体物的贡献率、乳腺上皮细胞对游离氨基酸，以及小肽的摄取与利用、小肽载体的结构与转运机理等问题仍待深入研究。

3. 瘤胃代谢异常产物生成及其对乳成分合成的影响　因高精饲料饲养而引发的瘤胃代谢异常不断增加，如在美国亚急性瘤胃酸中毒（sub - acute ruminal acidosis，SARA）的发病率已高达 26％，在我国也十分普遍。SARA 会引发瘤胃功能紊乱，pH 下降，产生脂多糖（lipopolysaccharides，LPS）等代谢异常产物，使机体防御体系受损，继发腹泻、瘤胃上皮炎症、蹄叶炎和乳房炎等疾病，严重损害奶牛健康，影响产奶性能。

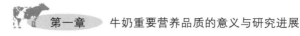

二、"两个基因组"与营养素的互作关系

美国 *Science* 杂志评论认为，机体存在两个基因组的发现是 2008 年国际上 7 个重要科技进展之一。反刍动物具有复杂的瘤胃微生物生态系统，虽然已知乳脂肪和乳蛋白质的合成是瘤胃微生物与奶牛机体协调一致的结果，但是目前乳成分合成相关功能基因组（第一基因组）和消化道微生物基因组（第二基因组）的研究刚刚起步，关于两个基因组的相互关系及其对乳脂肪和乳蛋白质合成的影响尚无系统研究。

1. 第一基因组（牛基因组）**研究** 牛基因组（第一基因组）研究已取得重要进展。美国、加拿大、澳大利亚、新西兰等国于 2003 年启动了国际"牛基因组测序工程"研究计划，已于 2009 年 4 月完成全基因组测序工作，研究结果已在 *Science* 上发表。目前牛后基因组计划研究工作刚刚开始。在牛奶品质形成相关功能基因（组）研究方面，已初步探明了信号分子 STAT5、FOLR1、CyclinD 1、酪蛋白合成酶、乳糖合成酶、脂肪酸合成酶、参与乳脂肪和乳蛋白质合成的激素受体、乳脂肪和乳蛋白质合成过程的转录因子，以及其他参与信号转导、转录激活蛋白等少数功能基因（Cobanoglu 等，2006；Khatib 等，2006；Bionaz 和 Loor，2007；Lemay 等，2009；Thering 等，2009）。更多的乳成分合成功能基因（组）有待于发掘，相关信号转导途径尚待揭示。

2. 第二基因组（瘤胃微生物组）**研究** 第二基因组的研究工作已取得一定进展。美国、德国、法国、澳大利亚和中国的科学家分别应用元基因组技术研究瘤胃中各种微生物，先后构建了多个奶牛瘤胃元基因组噬菌体或 Fosmid 文库（Brulc 等，2009）。美国农业部于 2008 年启动了奶牛瘤胃微生物元基因组文库的大规模测序计划，已获得 1 025 709 条序列，发现其中仅 23% 可通过序列比对预测功能，绝大部分序列的功能尚属未知。第二基因组的测序为从瘤胃筛选参与乳成分前体物生成的功能基因提供了平台。目前科学家已对瘤胃微生物中参与复杂碳水化合物降解的关键酶开展了一些研究，筛选到了参与不饱和脂肪酸氢化的菌株和酯酶、脂肪酶等多种酶的编码基因（Flint 等，2008；Jenkins 等，2008；Liu 等，2009），但对生成乙酸、丙酸、丁酸等有关功能基因的多态性及其功能仍知之甚少。

3. "两个基因组"与乳脂肪和乳蛋白质合成的关系 一些研究表明，瘤胃微生物的代谢途径与宿主的代谢途径存在交互式代谢和共代谢（Nicholson 和 Wilson，2003），人们已开始从第一基因组和第二基因组结合体的角度开展研究（Goodacre，2007）。Kelly 等（2004）发现，消化道中 *Bacteroides thetaiotaomicron* 可影响哺乳动物过氧化物酶体增殖子激活受体（peroxisome proliferators‑activated receptors γ，PPARγ）的转录和表达，从而参与脂肪酸代谢的调控。但是第一基因组和第二基因组是否对乳脂肪和乳蛋白质的合成具有协同关系尚待深入研究。

4. 奶牛营养基因组学研究 营养基因组学（nutrigenomics）是研究营养素和生物活性物质对生物体转录组、蛋白质组及代谢组产生影响的科学，在奶牛营养学研究中刚刚起步（陈杰等，2006）。研究表明，氨基酸、脂肪酸等乳成分前体物会直接或间接影响乳腺功能基因的表达（Averous 等，2003），营养调控也参与乳腺对脂肪酸摄取酶、从头合成酶和去饱和酶等基因的表达，但是有关的调控机理研究尚未引起足够重视。

5. **细胞重编程和表观遗传学研究**　细胞编程（programming）是指生命形成过程中，基因表达谱式的建立和维持。在某些环境因子作用下，这些过程可发生变化，导致体细胞的遗传信息发生重编程（reprogramming），这是生命科学的前沿领域。近年来一些科学家在研究奶牛乳房炎机理时发现，在 LPS 介导下，乳腺组织中肿瘤坏死因子、环氧化酶 2 等 mRNA 的表达量增加，乳腺、肝脏的细胞代谢功能下降，α-乳清白蛋白和 κ-酪蛋白基因表达下调，这一过程受 DNA 甲基化等表观遗传调节，据此提出了奶牛肝脏、乳腺细胞重编程的概念（Gunther 等，2009；Vels 等，2009）。因此，在瘤胃发酵异常时，牛奶品质低下与 LPS 等引起肝细胞和乳腺细胞的重编程是否相关，需要深入探索研究。

三、营养代谢网络与调控

乳脂肪和乳蛋白质的合成受基因、营养、内分泌激素等影响。大量研究表明，牛奶品质由许多微效基因决定，这些基因之间形成复杂的网络联系和信号转导通路，并对机体内外环境（包括营养、内分泌）的变化产生反应，最终影响牛奶品质，解析这些因子构成的代谢网络已成为奶业科学研究的热点领域。

1. **乳成分前体物生成与利用的仿真模型**　有关乳成分前体物在瘤胃、小肠、肝脏和乳腺中的代谢过程正在逐步被认知，初步形成了一些能反映饲料养分消化吸收的仿真模型（如 CNCPS 和 INRAtion 模型）。以 Dijkstra 等（1992）为代表的国际同行提出了模拟乳成分前体物生成的生物学代谢过程。利用该模型，可根据日粮营养水平预测瘤胃内和进入肝门静脉中乳脂肪前体物的数量和组成及其对乳脂肪合成量的贡献率（Bannink 等，2008），根据日粮含氮量预测瘤胃微生物蛋白质合成量、小肠氨基酸供给量及乳蛋白质合成的动态变化等（Chilibroste 等，2008）。Martin 和 Sauvant（2007）建立了 "Whole-Animal" 模型，涉及奶牛内脏组织对乳成分前体物生成与分配利用的模式。该模型除了能预测乳成分前体物在消化道的生成、吸收和转化过程，还涉及乳成分前体物在肝脏、脂肪组织和乳腺等内脏组织器官中的重分配和代谢动力学，体现了整合生理学的思想，可解析乳成分前体物在机体代谢网络中的流通与乳成分合成之间的关联性及其营养学调控途径。

2. **乳成分前体物生成与利用调控的信号转导通路与神经内分泌调节**　神经内分泌系统通过激素和/或生长因子作用于瘤胃、小肠、肝脏和乳腺的相关受体，激活相应的细胞信号转导通路，引起泌乳相关基因的表达，从而调控乳成分合成代谢。在乳脂肪合成方面，PPARγ 在脂肪合成细胞调控因子通路中处于枢纽位置，可以通过结合 *FABP3*、*FABP4*、*LPIN1*、*SCD* 和 *INSIG1* 等靶基因，影响长链脂肪酸的摄取、转运、从头合成和酯化过程（Kadegowda 等，2009；Thering 等，2009）。研究证实，棕榈酸影响 *PPARγ* 基因的表达，也可诱导 *PPARα* 靶基因和共同作用子 *ACOX1*、*CPT1A*、*ACADVL*、*ACSL1*、*PPARA* 和 *PPARGC1A* 的表达。目前已建立以 PPARγ 为核心的乳腺细胞脂肪合成代谢基因表达调控网络，以及解释奶牛乳脂肪降低综合征的葡萄糖胰岛素调控理论。

现已发现，营养素对乳蛋白质的合成可通过雷帕霉素靶点（mammalian target of

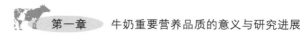

rapamycin，mTOR）和整合应激反应（integrated stress response，ISR）进行网络调控（Chanelle 等，2010），信号转导与转录激活因子（signal transducer and activator of transcription 5，STAT5）则是反映乳蛋白质基因转录水平的标志性指标，其中 STAT5A 蛋白编码基因的多样性是影响乳蛋白质组成的关键点（Selvaggi 和 Dario，2009）。总体上看，对乳成分前体物生成和利用的神经内分泌调节网络机制的研究刚刚起步，对各种激素和中间代谢产物的信号转导途径、关键调控因子及其相互作用模式、调控乳腺基因表达的网络组成及其调控模式仍不了解。

3. 乳脂肪和乳蛋白质合成的营养代谢与调控　通过饲料营养调控改善乳成分是奶牛研究的热点领域。研究证明，日粮中添加外源酶、饲用微生物、有机酸、脂肪酸、过瘤胃氨基酸等营养物质可以影响乳脂肪和乳蛋白质的合成量（Jenkins 和 McGuire，2006）。在奶牛乳脂肪合成调控方面主要关注乳脂肪的组成，研究集中在通过改变精饲料水平和补充油脂等日粮途径提高乳脂不饱和脂肪酸的含量，尤其是增加牛奶活性成分共轭亚油酸（CLA）的含量（Shingfield 等，2006），并探讨有关瘤胃脂肪氢化的机制及其影响（Chilliard 等，2007）。在乳蛋白质合成调控方面，研究主要集中在日粮氮向乳蛋白质的转化效率、影响微生物蛋白质合成的因素分析、过瘤胃蛋白质对乳蛋白质合成的影响和乳腺内蛋白质、氨基酸（包括小肽）的代谢和利用机制等方面（Broderick 和 Reynal，2009；Vyas 和 Erdman，2009）。

在乳脂肪和乳蛋白质协同调控方面，研究发现，奶牛日粮中补充脂肪在提高产奶量与乳脂含量的同时通常会降低乳蛋白质的含量。究其原因，一方面，血液脂肪酸含量升高可抑制乳腺从头合成脂肪酸能力，促进乳糖合成提高了产奶量而对乳蛋白质含量产生稀释效应；另一方面，血液中脂肪酸含量升高后促使机体减少了生长激素的释放，降低了乳腺摄取氨基酸的能力。

四、牛奶活性蛋白功能与调控

牛奶中的功能因子和免疫活性物质很多，其化学本质也各有不同，蛋白质类有免疫球蛋白、乳铁蛋白等，脂肪酸类有 CLA 等。牛奶蛋白质在营养上具有极重要的意义，乳蛋白质直接参与机体蛋白质代谢，包含了机体蛋白质结构所需的全部氨基酸成分，是牛奶活性物质的主体。目前，关于牛奶中免疫活性蛋白转运机理及其提高技术成为研究的热点和难点，市场前景广阔，具有重要的社会效益和经济效益。目前，牛奶中活性蛋白提高关键技术主要有利用免疫乳生产提高免疫球蛋白含量、利用乳品深加工技术增加牛奶中生物活性肽、利用乳腺反应器等基因工程技术生产乳铁蛋白，这三项技术属于完全不同的研究领域，各有特色。

1. 牛奶中主要免疫活性蛋白及作用　牛奶乳清是牛奶活性物质的主体，免疫球蛋白（immunoglobulin，Ig）和乳铁蛋白（lactoferrin，Lf）、乳过氧化物酶（lactoperoxidase，LP）、溶菌酶一起构成了哺乳动物乳腺抗微生物系统（Lilius 和 Marnila，2001）。总结各种免疫活性蛋白的功能及在初乳和常乳中的含量见表 1-4，可见 Ig、β-乳球蛋白、α-乳白蛋白、乳铁蛋白含量稍高，为 mg/mL 级；而乳过氧化物酶、溶菌酶、黄嘌呤氧化酶、各种生长因子含量很低，为 μg/mL 和 ng/mL 级。由于 β-乳球蛋白和 α-乳白蛋白的免疫功能较弱，因此 Ig 和乳铁蛋白是牛奶中两种最重要的活性物质，关于牛奶中活性蛋白提高技术的研究也多集中在 Ig 和乳铁蛋白上。

表 1-4　牛奶中免疫活性物质含量

活性蛋白种类	生物学功能	含　量	
		初　乳	常　乳
全乳清蛋白	抗癌、激发肌体免疫力、降低胆固醇	2.8%	0.7%
免疫球蛋白	被动免疫/抗菌/抗病毒	IgG1：46.4 mg/mL IgG2：2.87 mg/mL IgA：5.36 mg/mL IgM：6.77 mg/mL	0.58 mg/mL 0.05 mg/mL 0.10 mg/mL 0.09 mg/mL
乳铁蛋白	免疫调节/抗菌/抗病毒	1.5～5.0 mg/mL	0.1 mg/mL
β-乳球蛋白	助消化、舒缓疼痛	—	4.0 mg/mL
α-乳白蛋白	调节乳糖合成、辅助睡眠、舒缓疼痛		2.0 mg/mL
乳过氧化物酶	抗菌	11～45 μg/mL	13～30 μg/mL
溶菌酶	裂解 G^+ 细菌细胞壁肽聚糖的糖苷键	0.14～0.7 μg/mL	0.07～0.6 μg/mL
黄嘌呤氧化酶	参与核酸降解、产生氧自由基、具抑菌活性	—	
糖巨肽	助消化	—	
类胰岛素生长因子	刺激蛋白质合成降解、DNA 合成	IGF-1：50～2 000 ng/mL IGF-2：200～600 ng/mL	<10 ng/mL <10 ng/mL
转换生长因子	促进结缔组织增殖和生长、参与免疫调节和黏膜免疫	TGF-β1：12.4～42.6 ng/mL TGF-β2：0.15～1.15 μg/mL	—
表皮生长因子	刺激肠细胞分裂、组织细胞修复		<2 ng/mL

注："—"指无数据。

给奶牛选择性地接种一些能够引起人或动物疾病的细菌、病毒或其他一些外来抗原，可以刺激奶牛产生免疫应答而处于高免状态，进而向乳中分泌特异性的抗体，使得初乳和常乳中抗体含量大幅度增加，这种牛奶即为免疫乳（immune milk）。将免疫乳收集加工，通过浓缩或分馏等加工技术，保留其免疫活性，可以进一步富集活性 Ig，制成免疫乳制品或乳抗体浓缩物（milk antibody concentrate），以有效预防感染和控制疾病（Korhonen 等，2000a，2000b；Lilius 和 Marnila，2001；Kelly，2003）。人食用后可以进行被动免疫，可以清除细菌和中和细菌毒素，可以激发胃肠道局部免疫。牛奶

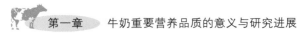

中的免疫球蛋白能耐受消化酶的水解，只是被胃酸部分水解。Roos 等（1995）发现，Ig 经过人体消化系统后的损失只有 19%，而食物蛋白质消化率为 90%，因此免疫乳可以预防和治疗一些疾病。此外，免疫乳中还有许多非抗体成分的免疫调节物。

　　国内外学者对免疫乳已有较多的研究，特别是美国 Stolle 公司拥有 250 多项专利，免疫乳生产所用的疫苗主要为针对多种胃肠道病原菌的常规疫苗；采用的免疫方式主要为肌内注射；采用的佐剂主要有脂质体（liposome）、微囊（micelle）、蜂胶（propolis），可以有效增强免疫效果，达到抗原控制释放的目的。我国张和平等（2004）培养了 24 株人肠道病原菌，以全菌培养液成功制作了乳剂疫苗。

　　2. 奶牛乳腺 IgA 的合成与转运　牛奶中的 IgA 并不是来自血液，而是由浆细胞在腺泡附近合成。在干乳期，乳腺中有大量淋巴细胞和巨噬细胞浸润。B 细胞受免疫刺激转变为浆细胞，分泌 IgA。IgA 不能直接进入乳中，必须和乳腺上皮细胞的多聚免疫球蛋白受体（polymeric immunoglobulin receptor，pIgR）结合。奶牛乳腺上皮细胞合成多聚体 IgA 受体，与 IgA 形成 poly‑Ig/IgA 复合物，通过上皮细胞转运到腔膜，poly‑Ig 被酶降解形成分泌成分，与二聚体 IgA 结合释放到牛奶中（Mostov 等，1983）（图 1‑2）。pIgR 运输 IgA 的特点是一个 pIgR 分子只能运输一个二聚体 IgA 分子（1∶1），而且一个 pIgR 分子在运输一个二聚体 IgA 后是不可回收的。这就表明 pIgR 的数量是 IgA 转运进入牛奶中的限制性因素（de Groot 等，2000）。

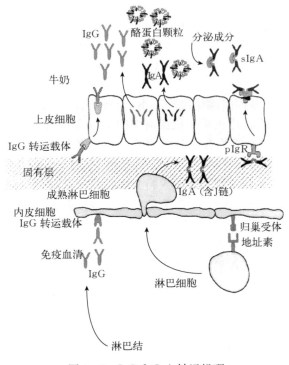

图 1‑2　IgG 和 IgA 转运机理
（资料来源：Kolb，2002）

　　3. 影响 IgG 转运的因素　许多研究表明，牛血清中免疫球蛋白及反刍动物的主动免疫和被动免疫具有较高的遗传力。不同品种的牛其所产的初乳中免疫球蛋白的含量有很大差异，特别是乳牛和肉牛间差异更大。在产犊前 50 d，肉牛血清及乳中的浓度远高于乳牛，但是在初乳形成期（分娩前 30～10 d）孕酮的浓度及孕酮含量下降的模式则无差异。然而，作为乳生成指数（index of lactogenesis）的血清中 α-乳白蛋白的浓度及变化模式却有很大差异。在分娩前，奶牛血清中 α-乳白蛋白的浓度至少较肉牛提前 2 周开始升高，在产犊时大约是肉牛的 5 倍。这些结果说明了产犊前期，奶牛较早地开始形成乳汁，导致初乳中 IgG1 的稀释和初乳质量的下降，这可能是由于产奶量的强度选择造成的。不同奶牛品种间初乳中免疫球蛋白的差异也可能是上述原因造成的。

对于 IgG1 由血液到乳中的转移存在着乳房间的局部调节。乳牛分娩前的挤乳可导致乳分泌增多及免疫球蛋白含量的显著下降。在干乳期持续挤奶可以维持乳房中乳的产生，同时降低乳房中 IgG1 的转移；而不挤乳的乳房中 IgG1 显著积累。由此可以得出，IgG1 的最大转移需要两个条件：第一，乳腺表皮细胞上具有高含量的 IgG1 特异性受体以满足 IgG1 的选择性转移；第二，高效的细胞小泡转移体系将 IgG1 由组织间隙运送到乳中。这二者的调节至少一部分是独立的。一些研究证实了 IgG1 转移的局部调节及 IgG1 的结合与细胞间的转移机制是独立调控的。

Mayer 等（2002）以将要分娩的妊娠绵羊的乳腺组织为试验材料，通过原位杂交的方法在腺泡和乳导管的上皮细胞检测到了 FcRn α 链的 mRNA。分娩前 10 d 和 24 d 在乳腺活组织中检测到了很强的信号，而分娩后在乳腺活组织中检测到的信号很弱。腺泡和导管上皮细胞的细胞质中产前是相似的，产后却发生了显著差异。经检测，分娩后第 1 天和第 5 天上皮细胞中的 FcRn α 链分布不均一。FcRn α 链在腺泡和导管中的存在，以及妊娠绵羊分娩前后分布的差异与分娩后初乳中 IgG 的浓度变化、肠关闭时间是一致的，说明了 FcRn α 链在初乳免疫球蛋白 IgG 的运输中起了很关键的作用。

Israel 等（1996）用基因敲除法敲除 FcRn β 链的 β2 基因，发现敲除了 β2 基因的纯合小鼠血清中的 IgG 含量比正常小鼠血清中的 IgG 含量低。对敲除 β2 基因的小鼠饲喂 IgG，经检测发现小鼠血清的 IgG 是内源的，没有来自初乳的 IgG，说明 FcRn 是小鼠肠道-血液运输 IgG 的唯一受体。同时发现没有母源抗体的小鼠其自身 IgG 的合成要比正常小鼠晚，说明母源 IgG 能刺激小鼠自身 IgG 的产生。

Laegreid 等（2002）利用克隆测序的方法，对多个品种的 608 头母牛-犊牛 FcRn α 链基因的碱基序列进行了 SNP 分析，测定其序列为 1 305 bp，发现 5 个单倍体，其中单倍体 3 的母牛，其后代获得的母源抗体 IgG 含量比对照组少 80%，而单倍体 2 的犊牛血清中母源抗体 IgG 含量比对照组多 6 倍。

⊙ **参考文献**

卜登攀，2006. 日粮不饱和脂肪酸对乳脂共轭亚油酸（CLA）合成的影响及其机理 [D]. 北京：中国农业科学院.

陈杰，朱祖康，陆天水，2006. 营养基因组学（Nutrigenomics）——畜禽营养生理研究前沿 [J]. 畜牧与兽医，38（1）：13-15.

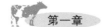

程金波，王加启，卜登攀，2007. 乳铁蛋白的分子特性及其基因表达调控研究进展 [J]. 中国畜牧兽医，5：5-9.

程金波，王加启，李珊珊，等，2010. 不同热处理方式对牛奶中 IgG 和乳铁蛋白的影响 [J]. 华北农学报 (1)：170-174.

崔海，王加启，李发弟，等，2011. 饲粮添加不同碳链长度脂肪酸对泌乳奶牛生产性能和乳脂肪酸组成的影响 [J]. 动物营养学报，23 (7)：1116-1122.

段柳艳，高腾云，傅彤，等，2010. 日粮中添加炒大豆对泌乳前期奶牛产奶性能的影响 [J]. 安徽农业大学学报，2：263-267.

高军肖，王加启，2005. 添加植物油对瘤胃内共轭亚油酸前体物累积规律的影响 [J]. 畜牧兽医学报，7：661-666.

刘成果，2010. 中国奶业年鉴 [M]. 北京：中国农业出版社.

张和平，杜文，郭军，等，2004. 含 24 种乳抗体免疫乳的制备 [J]. 中国乳品工业 (4)：3-7.

中国奶业协会，2010. 中国奶业统计资料 [M]. 北京：中国农业出版社.

Averous J, Bruhat A, Mordier S, 2003. Recent advances in the understanding of amino acid regulation of gene expression [J]. Journal of Nutrition, 133 (6)：2040-2045.

Bannink A, France J, Lopez S, et al, 2008. Modelling the implications of feeding strategy on rumen fermentation and functioning of the rumen wall [J]. Animal Feed Science and Technology, 143：3-26.

Bauman D E, Lock A L, 2006. Concepts in lipid digestion and metabolism in dairy cows [C]. Tristate Dairy Nutrition Conference：1-14.

Bauman D E, Mather I H, Wall R J, et al, 2006. Major advances associated with the biosynthesis of milk [J]. Journal of Dairy Science, 89：1235-1243.

Bionaz M, Loor J J, 2007. Identification of reference genes for quantitative real-time PCR in the bovine mammary gland during the lactation cycle [J]. Physiological Genomics, 11：312-319.

Broderick G A, Reynal S M, 2009. Effect of source of rumen-degraded protein on production and ruminal metabolism in lactating dairy cows [J]. Journal of Dairy Science, 92：2822-2834.

Brulc J M, Antonopoulos D A, Miller M E, et al, 2009. Gene-centric metagenomics of the fiber-adherent bovine rumen microbiome reveals forage specific glycoside hydrolases [J]. Proceedings of the National Academy of Sciences of the United States of America, 106：1948-1953.

Chanelle A T, Donald R T, John P C, 2010. Nutritional stimulation of milk protein yield of cows is associated with changes in phosphorylation of mammary eukaryotic initiation factor 2 and ribosomal S6kinase 1 [J]. Journal of Nutrition, 140：285-292.

Cheng J B, Wang J Q, Bu D P, et al, 2008. Factors affecting the lactoferrin concentration in bovine milk [J]. Journal of Dairy Science, 91 (3)：970-976.

Cheng J B, Wang J Q, Bu D P, et al, 2008. The effect of implanting an antigen release device on lactoferrin concentration in serum and milk [J]. The Journal of Veterinary Medical Science：819-824.

Chilibroste P, Dijkstra J, Robinson P H, et al, 2008. A simulation model "CTR Dairy" to predict the supply of nutrients in dairy cows managed under discontinuous feeding patterns [J]. Animal Feed Science and Technology, 143：148-173.

Chilliard Y, Glasser F, Ferlay A, et al, 2007. Diet, rumen biohydrogenation and nutritional quality of cow and goat milk fat [J]. European Journal of Lipid Science and Technology, 109：828-855.

Cobanoglu O, Zaitoun I, Chang Y M, et al, 2006. Effects of the signal transducer and activator of transcription 1 (STAT1) gene on milk production traits in Holstein dairy cattle [J]. Journal of Dairy Science, 89: 4433 - 4437.

de Groot N, van Kuik - Romeijn P, Lee S H, et al, 2000. Increased immunoglobulin A levels in milk by over - expressing the murine polymeric immunoglobulin receptor gene in the mammary gland epithelial cells of transgenic mice [J]. Immunology, 101: 218 - 224.

Dijkstra J, Neal H D S T C, Beever D E, et al, 1992. Simulation of nutrient digestion, absorption and outflow in the rumen: model description [J]. Journal of Nutrition, 122: 2239 - 2256.

Flint H J, Bayer E A, Rincon M T, et al, 2008. Polysaccharide utilization by gut bacteria: potential for new insights from genomic analysis [J]. Nature Reviews Microbiology, 6: 121 - 131.

Goodacre R, 2007. Metabolomics of a superorganism [J]. Journal of Nutrition, 137: 259 - 266.

Gunther J, Koczan D, Yang W, et al, 2009. Assessment of the immune capacity of mammary epithelial cells: comparison with mammary tissue after challenge with *Escherichia coli* [J]. Veterinary Research, 40: 31 - 44.

Israel E J, Wilsker D F, Hayes K C, et al, 1996. Increased clearance of IgG in mice that lack beta (2) - microglobulin - possible protective role of FcRn [J]. Immunology, 89: 573 - 578.

Jenkins T C, McGuire M A, 2006. Major advances in nutrition: impact on milk composition [J]. Journal of Dairy Science, 89: 1302 - 1310.

Jenkins T C, Wallace R J, Moate P J, et al, 2008. Recent advances in biohydrogenation of unsaturated fatty acids within the rumen microbial ecosystem [J]. Journal of Animal Science, 86: 397 - 412.

Kadegowda A K G, Bionaz M, Piperova L S, et al, 2009. Peroxisome proliferator - activated receptor- γ activation and long - chain fatty acids alter lipogenic gene networks in bovine mammary epithelial cells to various extents [J]. Journal of Dairy Science, 92: 4276 - 4289.

Kelly D, Campbell J I, King T P, et al, 2004. Commensal anaerobic gut bacteria attenuate inflammation by regulating nuclear - cytoplasmic shuttling of PPAR - gamma and RelA [J]. Nature Immunology, 5: 104 - 112.

Kelly K S, 2003. Bovine colostrums: a review of clinical uses [J]. Alternative Medicine Review, 8: 378 - 394.

Khatib F, Matthew T W, Carol A R, 2006. Rapid knot detection and application to protein structure prediction [J]. Bioinformatics, 22: 252 - 259.

Kolb F A, 2002. Engeneering immunity in the mammary gland [J]. Journal of Mammary Gland Biology, 7: 123 - 134.

Korhonen H, Marnila P, Gill H S, 2000a. Bovine milk antibodies for health [J]. The British Journal of Nutrition: 135 - 146.

Korhonen H, Marnila P, Gill H S, 2000b. Milk immunoglobulins and complement factors [J]. British Journal of Nutrition, 84 (1): 75 - 80.

Laegreid W W, Heaton P M, Keen E J, et al, 2002. Association of bovine neonatal Fc receptor α - chain gene (FCGRT) haplotypes with serum IgG concentration in newborn calves [J]. Mammalian Genome, 13: 704 - 710.

Lemay D G, Lynn D J, Martin W F, et al, 2009. The bovine lactation genome: insights into the evolution of mammalian milk [J]. Genome Biololgy, 10: 43.

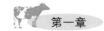
Lilius E M, Marnila P, 2001. The role of colostral antibodies in prevention of microbial infections [J]. Current Opinion in Infectious Diseases, 14: 295 - 300.

Linzell J L, 1967. The effect of infusions of glucose, acetate and amino acids on hourly milk yield in fed, fasted and insulin - treated goats [J]. The Journal of Physiology, 190: 347 - 357.

Liu G L, Wang J Q, Bu D P, et al, 2009. Specific immune milk production of cows implanted with antigen - release devices [J]. Journal of Dairy Science, 92 (1): 100 - 108.

Liu J X, Susenbeth A, Südekum K H, 2002. *In vitro* gas production measurements to evaluate interactions between untreated and chemically treated rice straws, grass hay, and mulberry leaves [J]. Journal of Animal Science, 80: 517 - 524.

Liu L, Feng Y, Cheng J D, et al, 2009. Isolation of a gene encoding endoglucanase activity from uncultured microorganisms in buffalo rumen [J]. World Journal of Microbiology and Biotechnology, 25: 1035 - 1042.

Liu G L, Wang J Q, Bu D P, et al, 2009. Factors affecting the transfer of immunoglobulin G1 into the milk of Holstein cows [J]. The Veterinary Journal, 182 (1): 79 - 85.

Martin O, Sauvant D, 2007. Dynamic model of the lactating dairy cow metabolism [J]. Animal, 1: 1143 - 1166.

Mayer B, Zolnai A, Frenyo L, et al, 2002. Redistribution of the sheep neonatal Fc receptor in the mammary gland around the time of parturition in ewes and its localization in the small intestine of neonatal lambs [J]. Immunology, 107: 288 - 296.

Mostov K E, 1994. Transepithelial transport of immunoglobulins [J]. Annual Review of Immunology, 12: 63 - 84.

Nicholson J K, Wilson I D, 2003. Understanding 'global' systems biology: metabonomics and the continuum of metabolism [J]. Nature Reviews Drug Discovery, 2: 668 - 676.

Plaizier J C, Krause D O, Gozho G N, et al, 2008. Subacute ruminal acidosis in dairy cows: the physiological causes, incidence and consequences [J]. Veterinary Journal, 176: 21 - 31.

Roos N, Mahe S, Benamouzig R, et al, 1995. 15 - N - labeled immunoglobulins from bovine colostrum are partially resistant to digestion in human intestine [J]. Journal of Nutrition, 125: 1238 - 1244.

Selvaggi M, Dario C, 2009. Genetic polymorphism of STAT5A protein: relationships with production traits and milk composition in Italian Brown cattle [J]. Journal of Dairy Research, 29: 1 - 5.

Shingfield K J, Reynolds C K, Hervás G, et al, 2006. Examination of the persistency of milk fatty acid composition responses to fish oil and sunflower oil in the diet of dairy cows [J]. Journal of Dairy Science, 89: 714 - 732.

Sun P F, Wu Y M, Liu J X, 2007. *In vitro* gas production technique to evaluate associative effects among alfalfa hay, rice straw and corn silage [J]. Journal of Animal and Feed Science, 16 (2): 272 - 277.

Tagari, H, Webb K E, Theurer B, et al, 2008. Mammary uptake, portal - drained visceral flux, and hepatic metabolism of free and peptide - bound amino acids in cows fed steam - flaked or dry - rolled sorghum grain diets [J]. Journal of Dairy Science, 91: 679 - 697.

Thering B J, Graugnard D E, Piantoni P, et al, 2009. Adipose tissue lipogenic gene networks due to lipid feeding and milk fat depression in lactating cows [J]. Journal of Dairy Science, 92: 4290 - 4300.

Vels L, Rontved C M, Bjerring M, et al, 2009. Cytokine and acute phase protein gene expression in repeated liver biopsies of dairy cows with a lipopolysaccharide – induced mastitis [J]. Journal of Dairy Science, 92: 922 – 934.

Vyas D, Erdman R A, 2009. Meta – analysis of milk protein yield responses to lysine and methionine supplementation [J]. Journal of Dairy Science, 92: 5011 – 5018.

Wang J P, Bu D P, Wang J Q, et al, 2010. Effect of saturated fatty acid supplementation on production and metabolism indices in heat – stressed mid – lactation dairy cows [J]. Journal of Dairy Science, 93 (9): 4121 – 4127.

Zebeli Q, Dijkstra J, Tafaj M, et al, 2008. Modeling the adequacy of dietary fiber in dairy cows based on the responses of ruminal pH and milk fat production to composition of the diet [J]. Journal of Dairy Science, 91: 2046 – 2066.

Zhai S W, Liu J X, Ma Y, 2005. Relation between milk urea content and nitrogen excretion from lactating cows [J]. Acta Agriculturae Scandinavica, Section A – Animal Science, 55 (2/3): 113 – 115.

第二章
牛奶品质形成和调控研究
方法和技术平台

针对乳成分前体物生成与利用规律研究，动物营养学家研制了人工瘤胃模拟系统、肝脏复合血管瘘、永生化乳腺上皮细胞系，解决了瘤胃、肝脏、乳腺三个器官体内研究复杂的难题。同时，建立了基因组学、转录组学、蛋白质组学、代谢组学、生物信息学、元基因（转录）组学等研究方法，并应用于揭示乳成分前体物的生成、转化和代谢规律，系统研究了乳成分合成与调控机理。

第一节　持续动态人工瘤胃模拟系统

实时监测型持续动态人工瘤胃模拟系统（图 2-1）是体外法评价反刍动物饲料营养价值的重要工具。该系统由发酵容器、压力传感器、电磁气阀和数据存储控制软件构成（ZL 201110167595.6），瘤胃液 pH 精度控制在±0.1，监测间隔时间0.2～5.0 s/次，每昼夜 pH 记录次数不少于1.7万次，克服了频繁采集瘤胃液测定 pH 造成的奶牛生理应激问题，可以在低转速情况下使发酵罐内容物形成较强的搅拌作用，实现了固相、液相成分均匀混合，以及固液气三相分流的自动控制和数据的自动采集。该系统历经四代机型研发，可用于反刍动物饲料营养价值评定、研究口粮与瘤胃发酵的关系，以及营养素与微生物群落的互作机制。

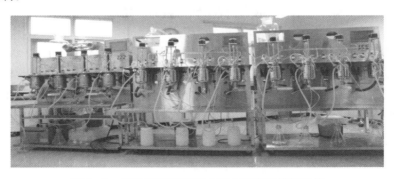

图 2-1　实时监测型持续动态人工瘤胃模拟系统

第二节　肝脏复合多血管瘘技术

复合多血管瘘主要由硅胶插管、卡子、接头和肝素帽组合而成，其中硅胶插管前端为斜面，斜面后在硅胶插管的上、下表面沿轴方向分别设有两排交错排列的孔径为1 mm的孔；卡子的个数为2个，套装在硅胶插管上，能够沿硅胶插管滑动，调整进入血管中的深度；硅胶插管的尾部设有接头，肝素帽通过接头与硅胶插管的尾部封闭连接（图2-2）。硅胶材料的组织相容性优于其他材料，机体不易产生排异反应。选取硅胶管的直径和壁厚，既保证了能顺利、方便地送进肝脏门静脉和肝静脉血管分支中，又保证了具有一定的硬度，不易打折、吸瘪和损伤血管内壁。在复合血管瘘前端做了两排交错排列的孔，增加了接触血液的面积，使采集肝脏血液更容易、保持畅通时间更久，解决了乳成分前体物和代谢异常产物在肝脏代谢研究的技术瓶颈。该技术可用于研究营养素在肝脏的代谢流量与效率，同时有利于进出肝脏营养代谢产物的采集。

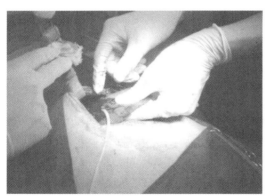
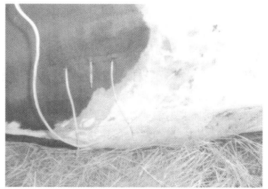

图2-2　肝脏复合多血管瘘技术

第三节　永生化奶牛乳腺上皮细胞系

以中国荷斯坦奶牛乳腺上皮细胞作为宿主细胞，用携带有SV-40-大T抗原的逆转录病毒载体感染宿主细胞，最终筛选获得一株能稳定传代的永生化奶牛乳腺上皮细胞系（彩图1），其保藏编号是CGMCC NO.8707。由此构建的永生化奶牛乳腺上皮细胞系性能稳定，传代40代以后的细胞形态仍与原代细胞相似，且比原代细胞生长活力高，能特征性表达乳腺上皮细胞特异性蛋白，并保持乳蛋白质和乳脂肪合成的功能，在研究乳成分合成及乳汁分泌机制、泌乳细胞凋亡及乳腺退化机制等方面发挥了重要作用。

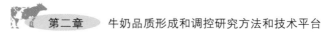

第四节　随需开放的奶牛乳腺腺泡泌乳模型

在构建乳腺上皮细胞体外培养体系的基础上，成功构建了随需开放的人工奶牛乳腺腺泡泌乳模型，具有与体内奶牛乳腺腺泡一致的结构和功能，可以合成酪蛋白，且具有正常的分泌功能，可以将酪蛋白分泌到腺泡腔中，是一种新型乳腺发育与泌乳生物学研究载体，为奶牛泌乳机制的研究提供了技术平台。

体外构建的奶牛乳腺腺泡结构由单一乳腺上皮细胞增殖发育而来，乳腺上皮细胞外包围一层基膜。奶牛乳腺腺泡结构在体外培养成熟需要 15 d，成熟的奶牛乳腺腺泡结构是由单层乳腺上皮细胞合围而成的闭合腔状结构（图 2-3）。

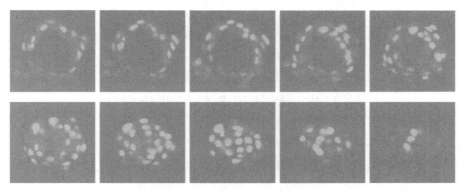

图 2-3　共聚焦显微镜逐层扫描体外构建的发育成熟的奶牛乳腺腺泡结构（400×）

在体外由单一乳腺上皮细胞发育成腺泡的过程中，腺泡发生了形态学上的变化，由最初增殖形成的小细胞团发育成具有顶点-基底侧的极性轴结构，且腺泡直径逐渐增大（图 2-4）。

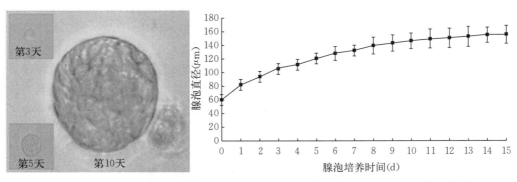

图 2-4　相差显微镜下观察的培养不同时间的奶牛乳腺腺泡（200×）及直径变化

奶牛乳腺腺泡体外构建的过程中，腺泡腔的形成是由位于细胞团中央的细胞发生凋亡引起的。通过免疫荧光方法检测腺泡形成过程中 caspase-3、乳腺腺泡中层黏连蛋白 5 的表达发现，从培养第 8 天开始，位于细胞团中央的乳腺细胞开始发生凋亡，使得腺泡发育成由单层乳腺上皮细胞合围而成的闭合腔状结构，培养 15 d 的奶牛乳腺腺泡中层粘连蛋白 5 位于腺泡上皮细胞的基底侧，表明体外构建的奶牛乳腺腺泡上皮细胞外可以形成基膜。为验证体外构建的奶牛乳腺腺泡模型的泌乳特性，采用免疫印迹和免疫荧光方法检测培养 15 d 后奶牛乳腺腺泡中酪蛋白的表达，结果显示体外构建的奶牛乳腺腺泡可以合成酪蛋白，且具有正常的分泌功能，可以将酪蛋白分泌到腺泡腔中（图 2-5）。

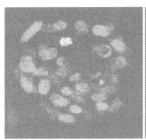 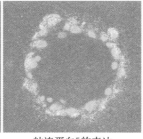 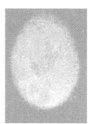

Caspase-3的表达　　　　　粘连蛋白5的表达　　　　　酪蛋白的表达

图 2-5　奶牛乳腺腺泡中 Caspase-3、基膜成分层黏连蛋白 5 及酪蛋白的表达

第五节　移动尼龙袋标准化方法

我国 2004 年颁布的《奶牛饲养标准》（NY/T 34—2004）中，对饲料成分表中所有饲料的瘤胃非降解蛋白质的小肠消化率估测值为 0.65，主要基于瘘管牛试验对豆粕所测得的真胃后小肠平均消化率测定结果，在生产应用中存在很大的局限性，也不易为广大饲料和养殖企业所接受。采集豆粕、棉籽粕、菜籽粕、花生饼、麻籽饼、亚麻籽饼、膨化大豆、11 种干酒糟及其可溶物（distillers dried grains with solubles，DDGS）（样品来自黑龙江省、吉林省、河北省石家庄市和承德市、河南省、天津市、山东省、山西省和安徽省等地规模较大的生产厂家）、啤酒糟、玉米、苜蓿、羊草、全株玉米青贮共23 种饲料样品，并对粗蛋白质、粗脂肪、粗灰分、钙、磷、酸性不溶氮、中性不溶氮、中性洗涤纤维、酸性洗涤纤维成分，以及蛋白质组分 PA、PB1、PB2、PB3 和 PC 进行分析（结果见表 2-1），并采用三位点瘘管奶牛瘤胃尼龙袋培养法和小肠中移动尼龙袋法完成了这些常用饲料蛋白质瘤胃动态降解率的测定，建立了 1 套饲料蛋白质在瘤胃降解中可溶性蛋白质、潜在可降解蛋白质、非降解蛋白质营养参数，并用移动尼龙袋法测定了其中 13 种饲料的蛋白质和氨基酸的小肠消化率（表 2-2），在此基础上研究了饲料粗蛋白质和氨基酸之间瘤胃降解和小肠消化的关系，为氨基酸体系在反刍动物中的应用提供了依据，并在研究瘤胃发酵对饲料蛋白质质量影响的同时研究了这些蛋白质氨基酸组分的变化。这些研究补充和完善了饲料瘤胃动态降解率参数数据库，并首次在国内采用小肠移动尼龙袋法提供了不同饲料的瘤胃非降解蛋白质和氨基酸在小肠的消化率参数，建立了一套移动尼龙袋法评定反刍动物常用饲料价值的标准操作方法，同时也阐明了不同饲料各种氮组分在瘤胃降解和小肠消化中的变化规律。研究结果弥补了现有饲养标准饲料营养价值表中存在参数不足的缺陷，为奶牛养殖业合理配制饲料配方和提高经济效益提供了科学的实践指导依据。

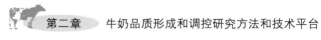

表 2-1　奶牛常用饲料蛋白质 PA、PB1、PB2、PB3 和 PC 组分

项　目	中性洗涤纤维（%DM）	酸性洗涤纤维（%DM）	粗蛋白质（%DM）	PA（%CP）	PB1（%CP）	PB2（%CP）	PB3（%CP）	PC（%CP）
豆粕	14.54	11.32	45.07	11.66	14.71	67.19	3.93	2.51
棉籽粕	26.47	19.94	51.92	11.61	19.58	65.94	0.77	2.10
菜籽粕	25.82	20.12	39.41	32.31	9.01	49.02	3.81	5.86
花生饼	9.51	8.41	50.81	24.25	45.04	28.57	0.20	1.95
麻籽饼	35.86	25.24	46.48	—	—	—	—	—
亚麻籽饼	39.63	15.32	39.07	—	—	—	—	—
膨化大豆	27.00	22.44	40.62	18.09	1.94	67.75	1.30	10.91
DDGS（黑龙江省）	34.46	29.38	37.29	15.89	9.01	39.86	5.63	29.61
啤酒糟	58.68	23.75	33.75	15.62	4.67	47.27	22.52	9.93
玉米	16.60	7.66	8.75	26.78	7.20	46.83	8.11	11.08
苜蓿	29.65	28.92	23.24	34.57	15.90	35.80	7.70	6.02
羊草	62.79	44.23	7.72	30.99	4.99	32.40	16.85	14.77
全株玉米青贮	54.75	34.61	7.13	33.94	19.42	29.66	9.96	7.01

注：DDGS，干酒糟及其可溶物；PA，非蛋白氮；PB1，快速降解真蛋白质；PB2，中速降解真蛋白质；PB3，慢速降解真蛋白质；PC，不可利用蛋白质。

表 2-2　移动尼龙袋法测定饲料氨基酸小肠消化率（%）

氨基酸	豆粕	棉籽粕	菜籽粕	花生饼	麻籽饼	亚麻籽饼	膨化大豆	DDGS（黑龙江省）	啤酒糟	玉米	苜蓿	羊草	全株玉米青贮
Arg	75.41	56.17	77.57	85.07	87.45	75.93	72.43	42.31	31	54.96	74.24	49.96	33.73
His	75.15	55.47	79.69	80.79	83.31	66.29	67.29	47.28	37.29	46.47	55.37	14.3	33.64
Ile	65.85	37.06	71.12	76.14	76.94	61.44	61.96	35.17	24.68	14.62	65.78	25.3	39.23
Leu	66.06	40.11	71.62	77.81	76.37	60.75	57.46	24.29	30.77	33.05	61.71	12.48	7.75
Lys	74.79	50.29	78.76	81.9	74.14	61.9	61.9	48.36	33.36	24.44	62.46	50.49	29.14
Met	65.41	48.18	79.49	82.96	79.75	61.62	54.48	9.72	34.79	24.02	54.06	43.91	9.92
Phe	71.88	53.76	76.86	78.54	72.14	65.11	59.57	37.73	39.02	39.6	49.6	24.94	31.97
Thr	67.42	43.06	70.47	75.99	75.08	59.54	64.3	36.24	30.65	34.56	61.66	9	16.28
Val	64.45	41.16	73.94	76.25	76.08	60.44	64.31	43.14	29.1	30.32	57.78	57.46	20.76
EAA	70.13	48.79	75.23	80.27	79.11	65.18	63.67	33.77	31.94	34.45	61.01	15.54	24.57
Ala	64.9	35.7	74.51	75.89	77.73	58.73	58.03	32.29	32.79	24.25	60.79	2.86	51.62
Asp	70.72	49.14	70.51	80.44	79.96	67.31	65.65	36.84	28.15	32.92	75.63	22.67	4.57
Cys	66.37	70.53	82.32	86.86	78.68	72.87	65.42	9.6	40.49	51.81	63.41	19.23	67.16
Glu	74.03	55.64	80.02	82.18	85.16	72.6	67.04	25.12	40.35	37.4	68.16	26.19	3.32
Gly	67.06	45.57	74.62	80.36	76.41	65.24	62.03	44.04	30.7	39.44	62.11	26.8	25.48
Pro	70.55	48.56	79.26	80.74	76.23	62.62	65.1	29.84	47.5	41.81	84.62	34.33	50.74
Ser	71.39	50.34	72.58	80.44	79.45	66.16	66.5	35.36	32.7	45.34	65.44	16.1	39.77

（续）

氨基酸	豆粕	棉籽粕	菜籽粕	花生饼	麻籽饼	亚麻籽饼	膨化大豆	DDGS（黑龙江省）	啤酒糟	玉米	苜蓿	羊草	全株玉米青贮
Tyr	68.73	54.74	79.39	77.73	74.19	58.86	67.38	46.92	27.45	47.45	30.3	63.5	51.52
NEAA	70.88	51.7	77.15	80.66	80.73	67.53	65.42	31.61	36.22	38.77	67.72	28.95	36.99
TAA	70.55	50.38	76.29	80.49	79.97	66.5	64.64	32.53	34.35	36.85	64.77	22.48	31.42
CP	69.62	50	80.41	80.62	77.76	64.64	64.64	31.39	37.62	30.33	71.15	33.77	32.32

　　注：EAA，essential amino acids，必需氨基酸；NEAA，non-essential amino acids，非必需氨基酸；TAA，total amino acids，总氨基酸；CP，crude protein，粗蛋白质。

第六节　奶牛消化道营养灌注与产气监测装置

　　动物胃肠消化道灌注技术是研究营养素消化代谢的重要手段。为了准确控制和监测营养灌注的流速和绝对灌注量、降低试验结果偏差、提高准确率，动物营养学家研制出了由蠕动泵、数字天平（带 RS232 接口）、监控和报警装置为关键构件的动物营养灌注流量监测装置，流速控制范围 0.6～22 mL/min，绝对灌注量偏差＜0.5 g/d，可以实现待测营养素的实时灌注、实时监测和实时存储（图 2-6）。该装

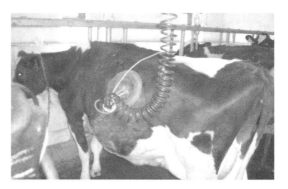

图 2-6　灌注试验奶牛

置成本低、运行稳定可靠，但如何安装固定瘘管处的灌注管道是个关键问题。为了保证灌注装置稳定不脱落，又容易操作，动物营养学家研制出了瘘管灌注置留装置。本装置在每次灌注结束后，无需将灌注留置器换成瘘管塞，只需断开管线接头即可，下次再灌注时也只需将外置灌注管线与管线接头连接，使用方便、耐用，可操作性强，提高了试验效率。膨胀塞和固定棒相配合使得密封效果好，不会出现内容物和灌注物外漏的现象，保证了试验数据的真实性。

　　在瘤胃微生物发酵过程中，二氧化碳和甲烷气体绝对产生量的高低可以间接反映饲料营养素消化率的高低。体内法评定饲料的营养价值需要借助动物饲养试验和大型呼吸测热室。为了实现反刍家畜饲料营养价值或温室气体排放量的快速评价，为进一步开展体内法试验研究提供指导依据，动物营养学家研制出了由发酵容器、压力传感器、电磁气阀、数据输入输出控制卡、数据存储控制软件为主要硬件和软件的一种发酵微量气体产生量数据自动采集存储装置。该装置性能稳定，可记录到最小产气量为 1.0 mL，可记录到的最小产气速率为每小时每克干物质产气量为 1.76 mL，可实时自动监测和存储 32 个发酵容器中的微生物发酵微量产气量、产气速率。

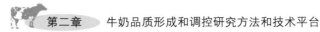

参考文献

霍小凯，王加启，卜登攀，等，2009. 瘤胃尼龙袋法测定 10 种饲料过瘤胃淀粉量和淀粉瘤量降解率 [J]. 中国饲料，23：13-15.

沈维军，姜雅慧，王加启，等，2012. 固液气分流式瘤胃模拟系统的设计与测试 [J]. 农业工程学报，28（3）：20-26.

沈向真，常广军，陶慧，等，2013. 肝脏复合血管瘘 [P].CN203263401U，2013-11-06.

王加启，李树聪，魏宏阳，等，2006. 实时连续监测反刍动物瘤胃液 pH 值的装置 [P]. CN2836723，2006-11-15.

王加启，沈维军，姜雅慧，等，2011. 一种固液气三相分流式瘤胃模拟连续发酵系统及方法 [P]. CN102286359A，2011-12-21.

王加启，2011. 反刍动物营养学研究方法 [M]. 北京：现代教育出版社.

郑楠，胡菡，王加启，等，2019. 水生化奶牛乳腺上皮细胞系及其构建方法和应用 [P]. CN104928250B，2019-03-01.

周荣，王加启，张养东，等，2010. 移动尼龙袋法对常用饲料蛋白质小肠消化率的研究 [J]. 东北农业大学学报，41（1）：81-85.

第三章
乳成分前体物的生成与利用

第一节　消化道内乳成分前体物的生成

一、瘤胃微生物蛋白质的合成

瘤胃微生物蛋白质（microbial crude protein，MCP）是反刍动物小肠可吸收蛋白质的主要来源，常占 70%～80%（Clark 等，1992），是重要的乳蛋白前体物，在反刍动物蛋白质营养新体系中具有重要作用。因此，了解瘤胃微生物蛋白质的合成机制及其影响与调控因素对降低氮素排放造成的环境污染、提高牛奶中乳蛋白质含量具有重要的现实意义。

（一）微生物蛋白质的合成机制

反刍动物瘤胃内栖居着大量的微生物，包括原虫、细菌和真菌，日粮蛋白质进入瘤胃后，首先经过瘤胃微生物发酵，一部分被微生物降解为寡肽、氨基酸和氨，瘤胃微生物再利用发酵生成的挥发性脂肪酸（volatile fatty acid，VFA）作为碳架，并利用瘤胃发酵释放的能量（ATP），将这部分寡肽、氨基酸和氨及内源分泌的氨一起合成微生物蛋白，这些微生物蛋白质、饲料中非降解蛋白（包括过瘤胃蛋白和部分小肽）和内源蛋白质随食糜进入真胃和小肠，被动物机体吸收利用（孟庆翔，2001）。

瘤胃微生物利用氨合成微生物蛋白质，主要通过氨同化和转氨基作用来完成。研究发现，在瘤胃微生物中存在两条主要的氨同化路径：①谷氨酸脱氢酶路径，可催化 α-酮戊二酸与氨反应生成谷氨酸，是一条与氨亲和性较低的路径，在氨浓度高时发挥作用；②谷氨酰胺合成酶-谷氨酰胺转酰胺基酶复合体路径，谷氨酰胺合成酶（GS）首先催化谷氨酸与氨反应生成谷氨酰胺，而后在谷氨酰胺转酰胺基酶催化下谷氨酰胺与 α-酮戊二酸反应生成谷氨酸，是一条具有高效氨亲和性的路径，在氨浓度低时发挥重要的作用（Nakamura 等，2006）。此外，还存在丙氨酸脱氢酶路径和天冬酰胺合成酶路径。在纤维分解菌中主要存在谷氨酸脱氢酶路径和丙氨酸脱氢酶路径（Matheron 等，1999；Atasoglu 等，2001）；而在非纤维分解菌中主要存在谷氨酸脱氢酶路径和谷氨酰胺合成酶-谷氨酰胺转酰胺基酶复合体路径（Atasoglu 和 Wallace，2002）。

（二）瘤胃微生物蛋白质合成的影响因素

1. 氮源对瘤胃微生物蛋白质合成的影响 瘤胃中氮源主要来自饲料，其在瘤胃中降解、利用程度是影响蛋白质供应量的主要因素，决定着微生物可利用氨、氨基酸和肽等的利用速度。日粮中氮源和碳源等底物的差异及其不同加工处理方式都会影响瘤胃微生物的代谢，甚至改变瘤胃发酵模式（Owens 等，2009）。康奈尔净蛋白质及碳水化合物体系（Conell net carbohydrate and protein system，CNCPS）将瘤胃微生物分为发酵结构性碳水化合物（structural carbohydrate，SC）的微生物和发酵非结构性碳水化合物（nonstructural carbohydrate，NSC）的微生物，溶纤维丁酸弧菌（*Butyrivibrio fibrisolvens*）等细菌可以同时发酵碳水化合物和纤维素产生氨，但其降解纤维素的速率较其他纤维分解菌慢。在 CNCPS 系统中，溶纤维丁酸弧菌属于 NSC 微生物。SC 微生物只能以氨为氮源，NSC 微生物可以利用氨、氨基酸或肽为氮源。体外研究表明，发酵 NSC 细菌从肽和氨基酸中获得 60% 的氮，其余的来自于氨，而且这个比例不受微生物生长速度的影响（Russell 等，1992）。

日粮蛋白质的来源和含量、过瘤胃蛋白质均可影响瘤胃微生物蛋白质合成的效率（Broderik 和 Grabber，2009；Choi 等，2004）。在日粮中补充过瘤胃蛋白质，可增加进入十二指肠的微生物蛋白质数量（Baker 等，2009）。瘤胃微生物在仅以氨为氮源的条件下也可以生存，但在氨基酸的培养基中添加小肽可使瘤胃微生物生长速度和产量有较大的提高。程茂基等（2004）研究了大豆肽、玉米肽和瘤胃液肽对培养液中瘤胃细菌蛋白产量的影响发现，培养液中氨基氮含量越高，细菌生长速度越快，菌体蛋白氮产量显著增加。对于不同来源肽来说，瘤胃液肽和大豆肽对细菌生长的促进作用要明显好于玉米肽（$P<0.05$），且不同浓度的肽对瘤胃微生物蛋白质产量的影响也不一样（马宁等，2009）。

2. 原虫对瘤胃微生物蛋白质合成的影响 瘤胃原虫、细菌和真菌均具有蛋白质水解酶的活性，但三者中瘤胃原虫具有同时降解饲料中可溶性蛋白质和不溶性蛋白质的活性，并对瘤胃细菌蛋白具有吞噬和降解作用，因此在饲料蛋白质水解成多肽的反应中可能占据主导作用，并降低饲料蛋白质的利用效率（Jouany，1996；王梦芝等，2008）。原虫不能利用氨，但是可以通过直接吸收肽和蛋白质水解生成的氨基酸，以及直接吞噬细菌获得氮源，因此原虫是氨的净生产者。研究表明，全部驱除原虫和部分驱除原虫可降低绵羊瘤胃内 $NH_3 - N$ 的浓度，各组绵羊瘤胃内 $NH_3 - N$ 浓度的高低依次是：对照组＞部分驱除组＞全驱除组。说明控制原虫可减少原虫对细菌的吞噬，增加瘤胃内细菌的数量，促进微生物蛋白质的合成（韩春艳，2004）。

3. 碳水化合物对瘤胃微生物蛋白质合成的影响 日粮蛋白质在瘤胃内经微生物胞联酶的作用，依次被降解为多肽、二肽或三肽、氨基酸。在氮源充足的条件下，微生物蛋白质的合成效率主要由碳水化合物发酵所能提供的可利用能量决定（Tamminga 等，1996）。当碳水化合物发酵所提供的能量（ATP）充足时，氨基酸可在微生物细胞内直接或经转氨基作用间接用于微生物蛋白质合成；但若能量（ATP）供应不足，降解生成的氨基酸就会经脱氨基作用分解成氨和 α-酮酸，并被进一步发酵生成挥发性脂肪酸（Firkins 等，2007）。增加可发酵碳水化合物的量可以降低瘤胃中 $NH_3 - N$ 含量（Cameron

等，1991），且日粮中增加谷物的比例使流入十二指肠的微生物蛋白质的含量增加 30%（Oba 和 Allen，2003）。

碳水化合物组成结构复杂，广义上可以分为 SC 和 NSC。SC 主要指植物细胞的细胞壁，由纤维素、半纤维素、木质素、果胶等构成，常以中性洗涤纤维（neutral detergent fiber，NDF）和酸性洗涤纤维（acid detergent fiber，ADF）等指标来度量；NSC 一般包括淀粉、果聚糖和半乳聚糖等。微生物蛋白质合成的能量主要来自淀粉、纤维素、半纤维素等碳水化合物发酵产生的 ATP，氮源主要来自日粮粗蛋白质的瘤胃降解。因此，日粮可发酵碳水化合物的供应与可降解氮源的同步平衡是制约瘤胃微生物蛋白质合成效率的主要因素之一。Herrera‑Saldana 等（1990）报道，当淀粉和蛋白质的降解实现快速同步时，可增加十二指微生物氮的流量和提高 MCP 合成效率。Henning 等（1991）分别在维持和高于维持水平的饲养条件下，均等提供可溶性碳水化合物（麦芽糖、葡聚糖、麦芽三糖）和可溶性氮（尿素、酪蛋白酸钠），结果提高了维持饲养水平组 MCP 流量和 MCP 合成效率，高于维持水平组仅有增加 MCP 合成效率的趋势。也有研究发现，日粮同步性对瘤胃微生物蛋白质的合成量和瘤胃微生物蛋白质的合成效率没有影响（Valkeners，2008），可能是因为日粮组成不同或动物生理状况不同而致。

二、乳脂肪前体物的生成

乳腺分泌的三酰甘油的种类高达 400 多种，从数量上而言主要为四至十八碳饱和脂肪酸，顺 9‑C16：1 脂肪酸、油酸、亚油酸含量最丰富（Jensen，2002）。日粮养分在瘤胃微生物酶解、消化、代谢作用下所产生的乙酸、丁酸等短链挥发性脂肪酸和长链脂肪酸经过胃肠道上皮吸收后进入血液中的乙酸、羟基丁酸、游离脂肪酸、极低密度脂蛋白是乳腺中乳脂肪合成的主要前体物。乳腺可以将乙酸和羟基丁酸合成为牛奶中的中、短链脂肪酸，并有研究认为，牛奶中的中、短链脂肪酸（四至十二碳脂肪酸，绝大部分十六碳脂肪酸）中约 40% 来源于瘤胃发酵产物乙酸、羟基丁酸在乳腺中的重新合成，而其余 60% 长链脂肪酸（long‑chain fatty acid，LCFA，十八碳及十八 碳以上）主要由乳腺从血液中摄取长链脂肪酸（Bauman 和 Davis，1974；Chilliard 等，2000）。由此可知，日粮养分在瘤胃微生物酶解、消化、代谢过程所产生的 VFA 和 LCFA 数量和组成与乳腺中乳脂肪合成量和组成存在着密切的关系。

日粮养分在瘤胃微生物酶解、消化、代谢过程中产生的短链脂肪酸包括乙酸、丙酸、丁酸、戊酸、异戊酸、2‑甲基丁酸、己酸、庚酸，其中乙酸、丙酸和丁酸占绝大部分比例。据估计，经消化道上皮吸收参与机体代谢的 VFA 可以满足动物 60%～80% 的能量需要量（Bergman，1990；Scheppach，1994）。因日粮养分供给量和组成不同，瘤胃内乙酸：丙酸：丁酸的变化范围通常为 75：15：10 至 40：40：20（Bergman，1990）。而瘤胃 VFA 产生量的高低与组成，一方面与日粮中碳水化合物的供给量有关，另一方面与日粮中碳水化合物的结构有关，即结构性碳水化合物和非结构性碳水化合物比例（SC/NSC）有关（Sutton，1989；Grummer，1991；Palmquist 等，1993）。

结构性碳水化合物（SC）主要包括日粮饲料细胞壁中纤维素、半纤维素等不易被瘤胃微生物发酵的养分部分，而非结构性碳水化合物（NSC）则包括淀粉、可溶性糖等瘤胃微生物易于发酵的饲料细胞内养分。大量的试验已经证实，当日粮中 NSC 比例升高、瘤胃内乙酸和丁酸比例下降时，可导致奶牛乳脂肪率下降（Emery，1988；Sutton，1989；Doreau 等，1999）。Sutton（1989）研究认为，80％的乳脂肪率发生变化与瘤胃内 VFA 比例变化有关。乳脂肪前体物（乙酸＋丁酸＋LCFA）与乳糖前体物（葡萄糖＋丙酸）的比例与乳脂肪率密切相关。但有关 VFA 生成量及其比例与瘤胃微生物区系、微生物酶谱变化之间的关系尚不完全清楚，瘤胃内细菌、原虫、真菌对瘤胃内乳脂肪前体物 VFA 生产的贡献率及其影响因素尚不完全明晰。瘤胃微生物对淀粉、可溶性糖等饲料细胞壁内容养分的酶解功效很强，但瘤胃细菌、原虫、真菌对日粮中饲草、农作物秸秆、糠麸类饲料细胞壁的酶解程度和速率等方面存在很大差异。越来越多的试验证据表明，饲料细胞壁中阿魏酸、对香豆酸及二聚阿魏酸等酚酸类木质素以酯键方式与半纤维素支链形成的致密网状交联结构可从空间上直接阻碍瘤胃微生物对纤维素和半纤维素的有效降解（Williamson，1998）。除瘤胃细菌分泌的纤维素酶和半纤维素酶等糖苷水解酶参与降解饲料细胞壁外，厌氧真菌分泌的阿魏酸酯酶、乙酰木聚糖酯酶、香豆酸酯酶可降解细胞壁致密交联结构，有效释放酚酸木质素分子，对提高饲料细胞壁中纤维素、半纤维素的降解效率具有重要的促进作用（Garcia - Conesa，1999；Yang 等，2009；Yue 等，2009；Yoshida 和 Mackie，2010）。

此外，当奶牛日粮中含有油料籽实时，其中不饱和长链脂肪酸（PUFA）能在瘤胃微生物的作用下发生异构和一系列的还原反应而被氢化为饱和脂肪酸，但相关的微生物学氢化机制尚不完全清楚（Palmquist 等，2005；Wallace 等，2007；Jenkins 等，2008）。由此可见，消化道内 VFA 和 LCFA 生成量的高低及其比例不仅与日粮碳水化合物结构和营养水平有关，而且与瘤胃微生物区系结构及其饲料养分降解功能密切相关。

第二节　肝脏对乳成分前体物的分配

肝脏是反刍动物机体中最大的、功能最复杂的消化腺，它参与机体消化、吸收、排泄、解毒、物质转运及能量代谢，被形象地比喻为机体的化工厂，其在机体物质代谢方面的枢纽作用一直是人们研究的焦点。同时，肝脏的免疫功能涉及反刍动物的生产与健康，也逐渐受到科学家的重视。

一、肝脏的营养物质代谢

从血液循环的角度来看，反刍动物肝脏是介于腹腔消化道与大循环之间的一个独特器官，其位置的重要性决定了功能方面的复杂性和重要性。流经胃、肠、胰、脾的血液不直接进入后腔静脉，而是先由门静脉引导进入肝脏，经过肝脏内的二次毛细血管网后才汇入后腔静脉。肝脏的血液供应极为丰富，除了门静脉来源外，还有肝动脉的供应。门静脉是它的功能血管，其血流量约占肝总血流量的 2/3。门静脉主要收集来自腹腔内脏的静脉血，内含从肠道吸收的丰富的营养物质，入肝后在肝内加工、贮存或转运。而经消化道一同吸收入血的细菌、毒素等也随血进入肝内，在那里大部分被清除或解毒（Lingappa 等，2000）。门静脉除收集胃肠道的静脉血外，还接纳来自于脾、胰的静脉血，某些调节物质，如 TNF - α，可由脾脏产生后进入肝脏，与肝脏自身产生的TNF - α一同发挥免疫调节作用。脾脏产生的神经肽 Y 和去甲肾上腺素也可经门静脉作用于肝脏，发挥其调节作用（Lingappa 等，2000）。

反刍动物由消化道吸收的营养物，除脂肪外，都必须经过肝脏，而后进入循环系统。因此，肝脏在外周血液营养物的组成和代谢整合调节中起重要作用。肝脏是奶牛消化系统中极为重要的组成部分，是体内营养素代谢的主要器官、各种物质代谢的中心，具有合成、分解等多种功能，为泌乳提供乳成分前体物，也是机体中十分重要的防御和免疫器官。胃肠道吸收的营养素由门静脉汇集进入肝脏进行转化，随着进入肝脏营养物质种类和数量的变化，肝脏代谢和功能发生相应的改变（Lingappa等，2000）。

研究肝脏功能的调节是确保奶牛健康的前提。研究表明，对肝脏功能的调节主要有两个途径。①底物的调节作用：肝脏能够监控血流中的底物浓度，并对底物浓度的变化作出反应，以确保机体的"稳态"。②内分泌激素的调节作用：激素对肝脏的作用通过其与肝实质细胞表面或内部的受体结合而发挥作用，特别是生长轴和肾上腺皮质激素HPA轴（下丘脑-垂体-肾上腺轴，hypothalamic - pituitary - adrenal axis）对"稳态"的调节有重要意义（Lingappa 等，2000）。

国际上有关反刍动物肝脏代谢的研究一直是受人关注的领域，肝脏慢性血管瘘技术的建立使研究进入了一个新的阶段。应用外科手术同时在肝脏门静脉、肝静脉安装慢性多血管瘘，可以深入研究消化道营养物质的总吸收，以及营养物质在肝脏代谢中的动态过程（Lobley 等，1995；Doepel 等，2009）。通过血管瘘和血流量测定技术的组合，可以测定肝脏器官对营养素，如游离氨基酸和结合氨基酸的吸收量和代谢特点（Tagari 等，2008）。随着稳定性同位素示踪技术的应用，使用 C、N 稳定性同位素示踪技术，可以对营养素（如脂肪酸、氨基酸）基团进行标记，研究营养素（如脂肪酸、氨基酸）在肝脏的代谢状况（France 等，1999；Lobley 等，2003，2006）。

由于肝脏功能的重要性，因此反刍动物肝脏代谢研究已引起我国畜牧兽医科研工作者的高度关注，我国学者于 20 世纪 90 年代初就与美国、英国科学家合作，在国内率先成功地建立了相应的动物模型和手术技术平台，并相继在一些单位中应用（沈向真等，2006），建立起与国际大体相似的反刍动物肝脏功能研究的体内、外技术平台，同时应用细胞生物学、分子生物学、神经内分泌学等先进理念和技术，为深入研究创造了条件。研究工作主要从以下几个方面开展：①添喂离子载体海南霉素对山羊肝脏含氮化合物、碳水化合物代谢和胰岛素样生长因子的影响（任明强等，1999a，1999b，1999c）；②外源性半胱胺对山羊门静脉和肝脏中激素和营养物流量的影响（王子荣等，2006）；③脂多糖诱导山羊肝脏 TNF - α 分泌特点的研究（刘为民等，2004）；④稳定性同位素[13]C 标记的 4 种必需氨基酸在绵羊肝脏的代谢情况（Lobley 等，2003）；⑤山羊小肠可吸收氨基酸模式对肠系膜排流组织和门静脉排流组织游离氨基酸代谢的影响研究（甄玉国等，2005）。

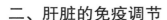

二、肝脏的免疫调节

肝脏在不同机能状态下会分泌多种免疫调节物质，如 TNF - α、IL - 1、IFN - γ、IL - 6、IL - 8、IL - 10、IL - 12 等（Vels 等，2009）。近年来，采用 Kupffer 细胞特异性阻断剂氯化钆（$GdCl_3$），已经证明了肝脏分泌的物质对全身血液循环中某些免疫活性物质浓度的影响（刘为民，2002）。

近十年来，随着免疫学研究的不断深入，人们逐渐认识到肝脏在机体免疫机能的调节上发挥着重要作用，且具有较特殊的功能，如在肝脏含有许多 $CD4^+/CD8^+$ T 细胞，被认为是胸腺的 T 细胞发育场所，肝脏是免疫耐受和口服免疫耐受的诱导者，进入肝脏的抗原物质一方面可被非特异地清除或灭活，另一方面也可诱导出特异性的免疫耐受；肝脏又是许多细胞因子被灭活的场所，因此间接调节着机体的免疫机能；同时肝脏又是体内最大的单核-巨噬细胞池，机体 90% 以上的单核-巨噬细胞存在于肝脏；肝脏内大多数种类的细胞均可参与免疫调节，如 Kupffer 细胞、肝实质细胞、肝窦内皮细胞，其分泌的免疫调节物质种类和数量都是相当多的，可以认为肝脏是一个在免疫调节中功能活跃的器官，研究肝脏对机体免疫调节的作用将具有重要的理论意义（Lingappa 等，2000）。脂多糖（LPS）是革兰氏阴性菌胞壁的主要成分，在研究中是一种经典的免疫刺激剂，同时也是革兰氏阴性菌致病的主要因素。肠道是革兰氏阴性菌大量聚集的部位，在正常情况下 LPS 吸收入血并不罕见，在病理条件下大量 LPS 进入血液循环是多种疾病或并发症的主要致病因素。已证实，LPS 可以诱导奶牛机体产生众多免疫调节物质，如 TNF - α、IL - 1、IL - 6 等（Vels 等，2009）。以往研究中常见的是由体循环静脉给予 LPS，与正常或病理条件下 LPS 进入机体的情况不同，而从门静脉给予 LPS，部分模拟正常或病理情况下 LPS 的免疫刺激作用，特别是对肝脏的作用，对于了解肝脏在内毒素血症等条件下的免疫调节机能是切合实际的。越来越多的研究表明，某些致病因素是通过改变肝脏对 LPS 的敏感性而产生致病作用的。围绕肝脏的免疫调节机能，选择某些对肝脏有特异作用的物质观察肝脏免疫调节机能的改变是十分有意义的。

1. Kupffer 细胞的免疫调节功能　Kupffer 细胞（Kupffer cell，KC）是肝脏内固定型的巨噬细胞，位于肝窦内皮细胞的窦腔一侧，其数量巨大，占血管内总巨噬细胞数的 85%～95%，占体内固定型巨噬细胞总数的 80% 以上，其余的绝大部分在脾脏。KC 表面表达 C3 受体、FcγRⅡ 受体、补体受体等，CD14 介导的 KC 活化是多种因素导致肝损伤的重要环节（Lingappa 等，2000）。KC 表面也表达清道夫受体（microphage scavenger receptor - A，MSR - A），对于清除体内的 LPS 等十分重要。KC 在调节全身及肝脏本身的免疫反应和炎症反应中发挥极其重要的作用。被激活的 KC 可分泌 TNF - α、IL - 1β、IFN - γ、IL - 6、TGF - α 等免疫调节分子，其中的 TNF - α、IL - 1β、IL - 6、IFN - γ 等又可诱导或调节其他细胞因子和免疫介质的产生，形成复杂的细胞因子网络，调节和制约机体的免疫机能（Lingappa 等，2000）。近十余年，人们已逐渐认识到 KC 的表型不均一性，采用特异性的 KC 清除剂氯化钆（$GdCl_3$）证明，受 $GdCl_3$ 破坏的是门静脉周围带的大型 KC，而小型高密度的位于中央静脉周围带的 KC 则不受破坏，并且其数量有所增加，为成熟的 KC（刘为民等，2002）。

2. 肝实质的免疫调节功能　通常认为，肝实质细胞起重要的物质代谢、转运功能，在机体免疫机能方面也发挥着重要的调节作用。与 KC 相似，肝细胞也可表达 CD14 和清道夫受体，在 LPS 刺激下，肝细胞 CD14 的表达增强，其 mRNA 在 3 h 达到高峰，其蛋白质的表达在 12 h 达到高峰。体外研究表明，在肝细胞表面 CD14 表达增强的同时，可溶性 CD14 的分泌也增强（Vels 等，2009），而后者的增强可有效缓冲 LPS 或革兰氏阴性菌对单核-巨噬细胞的刺激作用，缓解炎性反应和对组织的损伤，同时增强对 LPS 和革兰氏阴性菌的清除作用。在炎症的急性期反应中，肝细胞在前炎性细胞因子的作用下分泌一系列急性期反应蛋白，启动机体复杂的抗病原侵袭、抗损伤、促进愈合及免疫调节作用。这些 APP 除对全身免疫机能有调节作用外，也同样对肝脏本身的免疫活性细胞有调节作用，如用 IL-6 诱导的 APP 可显著抑制由 LPS 所致的 KC 前炎性细胞因子的释放（Vels 等，2009）。肝细胞也可释放一氧化氮（NO），是由 iNOS 催化 L-精氨酸生成的。肝细胞 iNOS 的表达受细胞因子 TNF-α、IL-1β、IL-6 及 IFN-γ 的诱导（Lingappa 等，2000）。在试验性内毒素血症中，给予 LPS 后的前 2 h 内肝脏的 NO 主要由激活的 KC 释放，在第 4 小时肝细胞产生的 NO 占据主导地位。体外培养的肝细胞可分泌 IL-6 和 TNF-α，肝细胞通过自身释放的 IL-6 和 TNF-α 以自分泌或旁分泌的形式诱导 NO 的合成（Lingappa 等，2000）。肝细胞也分泌和释放 LPS 结合蛋白（LPS binding protein，LBP）。一般而言，进入机体的 LPS 不能直接和单核-巨噬细胞膜上的 CD14 结合，只有先与 LBP 形成 LPS-LBP 复合物后才能与 CD14 结合，从而激活单核-巨噬细胞。

第三节　乳腺对乳成分前体物的利用

乳腺是乳成分合成与分泌的重要器官，可以从血液中选择性地摄取乳成分前体物，并在乳腺腺泡的分泌细胞中合成乳蛋白质、乳脂肪和乳糖。进入乳腺的乳蛋白质前体物，主要包括游离氨基酸及小肽；乳脂肪前体物，主要包括乙酸、β-羟丁酸和长链脂肪酸；乳糖前体物，主要指葡萄糖。乳成分前体物的含量和组成直接影响乳腺内乳蛋白质和乳脂肪等乳成分的合成，进而影响乳品质（Bauman 等，2006）。

一、乳糖前体物的利用

（一）乳糖前体物对乳糖合成的影响

乳糖在牛奶总固形物中的含量约占 40%，对维持牛奶的渗透压起到非常重要的作用，因此乳腺上皮细胞中乳糖的合成率成为影响乳产量的主要因素（Neville 等，1983；Cant 等，2002；Zhao 和 Keating，2007）。乳腺上皮细胞由于缺乏葡萄糖-6-磷酸酶，不能利用其他前体物合成葡萄糖，因此葡萄糖是乳腺上皮细胞合成乳糖的主要前体物（Threadgold 和 Kuhn，1979；Neville 等，1983）。乳腺主要通过从血液中摄取葡萄糖合成乳糖，因此对葡萄糖的摄取直接影响乳糖的合成，进而成为限制产奶量合成速度的

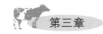

因素（Kronfeld，1982）。已经表明，每生产 1 kg 牛奶，需要 72 g 葡萄糖（Kronfeld，1982），乳腺摄取的葡萄糖量占进入乳腺血液总葡萄糖的 60%～85%（Annison 和 Linzell，1964；Chaiyabutr 等，1980）。

乳腺对葡萄糖的摄取是由主动和被动两个转运过程完成的（Zhao 等，1999，2005），这一过程受到结构相似的葡萄糖转运蛋白（glucose transporter type，GLUT）家族的调节（Gould 和 Holman，1993）。研究发现，泌乳牛的乳腺组织中存在大量的 *GLUT1* mRNA（Zhao 等，1993），泌乳奶牛和干奶牛的乳腺可表达较高水平的 GLUT1，但没有检测到对胰岛素有响应的 GLUT4，这提示葡萄糖的转运不受胰岛素的调节。研究也发现，*GLUT1* mRNA 在泌乳后期和非泌乳牛的乳腺中的表达是相似的，在泌乳第 118 天和第 181 天的乳腺中的表达也没有显著差异，但在第 118 天时有增加的趋势（Zhao 等，1996）。

乳腺对葡萄糖的摄取也受到血液葡萄糖浓度的直接影响。Cant 等（2002）在奶牛阴外动脉中以 20 g/h 灌注葡萄糖，动脉血中葡萄糖的浓度增加了 10%，动脉血浆流速没有受到影响；但以 90 g/h 灌注葡萄糖时，动脉血流速降低了 16%，葡萄糖的摄取量增加，乳糖率增加，乳糖量呈增加趋势。这些研究结果说明，增加血液葡萄糖浓度将会增加其摄取量，增加乳糖合成量，但机体可通过调节乳腺血流速度来控制葡萄糖的摄取。然而有研究表明，乳糖率随葡萄糖灌注量的增加呈线性增加趋势，但差异不显著，说明乳糖率受葡萄糖灌注的影响较小（Hurtaud 等，1998）。Shahbazkia 等（2010）的研究指出，泌乳期乳腺对葡萄糖的摄取不受动脉血中葡萄糖浓度和胰岛素的影响。乳腺中葡萄糖的摄取与乳糖的合成和乳产量呈线性正相关（Kronfeld，1982；Nielsen 和 Jakobsen，1993；Hurtaud 等，2000；Kim 等，2001；Nielsen 等，2001；Cant 等，2002；Huhtanen 等，2002）。因此，乳腺中高乳糖的合成引起葡萄糖的摄取量增加。

（二）乳糖前体物对乳蛋白质和乳脂肪合成的影响

进入奶牛乳腺的葡萄糖来源包括两部分，一是饲料中的淀粉经消化后转化的葡萄糖并由消化道吸收；二是由非糖物质转化合成的葡萄糖。大量的研究结果表明，乳糖前体物葡萄糖不仅影响乳糖的合成和产奶量，而且还影响乳蛋白和乳脂肪的合成。

Cant 等（2002）在奶牛阴外动脉中以 90 g/h 灌注葡萄糖时，乳蛋白质率和乳脂肪率显著降低，而对乳蛋白质和乳脂肪含量没有影响。葡萄糖灌注后引起乳蛋白质率和乳脂肪率降低的原因有多种解释，一是葡萄糖的灌注引起血流量降低，减少了乙酸、脂肪酸和氨基酸的摄取量，引起乳蛋白质率和乳脂肪率显著降低；二是葡萄糖的灌注引起乳腺对血浆三酰甘油的摄取量降低，进而引起乳脂肪率显著降低；三是增加了乳糖的合成使更多的水进入乳中，因而稀释了乳蛋白质和乳脂肪的浓度。Frobish 和 Davis（1976）的研究指出，连续在奶牛皱胃灌注 5 d 葡萄糖（2.15 kg/d），与对照组（灌注水）相比，灌注葡萄糖增加了血浆中葡萄糖的浓度（65.93～70.27 mg/100 mL）和产奶量（1.9 kg/d），而乳脂肪率和乳蛋白质率均降低，对乳脂肪和乳蛋白质含量都没有显著影响，其原因是产奶量显著增加而引起的稀释效应。

Lemosquet 等（1997）的研究结果也表明，十二指肠葡萄糖处理组（1.5 kg/d）显著降低了乳脂肪率和乳脂肪量，但几乎不影响奶牛产奶量，而乳蛋白质率提高，乳蛋白质有增加趋势。研究认为乳脂率降低的原因是葡萄糖处理组改变了乳脂肪酸的组成，引起短链脂肪酸（C4：0 至 C8：0）和长链脂肪酸（C18）的浓度降低，而 C16 脂肪酸的浓度增加（Lemosquet 等，1997）。Hurtaud 等（1998）也得出了相似的结果，即葡萄糖处理组导致乳脂肪的长链脂肪酸合成量减少，中链脂肪酸延伸过程加快。葡萄糖引起乳脂肪量和乳脂肪率降低的可能机理是胰岛素可引起脂蛋白酯酶的活性降低和乳腺内酯化作用过程减慢，降低脂肪组织对脂肪酸的释放。此外，长链脂肪酸对从头合成脂肪酸有抑制作用，其浓度的降低促进了从头合成脂肪酸和链的延长；同时，葡萄糖增加了 NADPH 的产生，节约了乙酸，增加了能量的利用率（Griinari 等，1997）。然而，也有研究表明，葡萄糖的灌注对乳脂肪率和乳脂肪产量的影响均较小（Vanhatalo 等，1999b；Kim 等，2000a）。Hurtaud 等（1998）的研究结果表明，增加葡萄糖的量对奶牛产奶量和乳蛋白质率没有影响。

造成这些研究结果不一致的原因可能与奶牛乳腺组织对能量和氨基酸需要的满足程度有关。Huhtanen 等（2002）研究指出，给奶牛饲喂由牧草青贮、大麦、燕麦、尿素等组成的日粮时，通过单独真胃灌注葡萄糖（250 g/d），乳蛋白质产量趋于增加；而当葡萄糖和组氨酸同时灌注时，与单独灌注葡萄糖或组氨酸相比，乳蛋白质产量显著增加。这说明当组氨酸单独灌注时，葡萄糖的不足限制了氨基酸的利用，降低了其利用效率，提示部分生糖的必需氨基酸用于葡萄糖的生成。当葡萄糖单独灌注时，乳蛋白质的合成受到了组氨酸不足的限制。葡萄糖的灌注提高了氨基酸的利用率，这可能是由于葡萄糖的灌注减少了用于合成葡萄糖的必需氨基酸的用量。

二、乳蛋白质前体物的利用

（一）乳蛋白质前体物对乳蛋白质合成的影响

牛奶总固形物中乳蛋白质含量占到 25% 以上。乳蛋白质由 78%～85% 的酪蛋白、18%～20% 的乳清蛋白和 5% 的非蛋白氮组成。酪蛋白由 α-酪蛋白、β-酪蛋白、κ-酪蛋白和 γ-酪蛋白组成，乳清蛋白由 β-乳球蛋白、α-乳白蛋白、清蛋白、免疫球蛋白和乳铁蛋白组成（秦宜德和邹思湘，2003）。乳蛋白质中 90% 以上是在乳腺中由氨基酸从头合成的。同位素标记的研究结果表明，酪蛋白、β-乳球蛋白和 α-乳清蛋白是乳腺上皮细胞利用从血液吸收的游离氨基酸合成的。此外，乳腺上皮细胞自身还有合成非必需氨基酸的能力，为乳蛋白质的合成提供原料。研究认为，乳腺在合成乳蛋白质的过程中许多必需氨基酸可来源于肽结合氨基酸（Mabjeesh 等，2000），循环血液中的肽也可参与乳腺细胞中氨基酸供应和乳蛋白质合成，弥补乳腺对游离氨基酸摄取的不足（Tagari 等，2008）。虽然目前尚不能证明乳腺对游离氨基酸和小肽存在各自的转运系统，但两者间应存在一定的联系，受一定机制的调控（王佳堃等，2005）。

乳蛋白质前体物对乳腺内乳蛋白质合成的影响主要体现在以下几个方面。一是进入乳腺的氨基酸浓度。研究认为，增加进入乳腺的氨基酸浓度可促进乳蛋白质的生成。Huhtanen 等（2002）研究发现，在奶牛真胃中灌注组氨酸后，血浆组氨酸的浓度从 19 $\mu mol/L$ 增加到 52 $\mu mol/L$，乳产量和乳蛋白质含量增加，乳蛋白质率有增加趋势，但乳腺对组氨酸的摄取率降低。二是进入乳腺的氨基酸平衡性。Bach 等（2000）研究指出，奶牛乳腺存在一个理想的氨基酸供应模式，能使蛋白质合成和氨基酸利用效率达到最优化。Purdie 等（2008）在奶牛阴外动脉分别根据乳蛋白质（Hambraeus，1982）和微生物蛋白质（Clark 等，1992）中的氨基酸含量和比例进行灌注，乳蛋白质量增加了8%，乳蛋白质率也趋于增加，对产奶量也没有显著影响。三是乳腺组织对氨基酸的转运能力。Mabjeesh 等（2002）以奶山羊为实验动物，以乳腺摄入的血浆游离氨基酸量占血浆总氨基酸流量的百分比（Km）表示乳腺系统的转运能力，结果表明灌注氨基酸后血浆游离氨基酸浓度显著增加 60%～82%，流量极显著增加 23%～42%，但乳腺的 Km 值极显著降低，而血浆游离氨基酸的净摄入量保持相对稳定。因此，乳腺可能具有根据乳蛋白质合成所需要的氨基酸的量来自我调控其对氨基酸摄取率的功能。乳腺对氨基酸的摄取并非简单地由动脉血中的营养供给来调控，而是受到内分泌的调控。

（二）乳蛋白前体物对乳腺内乳脂肪和乳糖合成的影响

乳蛋白质前体物不仅对乳蛋白质的合成有影响，也会对乳脂肪和乳糖的合成产生影响。给奶牛静脉灌注蛋氨酸提高了乳脂肪量（Chamberlain 等，1982）。Purdie 等（2008）的研究表明，给奶牛单独灌注氨基酸时，动脉血浆葡萄糖浓度升高，乳蛋白质率和产量均增加；单独灌注乙酸盐时，产奶量、乳脂肪量和乳脂肪率呈增加趋势；但同时灌注乙酸盐和氨基酸时，产奶量、乳蛋白质与乳糖量显著降低，对乳脂量无显著影响，乳蛋白质率和乳糖率显著增加，乳脂肪率趋于增加。Huhtanen 等（2002）通过在皱胃中灌注组氨酸（6.5 g/d）、葡萄糖（250 g/d）、组氨酸＋葡萄糖的研究发现，灌注组氨酸增加了血浆中组氨酸的浓度；灌注葡萄糖增加了血浆葡萄糖浓度、乳糖率和乳糖量，而且有增加乳蛋白质含量趋势；但同时灌注组氨酸和葡萄糖时，乳蛋白质量显著增加，说明葡萄糖的缺乏限制了乳腺对氨基酸的利用，即乳腺对氨基酸的利用与葡萄糖的供给（能量代谢）有关。周顺伍等（1999）指出，糖的供应缺乏时，细胞的能量水平下降，影响需要消耗大量高能磷酸化合物的蛋白质生物合成过程，明显抑制蛋白质的合成速率。一般认为，糖的分解能力增强除了提供蛋白质合成所需的能量外，还可合成某些非必需氨基酸。例如，乳腺对亮氨酸及其他支链氨基酸的摄取量超过乳中亮氨酸及其他支链氨基酸的量（Clark 等，1978；Mepham，1982），多余的被用作糖酵解和合成乳蛋白质所需要的非必需氨基酸的前体物。因此，灌注葡萄糖可增加非必需氨基酸的合成，反馈抑制必需氨基酸的消耗和分解。但是 Rulquin 等（2004）的研究发现，通过十二指肠灌注葡萄糖时，乳动脉中氨基酸浓度升高，乳蛋白质产量增加，但乳动脉中生糖氨基酸和血浆尿素氮浓度保持不变。段斌（2010）通过在乳山羊阴外动脉灌注必需氨基酸的研究发现，灌注必需氨基酸组显著提高了乳糖和乳蛋白质的含量，乳脂肪率有升高趋势。这是因为乳腺灌注的必需氨基酸大多是生糖氨基酸，当灌注的必需氨基酸过量时，可以代谢转化为葡萄糖，增加血糖浓度，进而提高乳糖含量。这些研究结果均说明，乳腺在对乳蛋白质前体物、乳糖前体物和乳脂肪前体物的摄取利用方面可能存在相互协同或竞争作用，存在可促进乳成分合成的理想平衡模式，即乳腺的氨基酸代谢与葡萄糖代谢和脂肪代谢之间存在密切关系，但究竟如何相互影响值得进一步研究。

三、乳脂肪前体物对乳腺内乳成分合成的影响

（一）乳脂肪前体物对乳脂肪合成的影响

牛奶总固形物中乳脂肪含量高达 27%，其中 64.9% 是饱和脂肪酸，单不饱和脂肪酸占 28.3%，多不饱和脂肪酸占 6.8%。乳腺中约 50% 的脂肪酸来源于乙酸等乳脂肪前体物在乳腺内的重新合成，主要包括中短链脂肪酸（C4：0 至 C14：0）及 50% 的 C16：0（Bauman 和 Griinari，2003）；长链脂肪酸（C18：0 及 50% 的 C16：0）除油酸是乳腺中由硬脂酸通过 Δ^9-去饱和酶系统产生外，其余均来自日粮（Palmquist 和 Jenkins，1980）。

乳脂肪前体物对乳脂肪合成的影响主要表现在：一是乳脂肪前体物组成对乳脂肪合成的影响。研究已经证实，增加长链脂肪酸的供给对脂肪酸的从头合成有显著的抑制作用，这是由乙酰辅酶 A 羧化酶介导的（Palmquist 和 Jenkins，1980）。例如，饲喂泌乳牛含有脂和油的日粮，一般会降低乳腺中脂肪酸的从头合成（Clapperton 和 Banks，1985；LaCount 等，1994）。一些研究也表明，用抑制乳脂肪的日粮饲喂泌乳奶牛，对从头合成短链脂肪酸和中链脂肪酸降低的程度比长链脂肪酸大（Loor 和 Herbein，1998；Chouinard 等，1999；Baumgard 等，2002）。这说明在日粮中增加短链脂肪酸和中链脂肪酸的供给可以减少用于从头合成的短链脂肪酸的量，可提高乳脂肪含量，改变其脂肪酸组成。此外，Kadegowda 等（2008）的研究表明，与对照组相比，真胃灌注乳脂肪组的奶牛乳脂肪率提高了 14%，乳脂肪量提高了 21%。灌注亚油酸组的乳脂肪率和乳脂肪量降低了 43%，但乳蛋白质率比其他处理组高。长链脂肪酸的补加对乳脂肪合成没有影响，但灌注乳脂肪提高了乳脂肪率和乳脂肪含量。由此推断，如果乳脂肪前体物含有与乳汁中相同的脂肪酸成分，可以为乳脂肪的合成提供理想的前体物，即乳脂肪的合成在乳脂肪前体物的组成与配比方面可能存在理想平衡模式。如果短链脂肪酸和中链脂肪酸的合成不受抑制，在日粮中补充与乳脂肪中长链脂肪酸相同的长链脂肪酸，可能会满足乳脂肪的合成，由此说明中链和长链脂肪酸的利用可能是乳脂肪合成的限制性因素。二是共轭亚油酸的异构体对乳脂合成的抑制作用。Viswanadha 等（2003）研究得出，共轭亚油酸的异构体（t10，c12-CLA）对乳脂肪合成有抑制作用，乳脂率随着共轭亚油酸剂量的增加而降低。

（二）乳脂肪前体物对乳蛋白质和乳糖合成的影响

乳脂肪前体物不仅对乳脂肪的合成有影响，也会对乳蛋白质和乳糖的合成产生影响。Jenkins 和 McGuiret（2006）指出，给奶牛饲喂额外脂肪补充能量时，在增加产奶量和乳脂肪率的同时，通常伴随乳蛋白质率的下降，而且以酪蛋白下降最多。Cant 等（1991）研究表明，给泌乳牛饲喂 4% 的黄油，乳蛋白质率降低 5% 以上；饲喂 4% 的黄油同时真胃灌注酪蛋白，虽然增加了进入乳腺动脉中氨基酸的浓度，但乳蛋白质率仍然降低。造成乳蛋白合成下降的可能原因有几个方面。一是饲喂脂肪时乳腺血流量下降，阻碍了用于乳蛋白合成的关键氨基酸的转运，导致对血中氨基酸摄取量下降，引起乳蛋

白质率降低。二是乳产量增加幅度大于乳蛋白质产量增加引起的稀释效应。高脂肪酸抑制乳腺从头合成中链脂肪酸和短链脂肪酸，节约了用于氧化的乙酸，可使更多的葡萄糖用于乳糖合成，增加了产奶量，乳蛋白质的产量增加幅度低于产奶量（Cant 等，1993）。三是血液中脂肪酸含量升高后促使机体减少了生长激素的释放，降低了乳腺摄取氨基酸的能力（Jenkins 和 McGuire，2006）。Purdie 等（2008）在阴外动脉单独对乙酸盐进行灌注，乳蛋白质和乳糖量均没有增加，产奶量、乳脂肪量和乳脂肪率呈增加趋势。灌注乙酸盐时，尽管血浆中的乙酸盐浓度增加了 123%，但乳脂肪量、乳腺对长链脂肪酸和 β-羟丁酸的摄取量均没有显著变化。研究指出，乙酸盐的灌注引起动脉血中葡萄糖和胰岛素的浓度显著增加，由此增加了乳腺对葡萄糖的摄取量，但乳糖产量没有增加，这可能是摄取的额外的葡萄糖被氧化用于 ATP 的生成。Forsberg 等（1985）利用乳腺组织块体外培养法研究表明，随着乙酸盐浓度的增加，葡萄糖被氧化的速度剧烈增加。

第四节　秸秆日粮模式下乳蛋白质前体物的生成与利用规律

我国苜蓿等优质粗饲料供应不足，大量依靠进口并且价格较高，而秸秆粗饲料被农户和小规模牛场广泛使用，以降低生产成本。通过生产实践调研和试验研究发现，用秸秆粗饲料饲喂奶牛，可导致乳品质有所降低，主要是乳蛋白质率下降。从营养生理学来说，乳蛋白质率下降的主要原因：在以秸秆为主的日粮模式下，日粮可溶性糖分供应不足，限制了瘤胃乳蛋白质前体物的生成和过瘤胃蛋白质的供给，引起肝脏和机体氨基酸代谢模式发生变化，进入乳腺的氨基酸供给量减少和比例失衡，导致乳腺摄取氨基酸效率降低，酪蛋白合成信号调控通路下调，乳蛋白质合成量减少，乳蛋白率降低。

一、乳蛋白质前体物的生成与转化规律

（一）乳蛋白质前体物在瘤胃中的生成规律

为了研究秸秆日粮模式对乳蛋白质及其前体物生成的影响，用 3 种主要的粗饲料资源，即玉米秸、羊草和苜蓿，分别配制奶牛日粮开展饲喂试验。结果发现，苜蓿日粮比玉米秸日粮含有较高的可溶性糖和淀粉，能够提供较多的瘤胃易发酵碳水化合物（表3-1），促进生成较多的瘤胃微生物蛋白质（MCP）（图 3-1），从而贡献较多的乳蛋白质前体物——小肠可代谢蛋白，进而提高乳蛋白质含量和产量，并且发现瘤胃 MCP 产量与乳蛋白质产量有显著正相关性（$R^2 = 0.55$，图 3-2）。进一步采用更高比例（30%）的稻草、玉米秸或苜蓿为日粮粗饲料源，进行 14 周的规模奶牛试验，结果显示饲喂苜蓿日粮奶牛的奶产量、乳蛋白质含量和产量，以及氮利用效率均显著高于饲喂玉米秸秆和稻草日粮的奶牛，但是干物质采食量 3 组间无显著差异。相对于瘤胃微生物蛋白质（MCP）合成量和日粮过瘤胃蛋白质的量而言，苜蓿日粮显著高于秸秆日粮（图 3-3）。

表 3-1　不同粗饲料源日粮的营养成分

成　分	玉米秸	羊　草	苜　蓿
粗蛋白质（％，占干物质）	16.2	16.1	16.3
可溶性粗蛋白质（％，占粗蛋白质）	38.8	38.7	39.4
非蛋白氮（％，占可溶性粗蛋白质）	24.4	24.2	26.5
中性洗涤不溶氮（％，占粗蛋白质）	11.3	12.9	13.8
酸性洗涤不溶氮（％，占粗蛋白质）	5.30	5.70	6.40
中性洗涤纤维（％，占干物质）	36.4	36.0	33.0
非纤维性碳水化合物（％，占干物质）	35.2	35.9	38.7
木质素（％，占干物质）	6.00	6.20	6.10
蔗糖（％，占干物质）	7.60	8.80	9.60
淀粉（％，占干物质）	23.5	22.9	24.4
Ca（％，占干物质）	0.85	0.76	0.78
P（％，占干物质）	0.58	0.59	0.56
净能（MJ/kg，占干物质）	6.66	6.66	6.74

资料来源：Zhu 等（2013）。

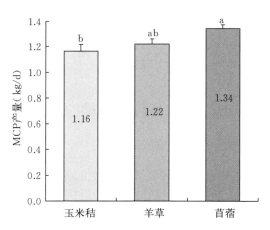

图 3-1　饲喂不同日粮奶牛的 MCP 产量

注：不同小写字母表示差异显著（$P < 0.05$）

（资料来源：Zhu 等，2013）

　　通过比较秸秆和苜蓿中的可溶性糖分发现，果胶在秸秆中的含量较低，苜蓿中含 10％～15％的果胶，而玉米秸秆中含 5％。为了阐明果胶与瘤胃微生物间的关系，利用高通量测序对饲喂奶牛试验中瘤胃液细菌进行分析，结果发现饲喂秸秆日粮可特异性减少布氏密螺旋菌（*T. saccharophilum*）的数量，说明该菌在果胶降解中发挥了重要作用。为验证该菌与果胶含量的相关性，Liu 等（2014）对不同日粮体外发酵液中微生物菌群进行聚

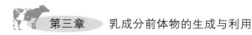

合酶链式反应-变性梯度凝胶电泳（polymerase chain reaction – denaturing gradient gel electrophoresis，PCR – DGGE）分析，从微生物学角度证实了果胶是秸秆与苜蓿的重要差异养分之一。对添加果胶前后的差异条带克隆测序，发现了与 *T. saccharophilum* 相似度为99％的克隆，进一步证实了该菌对果胶降解的特异性。实时定量 PCR（real – time PCR）分析发现，密螺旋菌菌属在淀粉组最低，添加果胶显著促进了该菌属的生长，提示以 *T. saccharophilum* 为代表的 *Treponema* 菌属与果胶，以及富含果胶的苜蓿降解存在密切相关性（图 3 – 4 和表 3 – 2）。因此，秸秆日粮中果胶的不足，可诱导瘤胃密螺旋菌减少，影响瘤胃菌群结构，是导致瘤胃微生物蛋白质合成减少的原因之一。

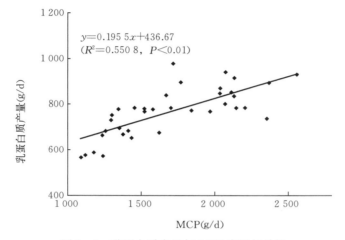

图 3 - 2　乳蛋白质产量与 MCP 产量相关性

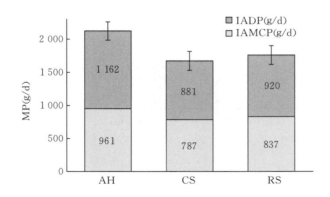

图 3 - 3　不同日粮的代谢蛋白质组分

注：MP，可代谢蛋白质；IADP，小肠可吸收蛋白质；IAMCP，小肠可吸收微生物蛋白质；AH，苜蓿日粮组；CS，秸秆日粮组；RS，稻草秸日粮组。

（Wang 等，2014）

因此，在瘤胃内，秸秆日粮导致乳蛋白质含量低的主要原因是日粮中可溶性糖分不足，引起瘤胃密螺旋菌数量下降、菌群失衡，以及瘤胃 MCP 合成效率和产量的下降，同时影响过瘤胃蛋白质产生的量，导致乳蛋白质前体物生成不足和乳蛋白质率降低。

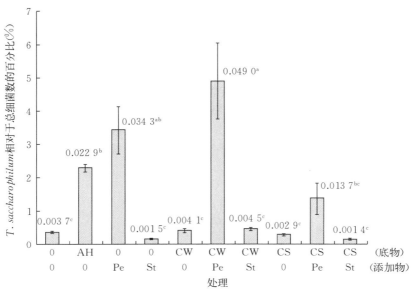

图 3-4　秸秆果胶含量与瘤胃密螺旋菌的关系

注：不同小写字母表示差异显著（$P<0.05$）。

（Liu 等，2014）

表 3-2　日粮处理对瘤胃细菌丰度（%）的影响

目标菌种	处 理							SEM	P 值
	Bk	CS	AH	CSP	CSS	Pe	St		
密螺旋体菌	5.1[cd]	14.7[b]	25.7[a]	24.9[a]	10.9[bcd]	11.8[bc]	2.7[d]	1.9	<0.01
布氏密螺旋菌	0.02[c]	0.71[a]	0.24[b]	0.41[b]	0.30[b]	0.02[c]	0.01[c]	0.04	<0.01
产琥珀酸丝状杆菌	1.0[c]	16.8[a]	5.3[b]	10.2[b]	8.2[b]	0.3[c]	0.3[c]	0.9	<0.01
白色瘤胃球状菌	0.06[b]	0.07[b]	1.3[a]	0.04[b]	0.02[b]	0.02[b]	0.02[b]	0.10	<0.01
黄化瘤胃球菌	0.008[c]	0.024[a]	0.018[ab]	0.010[bc]	0.012[bc]	0.007[c]	0.004[c]	0.002	<0.01
栖瘤胃普雷沃菌	0.20[c]	0.54[a]	0.51[ab]	0.50[ab]	0.22[bc]	0.68[a]	0.12[c]	0.06	<0.01

注：CS，玉米秸秆；AH，苜蓿干草；Pe，果胶；St，玉米淀粉；CSP，玉米秸秆和果胶；CSS，玉米秸秆和玉米淀粉；Bk，空白对照；SEM 为平均标准误。同行上标不同小写字母表示差异显著（$P<0.05$）。

（二）乳蛋白质前体物在机体中的转化规律

为了研究秸秆日粮模式下乳蛋白质前体物在机体内的转移转化规律，利用代谢组学的方法，采集饲喂苜蓿日粮（23%苜蓿和 7%羊草）和玉米秸秆日粮（30%玉米秸秆）（精粗比均为 55∶45）奶牛的血液、尿液和牛奶样品，基于气相色谱串联飞行器/质谱检测分析样品中的代谢物质。结果发现，饲喂秸秆日粮的奶牛产奶量（$P<0.01$；24.89 kg/d 和 20.31 kg/d）、乳蛋白质率（$P=0.04$；3.26%和 3.17%）均显著低于饲喂苜蓿日粮的奶牛。在奶样、血清、尿液中分别发现了 195、218、156 种代谢物，其中29 种代谢物存在于多个体液中；奶样、血清、尿液中分别有 8、28、31 种代谢物在玉米秸秆与苜蓿日粮间存在显著差异，这些差异代谢物与甘氨酸-丝氨酸-苏氨酸代谢、酪

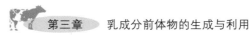

氨酸代谢、苯丙氨酸代谢等氨基酸代谢有关（Sun 等，2015）。

因此，秸秆日粮模式下，从肠道吸收进入机体的氨基酸代谢通路发生了改变，主要表现在甘氨酸-丝氨酸-苏氨酸代谢、酪氨酸代谢、苯丙氨酸代谢等氨基酸代谢通路，导致氨基酸重分配，干扰了乳蛋白质前体物的利用，影响乳蛋白质合成。

二、乳蛋白质前体物的利用规律及调节机制

（一）乳腺氨基酸供应不足和摄取效率下降导致乳蛋白质合成量减少

通过分析饲喂不同粗饲料日粮奶牛乳腺阴外动脉氨基酸供应量发现，饲喂秸秆日粮奶牛阴外动脉游离氨基酸、总氨基酸、必需氨基酸（EAA）和支链氨基酸（branched chain fatty acid，BCAA）的供应量均显著低于苜蓿日粮组（表 3 - 3）。饲喂秸秆日粮奶牛乳腺动脉总氨基酸、EAA 和 BCAA 的乳腺动脉供应量均显著下降，乳腺对总氨基酸、EAA 和 BCAA 的摄取效率和摄取量显著降低。而饲喂秸秆奶牛补充灌注氨基酸后，可显著提高乳蛋白质率和乳脂肪产量，表明氨基酸供应不足是乳腺合成乳蛋白质偏低的重要原因。玉米秸秆组奶牛对苏氨酸，以及稻草组奶牛对蛋氨酸的摄取量显著低于苜蓿组日粮奶牛。因此，秸秆日粮条件下奶牛乳腺氨基酸摄取效率下降，也是影响乳蛋白质合成的重要原因。

表 3 - 3　阴外动脉氨基酸供应量 （mmol/h）

氨基酸	HCS	CS	MF	SEM	P 值
Thr	70.17	53.32	99.19	4.42	<0.01
Ser	38.44	29.92	49.43	1.91	<0.01
Glu	68.62	58.62	83.82	1.95	<0.01
Gly	109.95	89.86	123.95	5.88	<0.01
Ala	87.33	73.71	115.26	4.42	<0.01
Cys	8.62	7.56	10.87	0.47	<0.01
Val	117.13	89.54	132.53	4.88	<0.01
Met	7.55	6.14	8.83	0.47	<0.01
Ile	40.99	31.94	44.43	1.93	<0.01
Leu	51.99	38.08	52.10	2.99	<0.01
Phe	17.76	14.63	19.90	0.74	<0.01
Lys	35.27	27.30	41.26	1.91	<0.01
His	21.92	19.09	26.29	0.81	<0.01
Arg	27.66	22.54	30.33	1.30	<0.01
合计	692.09	572.15	850.96	25.01	<0.01
必需氨基酸	355.17	275.27	413.60	13.89	<0.01
支链氨基酸	210.11	159.55	229.06	10.40	<0.01

注：HCS，秸秆日粮（精粗比约 65∶35）；CS，秸秆日粮（精粗比约 45∶55）；MF，苜蓿＋全株玉米青贮＋羊草的混合粗饲料日粮（精粗比约 45∶55）；SEM 为平均标准误。

资料来源：张兴夫等（2013）。

（二）氨基酸种类和平衡及其与能量比例调控乳蛋白质合成信号通路

氨基酸通过改变 mTOR 信号通路蛋白磷酸化调控酪蛋白的合成。针对奶牛试验中发现的亮氨酸可能是秸秆日粮限制性氨基酸的现象，通过细胞试验发现，当亮氨酸含量为 0.45～10.80 mmol/L 时，酪蛋白的表达和 mTOR（Ser2481）、Raptor（Ser792）、真核翻译起始因子 4E（eIF4E，Ser209）和真核细胞翻译延伸因子 2（eEF2 和 Thr56）的磷酸化表达均显著上调，真核翻译起始因子 4E 结合蛋白 1（4EBP1 和 Thr37）的磷酸化表达被抑制；亮氨酸含量为 5.40～10.80 mmol/L 时，核糖体蛋白 S6（RPS6 和 Ser235/236）的磷酸化被抑制。当组氨酸含量为 0.15～9.60 mmol/L 时，αS2-酪蛋白、β-酪蛋白、κ-酪蛋白的表达和 mTOR（Ser2481）、Raptor（Ser792）、核糖体 S6 蛋白激酶（S6K1，Thr389）、4EBP1（Thr37）、eIF4E（Ser209）和 eEF2（Thr56）的磷酸化表达均显著上调。而当组氨酸浓度在 9.60 mmol/L 时，αS1-酪蛋白的表达量降低（图 3-5）。线性回归模型显示，当

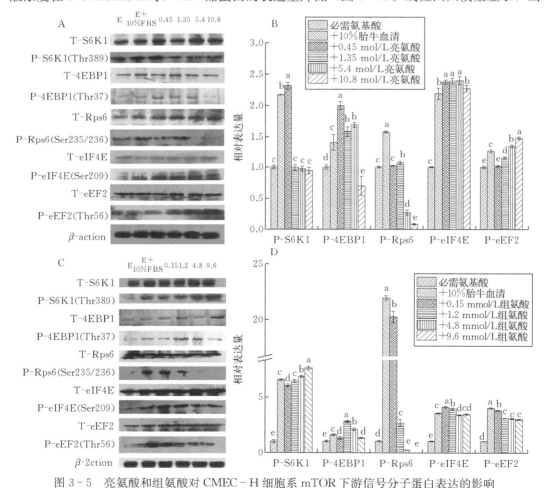

图 3-5　亮氨酸和组氨酸对 CMEC-H 细胞系 mTOR 下游信号分子蛋白表达的影响

注：A，亮氨酸培养 6 h 后各下游信号分子总蛋白及磷酸化蛋白的表达水平；B，A 图灰度值比对分析结果；C，组氨酸培养 6 h 后各下游信号分子总蛋白及磷酸化蛋白的表达水平；D，C 图灰度值比对分析结果不同小写字母表示差异显著（$P < 0.05$）。

（资料来源：Gao 等，2015）

添加亮氨酸时，αS1-酪蛋白的表达与 mTOR、S6K1 和 eEF2 的磷酸化表达呈显著的正相关；当添加组氨酸，β-酪蛋白和 κ-酪蛋白均与 eEF2 磷酸化表达呈显著的正相关。因此，亮氨酸和组氨酸通过 mTOR 信号通路促进酪蛋白的表达，而秸秆日粮中亮氨酸的不足，限制了该信号通路和酪蛋白合成。

赖氨酸与蛋氨酸平衡影响调控乳蛋白质合成的 JAK2-STAT5 及 mTOR 信号通路。赖氨酸（Lys）、蛋氨酸（Met）是乳蛋白质合成的限制性氨基酸，其组成与比例对乳蛋白质合成至关重要。对于酪蛋白的生成而言，Lys、Met、Lys 和 Met 的平衡，尤其是 Lys 和 Met 的平衡极其重要。Lys 和 Met 能够促进乳腺上皮细胞增殖，从而有助于酪蛋白的生成。Lys 和 Met 混合添加且比例为 3∶1 时（混合添加酪蛋白合成量最高），细胞增殖效果显著，高于 Lys 或 Met 单独添加时的最佳效果（图 3-6）。因此，对于乳腺上皮细胞的增殖而言，Lys 和 Met 的添加量及 Lys 和 Met 的平衡极其重要。此外，Lys、

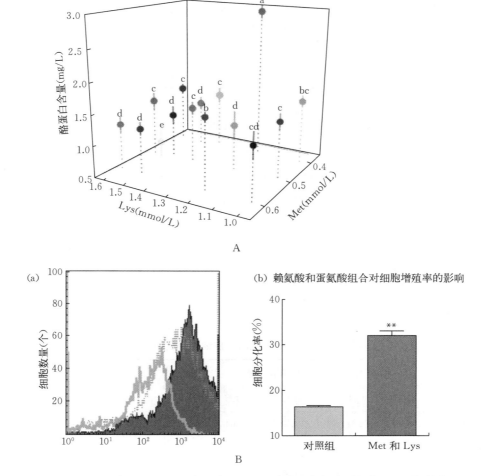

图 3-6　Lys 与 Met 对酪蛋白生成（A）和乳腺上皮细胞增长率（B）的影响

注：不同小写字母表示差异显著（$P < 0.05$）。

（资料来源：Nan 等，2014）

Met 或 Lys、Met 的平衡能够改变 JAK2 – STAT5 及 mTOR 信号通路主要调节因子 mRNA 的表达、蛋白质的表达及信号分子蛋白的激活。

能量与氨基酸协同影响乳蛋白质的合成及其信号通路。乳蛋白质的合成不仅需要氨基酸，也需要能量与之匹配。为了深入揭示能量与氨基酸缺失对能量信号通路 AMPK 和酪蛋白合成 mTOR 信号通路的调控作用，用 3 种浓度的葡萄糖（0、2.5 mmol/L 和 17.5 mmol/L）和氨基酸（0、1.03 mmol/L 和 7.2 mmol/L）处理乳腺上皮细胞，结果表明葡萄糖和氨基酸浓度的降低可以显著降低乳腺上皮细胞的增殖和 β-酪蛋白的表达，并且葡萄糖的效应比氨基酸更大。葡萄糖不足时，激活了 AMPK（Thr183/172）信号通路，进而抑制了 p – mTOR（Ser2481）、p – Raptor（Ser792）及其下游信号 p – S6K1（Thr389）蛋白磷酸化，抑制了 mTOR 信号通路，抑制了 p – 4EBP1（Thr37）磷酸化，进而抑制了酪蛋白的翻译起始（表 3 – 4）。在类似的体外试验中也发现，与低糖组相比，高糖组的酪蛋白含量和细胞增殖水平显著提高。高糖组中 CSN1S2、CSN2、LALBA、STAT5、ELF5、mTOR、CSN1S1 基因的表达显著高于低糖组（表 3 – 5）。因此，氨基酸与能量的协同作用，能更显著地促进奶牛乳腺上皮细胞的增殖，并调节乳蛋白质转录和翻译关键基因的表达，最终促进乳蛋白质的合成。

表 3 – 4　氨基酸与葡萄糖配比对乳腺上皮细胞 AMPK 和 mTOR 信号通路蛋白质相对表达量的影响

蛋白质	Glu0			Glu2.5			Glu7.5			SEM	P 值		
	AA0	AA1.03	AA7.2	AA0	AA1.03	AA7.2	AA0	AA1.03	AA7.2		Glu	AA	Glu×AA
β – Casein	1.00[g]	1.54[ef]	1.88[d]	1.31[f]	1.62[de]	2.33[c]	2.60[c]	2.91[b]	3.73[a]	0.06	<0.01	<0.01	<0.01
p – AMPK（Thr183/172）	1.00[a]	0.84[b]	0.69[c]	0.68[c]	0.67[c]	0.62[d]	0.50[e]	0.20[f]	0.20[f]	0.02	<0.01	<0.01	<0.01
p – mTOR（Ser2481）	1.00[f]	2.17[e]	2.31[f]	1.02[e]	2.17[e]	2.56[d]	4.18[c]	4.60[b]	5.36[a]	0.08	<0.01	<0.01	<0.01
p – Raptor（Ser792）	1.00[f]	2.95[e]	3.07[e]	3.07[e]	3.09[e]	4.72[d]	5.66[c]	8.28[b]	10.84[a]	0.08	<0.01	<0.01	<0.01
p – S6K1（Thr389）	1.00[g]	1.36[f]	1.63[e]	1.08[g]	1.33[f]	3.39[c]	2.25[d]	3.91[b]	4.26[a]	0.06	<0.01	<0.01	<0.01
p – 4EBP1（Thr37）	1.00[f]	1.30[e]	1.5[d]	1.61[d]	1.95[c]	1.98[c]	2.54[b]	2.57[b]	2.62[a]	0.05	<0.01	<0.01	<0.01

注：同行上标不同小写字母表示差异显著（$P<0.05$）；AA 为氨基酸，Glu 为葡萄糖；SEM 为平均标准误。
资料来源：Zhang 等（2018）。

表 3 – 5　氨基酸与葡萄糖配比对乳腺上皮细胞泌乳相关基因表达的影响

基　因	$2^{-\Delta\Delta Q}$ 相对于 LU 组的倍数变化				SEM	P 值		
	HB	HU	LB	LU		AA	Glu	AA×Glu
CSN1S1	1.747 3[a]	1.216 5[c]	1.435 2[b]	1.004 5[d]	0.084 9	<0.000 1	0.000 3	0.274 6
CSN1S2	5.345 8[a]	2.550 7[c]	3.722 2[b]	1.001 5[d]	0.284 7	<0.000 1	<0.000 1	0.774 7
CSN2	9.453 2[a]	1.673 4[c]	3.442 8[b]	1.003 6[c]	1.008 3	<0.000 1	<0.000 1	<0.000 1
CSN3	1.298 5[a]	1.099 8[b]	1.389 4[a]	1.009 7[b]	0.052 6	0.001 5	0.995 0	0.178 2
LALBA	4.055 1[a]	1.484 4[c]	3.421 2[b]	1.002 9[d]	0.390 2	<0.000 1	0.004 3	0.605 2

（续）

基 因	2^{-ΔΔCt} 相对于 LU 组的倍数变化				SEM	P 值		
	HB	HU	LB	LU		AA	Glu	AA×Glu
JAK2	2.038 1[a]	1.445 0[b]	1.956 6[a]	1.000 0[c]	0.127 8	<0.000 1	0.000 3	0.003 2
STAT5	2.364 2[a]	1.410 6[b]	1.313 8[b]	1.006 9[c]	0.156 4	<0.000 1	<0.000 1	0.002 8
ELF5	3.183 8[a]	1.559 1[c]	2.697 9[b]	1.000 7[d]	0.265 0	<0.000 1	0.000 3	0.680 8
mTOR	4.779 1[a]	4.403 6[b]	1.419 6[c]	1.003 2[d]	0.513 2	<0.000 1	<0.000 1	0.604 8
ELF4EBP1	0.839 0[b]	0.940 4[a]	0.825 4[b]	1.000 8[a]	0.024 5	0.000 7	0.389 6	0.188 1

注：同行上标不同小写字母表示差异显著（$P<0.05$）；HB 和 HU 为高能量组，LB 和 LU 为低能量组，SEM 为平均标准误。

资料来源：Zhang 等（2018）。

因此，乳腺中氨基酸种类和平衡及其与能量比例调控 mTOR 信号通路的表达和磷酸化，激活酪蛋白的表达；而秸秆日粮中亮氨酸等必需氨基酸的不足、赖氨酸与蛋氨酸配比失衡、能量不足限制了酪蛋白合成信号通路的激活，导致乳腺合成乳蛋白质的能力下降。

第五节 高精饲料日粮模式下乳脂肪前体物的 生成与利用规律

为了追求奶牛高产，规模化奶牛场通常采用高精饲料日粮饲喂奶牛。但长期使用高精饲料易导致奶牛机体健康水平下降，牛奶品质降低，突出表现为乳脂肪率降低。从营养生理学角度分析，主要原因是日粮 NDF 含量偏低，瘤胃乙酸等乳脂肪前体物生成量不足。另外，长期饲喂高精饲料日粮易引发亚急性瘤胃酸中毒，致使瘤胃内代谢异常产物增多。这些代谢异常产物进入肝脏，导致肝脏中脂肪合成作用减弱、分解作用增强及肝脏炎症反应增强。说明肝脏中营养物质被重新分配，从脂肪合成方向转到肝脏的炎症反应方向，导致肝脏中乳脂肪前体物合成量减少，最终引起乳品质降低。

一、乳脂肪前体物在瘤胃中的生成规律及调节机制

为了研究高精饲料和低精饲料日粮条件下中性洗涤纤维（NDF）水平与乳脂肪率的关系，设置 4 个 NDF 水平（46.7%、37.0%、26.4%和 18.5%），精粗比例分别为30：70、30：70、50：50 和 65：35，采用 4×4 拉丁方试验设计，选用 4 头安装有永久性瘤胃和十二指肠瘘管的奶牛。结果表明（表 3-6），降低 NDF 水平可以提高奶牛生产性能，显著增加奶牛产奶量，提高乳脂肪率；但当日粮 NDF 的水平低于 20%（即日

粮精饲料水平从 50%增加到 65%）时，会显著降低乳脂肪率。主要原因在于日粮 NDF
和乳脂肪率之间呈二次抛物线的关系，日粮 NDF 含量的降低，为瘤胃内提供了更多的
可快速发酵物质，总挥发性脂肪酸含量显著增加，从而使瘤胃内 pH 迅速降低，瘤胃内
乳脂肪前体物乙酸的百分比浓度下降。奶牛饲喂后瘤胃内不同时间点 pH 动态变化表
明，在晨饲后 2～6 h，瘤胃液 pH 显著下降（$P<0.05$），均在 2～6 h 内降低到最低值
（图 3-7），随后由于瘤胃本身的缓冲能力，pH 又逐渐上升，高 NDF 日粮（46.7%
和 37%）瘤胃液 pH 变化较为平缓。低 NDF 日粮组（尤其是 18.5%的日粮），各时
间点 pH 均比其他组低（$P<0.05$），且低 pH 状态持续时间长。因此，高精饲料日粮
中 NDF 含量偏低是乙酸生成偏低的原因之一。另外，通过检测瘤胃微生物纤维素酶、
半纤维素酶、阿魏酸酯酶、香豆酸酯酶、乙酰木聚糖酯酶活性与瘤胃 VFA 的相关性
发现，瘤胃内乳脂肪前体物乙酸含量与乙酰木聚糖酯酶活性呈显著正相关，而饲喂高
精饲料日粮时，乙酰木聚糖酯酶活性降低，这可能是乙酸生成减少的另一个原因
（图 3-8）。

表 3-6　不同日粮 NDF 含量对奶牛生产性能及乳脂肪前体物生成利用的影响

项　目	不同日粮 NDF 含量下的项目值				SEM	P 值
	NDF=46.7%	NDF=37.0%	NDF=26.4%	NDF=18.5%		
DM 进食量（kg/d）	15.66	13.55	14.86	15.79	0.29	<0.01
乳产量（kg/d）	15.00	15.57	17.44	19.05	0.15	<0.01
4%乳脂肪校正乳（%）	15.48	16.60	18.65	19.98	0.17	<0.01
乳脂肪率（%）	4.22	4.45	4.47	4.35	0.04	<0.01
乳蛋白质率（%）	3.36	3.36	3.55	3.68	0.02	<0.01
总乳脂肪产量（kg/d）	0.63	0.69	0.78	0.82	0.01	<0.01
总乳蛋白质产量（kg/d）	0.50	0.52	0.62	0.70	0.01	<0.01
瘤胃液 pH	6.56	6.55	6.45	6.26	0.03	<0.01
乙酸（mmol/L）	68.06	65.78	65.21	64.88	0.95	0.08
丙酸（mmol/L）	18.18	19.81	22.15	23.73	0.36	<0.01
乙酸/丙酸	3.78	3.34	2.98	2.76	0.05	<0.01
总挥发酸（mmol/L）	91.66	89.77	95.29	97.50	2.09	0.04

注：SEM 为平均标准误。

资料来源：Zhao 等（2015）。

　　因此，高精饲料日粮模式下乳脂肪率偏低的关键因素是：日粮 NDF 含量低，
瘤胃微生物乙酰木聚糖酯酶活性低，导致瘤胃中乳脂肪前体物乙酸生成量减少，限
制了乳脂肪的从头合成。

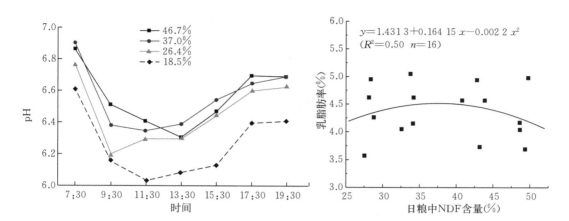

图 3-7　日粮 NDF 含量与瘤胃 pH 和乳脂肪率的关系

（资料来源：Zhao 等，2015）

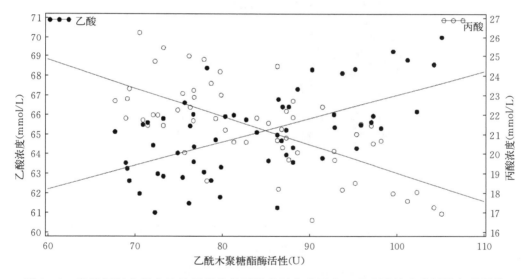

图 3-8　高精饲料全混合日粮饲喂条件下泌乳奶牛瘤胃内乙酰木聚糖酯酶活性与乳脂肪
前体物乙酸和糖异生前体物丙酸的关系

（资料来源：Ren 等，2015）

二、乳脂肪前体物在肝脏中的代谢及调节机制

长期饲喂高精饲料日粮导致奶牛肝脏脂肪合成作用减弱，分解作用增强。为了揭示高精饲料日粮条件下，肝脏脂肪代谢的变化规律，利用活体取样方式，获得高精饲料和低精饲料日粮条件下的肝脏样本，运用蛋白质组学方法，获得 56 个差异蛋白质，分析发现高精饲料处理下肝脏中脂代谢和能量代谢较活跃（图 3-9）。同时研究发现，长期饲喂高精饲料日粮的奶牛其肝脏中甘油三酯和总胆固醇含量显著降低，主要原因是由于与脂肪酸氧化分解相关的酶乙酰辅酶 A 转乙酰基酶

（ACAA2）、脂酰辅酶 A 合成酶 （ACSL） 的 mRNA 和蛋白质水平均表达量升高，与脂肪酸合成的相关酶硬脂酰辅酶 A 去饱和酶 （stearoyl‐coenzyme A desaturase，SCD） 和脂肪酸去饱和酶 （fatty acid desaturase，FADS） mRNA，以及脂肪合成相关的转录因子 SREBP‐1 的表达量下降；而与免疫反应相关的基因 Toll 样受体 4 （TLR4）、IL‐1β、血清淀粉样蛋白 A （serum amyloid A，SAA）、CRP 和 Hp 的表达量均显著上升。因此，肝脏中甘油三酯及脂肪酸分解能力加强，消耗过多的乳脂肪前体物用于免疫防御作用，肝脏内营养物质的利用发生了重分配，减少了肝脏对乳脂肪前体物的输出，导致乳品质降低。

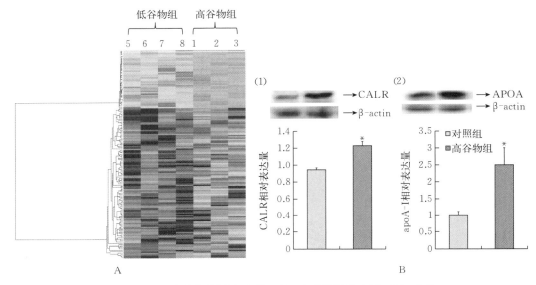

图 3‐9　肝脏功能基因表达谱 （A） 和载脂蛋白表达 （B） 变化

（资料来源：Dong 等，2013；Jiang 等，2013）

　　长期饲喂高精饲料日粮影响奶牛肝脏中免疫相关基因表达的表观遗传机制。长期饲喂高精饲料日粮导致奶牛肝脏中编码免疫相关基因 （细胞因子、趋化因子、急性期蛋白以及 TLR4 受体） 的表达量显著增强。与对照组相比，长期饲喂高精饲料日粮后 4 个免疫候选基因 （TLR4、LBP、Hp 和 SAA3） 启动子区域的染色质结构处于松弛状态，免疫基因的染色质平均压缩值显著低于对照组；而 αS1‐casein 启动子区域染色质平均压缩值在处理组与对照组中没有差异。通过对染色质压缩程度与 mRNA 表达量相关性的分析发现，免疫基因的 2 种参数具有极强的相关性 [TLR4 （$R^2 = -0.82$，$P = 0.013$），LBP （$R^2 = -0.89$，$P < 0.01$），Hp （$R^2 = -0.88$，$P < 0.01$） 和 SAA3 （$R^2 = -0.67$，$P = 0.05$）]；而乳蛋白质中酪蛋白 （αS1‐casein） 没有发现相关性 （$R^2 = 0.07$，$P = 0.88$）。奶牛免疫基因启动子区域 DNA 甲基化的结果显示，高精饲料日粮组中免疫基因启动子区域 DNA 甲基化程度显著低于对照组 （0.14 ± 0.02 和 0.52 ± 0.01），而 αS1‐casein 启动子区域 DNA 甲基化的程度在两组间没有显著性差异 （0.27 ± 0.06 和 0.22 ± 0.04）。将启动子区域甲基化程度与染色质压缩状态进行相关性分析发现，免疫基因的这两种参数显著相关 [TLR4 （$R^2 = 0.82$，$P = 0.01$），LBP （$R^2 = 0.89$，$P < 0.01$），Hp （$R^2 = 0.92$，$P < 0.01$），SAA3 （$R^2 = 0.85$，$P < 0.01$）] （图 3‐10）。因

此，长期饲喂高精饲料日粮引起肝脏炎症反应，促使能量利用由物质合成转向免疫防御应答，导致肝脏中能量重分配。

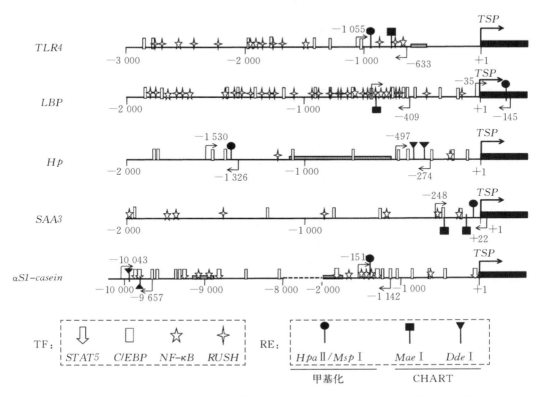

图 3-10 候选基因启动子区域相关转录因子结合位点及内切酶和引物位置的分布

(资料来源：Chang 等，2015)

因此，高精饲料日粮条件下，肝脏乙酰辅酶 A 转乙酰基酶等脂肪分解酶的表达增强，硬脂酰辅酶 A 去饱和酶等脂肪合成酶的表达减弱，导致脂肪分解代谢增强和合成代谢减弱。另外，肝脏免疫基因启动子区域 DNA 甲基化降低，免疫相关基因表达升高，引起肝脏炎症反应，促使能量由物质合成转向免疫防御，导致肝脏营养发生重分配，减少了乳脂肪前体物的合成与输送。

三、乳脂肪前体物在乳腺中的利用及调节机制

奶牛饲喂试验结果表明，与低精饲料日粮相比，秸秆型高精饲料日粮可引起乳脂肪含量显著降低。泌乳奶牛阴外动脉补充灌注乳脂肪前体物的试验表明，补充灌注乳脂肪前体物可显著提高乳脂肪率，灌注脂肪酸显著降低了动脉血浆总脂肪酸浓度，并显著降低了亚油酸（C18：2 $n-6$）和亚麻酸（C18：3 $n-3$）浓度，但显著提高了亚油酸的乳腺摄取效率（表 3-7）。乳脂肪酸组成产生了变化，亚油酸和亚麻酸含量显著增加并高出阳性对照 MFc2，致使多不饱和脂肪酸含量也随灌注处理而升高。乳脂脂肪酸产量方面，亚油酸、亚麻酸和总不饱和脂肪酸均随灌注而提高。内源合成脂肪酸和棕榈酸

（C16：0），灌注前后比较虽无显著差异，但数值上都有提高；而与阳性对照相比，灌注脂肪酸前该日粮中的上述脂肪酸均显著或趋于显著低于 MF 日粮，但灌注后均未呈现出差异。因此，乳脂肪前体物的供给对内源从头合成脂肪酸有促进作用。

表 3-7　奶牛阴外动脉灌注乳脂肪前体物对血浆脂肪酸浓度和乳腺摄取率的影响

FA	试验处理				SEM	P 值		
	MFc1	MFc2	CSc	CSf		CSc×MFc1	CSc×CSf	CSf×MFc2
动脉血浆浓度（mg/L）								
总 FA	1 361.20	1 128.26	1 645.30	1 495.09	79.94	0.007 9	0.099 6	0.000 7
14：0	6.89	7.46	8.71	7.61	1.30	0.337 9	0.537 4	0.925 7
16：0	138.64	152.59	173.41	168.25	15.03	0.088 8	0.778 7	0.362 4
18：0	168.28	157.43	188.68	173.79	12.35	0.208 4	0.330 2	0.249 6
18：1 cis9	108.33	143.27	168.05	125.62	19.40	0.033 5	0.114 3	0.477 3
18：2 n-6	668.82	520.72	785.80	639.69	53.45	0.058	0.007 2	0.017 7
18：3 n-3	80.88	64.15	41.66	31.87	6.21	0.000 0	0.153	0.000 2
乳腺摄取效率（%）								
总 FA	8.00	14.92	10.78	12.48	2.34	0.425 6	0.667	0.466 9
14：0	22.44	22.93	20.09	35.03	3.94	0.435 1	0.079 2	0.044
16：0	10.72	17.97	15.96	16.67	6.73	0.390 6	0.941 3	0.886 7
18：0	14.54	17.44	20.51	24.55	4.65	0.400 3	0.579 1	0.257 5
18：1 cis9	6.01	5.98	8.44	11.97	10.13	0.866 5	0.818 8	0.651 7
18：2 n-6	15.43	13.61	4.03	12.75	2.52	0.009 4	0.008 7	0.682 3
18：3 n-3	8.76	12.27	7.03	9.84	1.50	0.339	0.154 3	0.762 7

注：FA，脂肪酸；MFc1，第一阶段苜蓿组不灌注；MFc2，第二阶段苜蓿组不灌注；CSc，第一阶段秸秆组不灌注；CSf，第二阶段秸秆组灌注。

资料来源：Zhang 等（2015）。

利用乳腺上皮细胞模型，检测乳腺上皮细胞内乳脂肪含量和脂肪酸摄取、转运、活化、从头合成关键酶基因，以及转录调节、酯化等方面相关酶基因的 mRNA 表达水平，揭示了乳脂肪前体物硬脂酸对乳脂肪合成的调控作用。结果表明，硬脂酸能够对泌乳奶牛乳腺上皮细胞乳脂肪合成、乳蛋白质转录、翻译及糖代谢相关代谢通路和调控因子产生影响，最终影响乳成分。同时，可以增加细胞中长链脂肪酸的含量，降低中链脂肪酸和短链脂肪酸的含量，促进细胞内三酰甘油的聚积；提升细胞内长链脂肪酸的摄取、转运、活化过程，以及三酰甘油合成关键酶的表达，抑制脂肪酸从头合成关键酶基因的表达；上调长链脂肪酸利用关键转录因子 PPARG、PPARGC1A 的表达，抑制脂肪酸从头合成关键转录因子 SREBP1、SCAP 的表达（图 3-11）。进一步使用蛋白免疫印迹方法，从蛋白质表达水平进行检测，在此基础上构建了硬脂酸调控乳脂合成的关键基因调控网络，其中 PPARG 和 SREBP1 是该网络中的关键调控分子。

因此，高精饲料导致乳腺中不饱和脂肪酸的浓度升高，抑制了长链脂肪酸的摄取和合成，这是长期饲喂高精饲料日粮导致乳脂肪率偏低的原因之一。

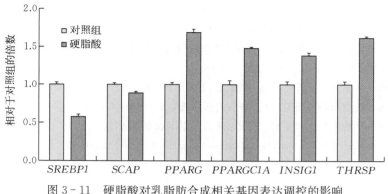

图 3 - 11 硬脂酸对乳脂肪合成相关基因表达调控的影响

参考文献

程茂基，卢德勋，王洪荣，等，2004. 不同来源肽对培养液中瘤胃细菌蛋白产量的影响 [J]. 畜牧兽医学报，35（1）：1 - 5.

段斌，2010. 阴外动脉氨基酸平衡对奶山羊乳腺摄取乳成分前体物的影响 [D]. 呼和浩特：内蒙古农业大学.

韩春艳，卢德勋，谭支良，等，2004. 控制原虫对绵羊瘤胃内环境指标的影响 [J]. 饲料研究（2）：7 - 9.

刘为民，武枫林，毛鑫智，等，2004. 脂多糖诱导山羊肝脏 TNF - α 分泌特点的研究 [J]. 中国病理生理杂志，20（9）：1706 - 1709.

刘为民，2002. 反刍动物肝脏免疫功能调节研究 [D]. 南京：南京农业大学.

马宁，单安山，马清泉，2009. 不同浓度肽对瘤胃发酵及微生物蛋白产量的影响 [J]. 中国畜牧杂志，45（15）：29 - 32.

孟庆翔，2001. 奶牛营养需要 NRC [M]. 北京：中国农业大学出版社.

秦宜德，邹思湘，2003. 乳蛋白的主要组成及其现状 [J]. 生物学杂志，20（2）：5 - 7.

任明强，王子荣，胥清富，等，1999a. 添喂海南霉素对山羊肝脏胰岛素样生长因子的影响 [J]. 动物营养学报，11（12）：259.

任明强，王子荣，胥清富，等，1999b. 添喂海南霉素对山羊肝脏碳水化合物代谢及调节的影响 [J]. 动物营养学报，11（12）：264.

任明强，王子荣，胥清富，等，1999c. 添喂海南霉素对山羊肝脏含氮化合物代谢的影响 [J]. 动物营养学报，11（12）：263.

沈向真，王小静，任明强，等，2006. 门、肝、肠系膜静脉和股动脉慢性多血管瘘管的手术安装 [J]. 中国比较医学杂志，16（4）：236 - 239.

王佳堃，刘建新，2005. 泌乳反刍动物乳腺的氨基酸代谢 [J]. 中国农业科学，38（7）：1453 - 1457.

王梦芝，王洪荣，李国祥，等，2008. 用荧光染色法研究山羊瘤胃原虫对细菌吞噬速率的初报 [J]. 中国农业科学，41（5）：1476 - 1481.

王子荣，胥清富，任明强，等，2006. 外源性半胱胺对山羊门静脉和肝脏中激素和营养物流量的

影响 [J]. 畜牧兽医学报, 37 (6): 571-579.

徐朝芳, 2001. 胆碱对胃微生物代谢的影响 [J]. 广西畜牧兽医, 17 (6): 4-7.

张兴夫, 杜瑞平, 敖长金, 等, 2013. 不同氨基酸模式对奶牛乳腺上皮细胞酪蛋白合成影响的研究 [J]. 动物营养学报, 25 (8): 1762-1768.

甄玉国, 卢德勋, 王洪荣, 等, 2005. 内蒙古白绒山羊小肠可吸收氨基酸模式对 MDV 和 PDV 组织游离氨基酸代谢影响的研究 [J]. 畜牧兽医学报, 36 (4): 337-342.

周顺伍, 1999. 动物生物化学 [M].3 版. 北京: 中国农业出版社.

Annison E F, Linzell J L, 1964. The oxidation and utilization of glucose and acetate by the mammary gland of the goat in relation to their overall metabolism and to milk formation [J]. The Journal of Physiology, 175: 372-385.

Atasoglu C, Newbold C J, Wallace R J, 2001. Incorporation of 15N-aminonia by the cellulolytic ruminal bacteria fibrobacter succinogenes BL2, rumincoccus albus SY3, and rumincocus flavefaciens 17 [J]. Applied and Environmental Microbiology, 67 (6): 2819-2822.

Atasoglu C, Wallace R J, 2002. De novo synthesis of amino acids by the ruminal anaerobic fungi, piromyces communis and neocallimastix frontalis [J]. FEMS Microbiology Letters, 212: 243-247.

Bach A, Huntington G B, Calsamiglia S, et al, 2000. Nitrogen metabolism of early lactation cows fed diets with two different levels of protein and different amino acid profile [J]. Journal of Dairy Science, 83: 2585-2595.

Bauman D E, Davis C L, 1974. Biosynthesis of milk fat [M]//Larson B L, Smith V R. Lactation: a comprehensive treatise. London, UK: Academic Press.

Bauman D E, Griinari J M, 2003. Nutritional regulation of milk fat sythesis [J]. Annual Review of Nutrition, 23: 203-27.

Bauman D E, Mather I H, Wall R J, et al, 2006. Major advances associated with the biosynthesis of milk [J]. Journal of Dairy Science, 89: 1235-1243.

Baumgard L H, Matitashvili E, Corl B A, et al, 2002. Trans-10, cis-12 conjugated linoleic acid decreases lipogenic rates and expression of genes involved in milk lipid synthesis in dairy cows [J]. Journal of Dairy Science, 85: 2155-2163.

Bergman E N, 1990. Energy contributions of volatile fatty acids from the gastrointestinal tract in various species [J]. Physiological Reviews, 70: 567-590.

Berthiaume R, Thivierge M C, Patton R A, et al, 2006. Effect of ruminally protected methionine on splanchnic metabolism of amino acids in lactating dairy cows [J]. Journal of Dairy Science, 89 (5): 1621-1634.

Broderick G A, Grabber J H, 2009. Effect of condensed tannins and maceration on invitro ruminal degradation of protein in legume hay [J]. Journal of Dairy Science, 92 (1): 273.

Cameron M R, Klusmeyer T H, Lynch G L, et al, 1991. Effects of urea and starch on rumen fermentation, nutrient passage to the duodenum, and performance of cows [J]. Journal of Dairy Science, 74: 1321-1336.

Cant J P, Depeters E J, Baldwin R L, 1991. Effect of dietary fat and postruminal casein administration on milk composition of lactating dairy cows [J]. Journal of Dairy Science, 74 (1): 211-219.

Cant J P，Depeters E J，Baldwin R L，1993. Mammary amino acid utilization in dairy cows fed fat and its relationship to milk protein depression [J]. Journal of Dairy Science，76：762 - 774.

Cant J P，Trout D R，Qiao F，et al，2002. Milk synthetic response of the bovine mammary gland to an increase in the local concentration of arterial glucose [J]. Journal of Dairy Science，85：494 - 503.

Chaiyabutr N，Faulkner A，Peaker M，1980. The utilization of glucose for the synthesis of milk components in the fed and starved lactating goat *in vivo* [J]. Biochemical Journal，186：301 - 308.

Chamberlain D G，Thomas P C，1982. Effect of intravenous supplements of L - methionine on milk yield and composition in cows givensilage - cereal diets [J]. Journal of Dairy Research，49：25.

Chang G，Zhang K，Xu T，et al，2015. Epigenetic mechanisms contribute to the expression of immune related genes in the livers of dairy cows fed a high concentrate diet [J]. PloS ONE，10：e0123942.

Chilliard Y，Ferlay A，Mansbridge R M，et al，2000. Ruminant milk fat plasticity：nutritional control of saturated，polyunsaturated，trans and conjugated fatty acids [J]. Annales de Zootechnie，49：181 - 205.

Choi K M，Barash I，Rhoads R E，2004. Insulin and prolactin synergistically stimulate β - casein messenger ribonucleic acid translation by cytoplasmic polyadenylation [J]. Molecular Endocrinology，18：1670 - 1686.

Chouinard P Y，Corneau L，Saebo A，et al，1999. Milk yield and composition during abomasal infusion of conjugated linoleic acids in dairy cows [J]. Journal of Dairy Science，82：2737 - 2745.

Clapperton J L，Banks W，2010. Factors affecting the yield of milk and its constituents，particularly fatty acids，when dairy cows consume diets containing added fat [J]. Journal of the Science of Food and Agriculture，36：1205 - 1211.

Clark J H，Klusmeyer T K，CameronM R，1992 Microbial protein synthesis and flows of nitrogen fractions to the duodenum of dairy cows [J]. Journal of Dairy Science，75：2304 - 2323.

Clark，J H，Spires H R，Davis C L，1978. Uptake and metabolism of nitrogenous components by the lactating mammary gland [J]. Federation Proceedings，37 (5)：1233 - 1238.

Doepel L，Lobley G E，Bernier J F，et al，2009. Differences in splanchnic metabolism between late gestation and early lactation dairy cows [J]. Journal of Dairy Science，92 (7)：3233 - 3243.

Dong H，Wang S，Jia Y，et al，2013. Long - term effects of subacute ruminal acidosis (SARA) on milk quality and hepatic gene expression in lactating goats fed a high - concentrate diet [J]. PloS ONE，8 (12)：e82850.

Doreau M，Chilliard Y，Rulquin H，et al，1999. Manipulation of milk fat in dairy cows [M] //Recent advances in animal nutrition. Nottingham，UK：Nottingham University Press.

Emery R S，1988. Milk fat depression and the influence of diet on milk composition [J]. Veterinary Clinics North America Food Animal Practice，4：289 - 305.

Firkins J L，Yu Z，Morrison M，2007. Ruminal nitrogen metabolism perspectives for integration of microbiology and nutrition for dairy [J]. Journal of Dairy Science，90：1 - 16.

Forsberg N E，Baldwin R L，Smith N E，1985. Roles of glucose and its interactions with acetate in maintenance and biosynthesis in bovine mammary tissue [J]. Journal of Dairy Science，68：2544 - 2549.

France J, Hanigan M D, Reynolds C K, et al, 1999. An isotope dilution model for partitioning leucine uptake by the liver of the lactating dairy cow [J]. Journal of Theoretical Biology, 198 (1): 121 - 133.

Frobish R A, Davis C L, 1976, Effects of abomasal infusions of glucose and propionate on milk yield and composition [J]. Journal of Dairy Science, 60 (2): 204 - 209.

Gao H N, Hu H, Zheng N, et al, 2015. Leucine and histidine independently regulate milk protein synthesis in bovine mammary epithelial cells via mTOR signaling pathway [J]. Journal of Zhejiang University Science B, 16 (6): 560 - 572.

Garcia - Conesa M T, 2000, A cinnamoyl eaterase from *Aspergillus niger* can break plant cell wall cross - links without release of free diferulic acids [J]. European Journal of Biochemistry, 266, 644 - 652.

Gould G W, Holman G. D, 1993. The glucose transporter family: structure, function and tissue - specific expression [J]. Biochemistry Journal, 295: 329 - 341.

Gozho G N, Krause D O, Plaizier J C, 2007. Ruminal lipopolysaccharide concentration and inflammatory response during grain - induced subacute ruminal acidosis in dairy cows [J]. Journal of Dairy Science, 90: 856 - 866.

Griinari J M, McGuire M A, Dwye D A, et al, 1997. Role of insulin in the regulation of milk fat synthesis in dairy cows [J]. Journal of Dairy Science, 80: 1076 - 1084.

Grummer R R, 1991. Effect of feed on the composition of milk fat [J]. Journal of Dairy Science, 74: 3244 - 3257.

Hambraeus L, 2003. Nutritional aspects of milk proteins [M]. Advanced Dairy Chemistry - 1 Proteins. Springer, 289 - 313.

Henning P H, Steyn D G, Meissner H H, 1991. The effect of energy and nitrogen supply pattern on rumen bacterial growth *in vitro* [J]. Animal Production, 53: 165 - 175.

Herrera - Saldana R E, Huber J T, Poore M H, 1990. Dry matter, crude protein and starch degradability of five cereal grains [J]. Journal of Dairy Science, 73: 2386 - 2393.

Huhtanen P, Vanhatalo A, Varvikko T, 2002. Effects of abomasal infusions of histidine, glucose, and leucine on milk production and plasma metabolites of dairy cows fed grass silage diets [J]. Journal of Dairy Science, 85: 204 - 216.

Hurtaud C, Lemosquet S, Rulquin H, 2000. Effect of graded duodenal infusions of glucose on yield and composition of milk from dairy cows. 2. Diets based on grass silage [J]. Journal of Dairy Science, 83: 2952 - 2962.

Hurtaud C, Rulquin H, Verite R, 1998. Effects of graded duodenal infusions of glucose on yield and composition of milk from dairy cows. 1. Diets based on corn silage [J]. Journal of Dairy Science, 81: 3239 - 3247.

Jenkins T C, Mcguire M A, 2006. Major advances in nutrition: impact on milk composition [J]. Journal of Dairy Science, 89 (4): 1302 - 1310.

Jenkins T C, Wallace R J, Moate P J, et al, 2008. Board - invited review: recent advances in biohydrogenation of unsaturated fatty acids within the rumen microbial ecosystem [J]. Journal of Animal Science, 86: 397 - 412.

Jensen R G, 2002. The composition of bovine milk lipids: January 1995 to December 2000 [J]. Journal of Dairy Science, 85: 295 - 350.

Jiang L, Sørensen P, Røntved C, et al, 2008. Gene expression profiling of liver from dairy cows treated intra – mammary with lipopolysaccharide [J]. BMC Genomics, 9: 443.

Jiang X, Zeng T, Zhang S, et al, 2013. Comparative proteomic and bioinformatic analysis of the effects of a high – grain diet on the hepatic metabolism in lactating dairy goats [J]. PloS ONE, 8 (11): e80698.

Kadegowda A K G, Piperova L S, Delmonte P, et al, 2008. Abomasal infusion of butterfat increases milk fat in lactating dairy cows [J]. Journal of Dairy Science, 91: 2370 – 2379.

Kim C H, Choung J J, Chamberlain D G, 2000. The effects of intravenous administration of amino acids and glucose on milk production of dairy cows consuming diets based on grass silage [J]. Grass and Forage Science, 55: 173 – 180.

Kim C H, Kim T G, Choung J J, et al, 2001. Effects of intravenous infusion of amino acids and glucose on the yield and concentration of milk protein in dairy cows [J]. Journal of Dairy Research, 68: 27 – 34.

Kronfeld D S, 1982. Major metabolic determinants of milk volume mammary efficiency, and spontaneous ketosis in dairy cows [J]. Journal of Dairy Science, 65: 2204 – 2212.

Lacount D W, Drackley J K, Laesch S O, et al, 1994. Secretion of oleic acid in milk fat in response to abomasal infusion of canola or high oleic sunflower fatty acids [J]. Journal of Dairy Science, 77: 1372 – 1385.

Lemosquet S, Rideau N, Rulquin H, et al, 1997. Effects of a duodenal glucose infusion on the relationship between plasma concentrations of glucose and insulin in dairy cows [J]. Journal of Dairy Science, 80: 2854 – 2865.

Lingappa W R, Farey K, 2000. Physiological medicine: a clinical approach to basic medical physiology [M]. McGraw – Hill Companies, Inc.

Liu J, Pu Y Y, Xie Q, et al, 2015. Pectin induces an *in vitro* rumen microbial population shift attributed to the pectinolytic treponema group [J]. Current Microbiology, 70 (1): 67 – 74.

Liu J, Wang J K, Zhu W, et al, 2014. Monitoring the rumen pectinolytic bacteria *Treponema saccharophilum* using real – time PCR [J]. FEMS Microbiology Ecology, 87 (3): 576 – 585.

Lobley G E, Connell A, Lomax M A, et al, 1995. Hepatic detoxification of ammonia in the ovine liver: possible consequences for amino acid catabolism [J]. British Journal of Nutrition, 73: 667 – 685.

Lobley G E, Shen X, Le G W, et al, 2003. Oxidation of essential amino acids by the ovine gastro – intestinal tract [J]. British Journal of Nutrition, 89: 617 – 629.

Lobley G E, Wester T J, Calder A G, et al, 2006. Absorption of 2 – hydroxy – 4 –methylthiobutyrate and conversion to methionine in lambs [J]. Journal of Dairy Science 89 (3): 1072 – 1080.

Loor J J, Herbein J H, 1998. Exogenous conjugated linoleic acid isomers reduce milk fat concentration and yield by inhibiting de novo fatty acid synthesis [J]. Journal of Nutrition, 128: 2411 – 2419.

Mabjeesh S J, Kyle C E, MacRae J C, et al, 2000. Lysine metabolism by the mammary gland of lactating goats at two stages of lactation [J]. Journal of Dairy Science (83): 996 – 1003.

Mabjeesh S J, Kyle C E, MacRae J C, et al, 2002. Vascular sources of amino acids for milk protein synthesis in goats at two stages of lactation [J]. Journal of Dairy Science (85): 919 – 929.

Matheron C, Delort A M, Gaudet G, et al, 1999. Interaction between carbon and nitrogen metabolism in fibrobacter succinogenes S85: α' H and 13C nuclear magnetic resonance and enzymatic study [J]. Microbiology, 65 (5): 1941 – 1948.

McSweeney C S, Dulieu A, 1998. *Butyrivibrio* spp. and other xylanolytic microorganisms from the rumen have cinnamoyl esterase activity [J]. Anaerobe, 4: 57 - 65.

Mepham T B, 1982. Amino acid utilization by lactating mammary gland [J]. Journal of Dairy Science, 65: 287 - 298.

Metcalf J A, Crompton L A, Wray - Cahen D, et al, 1996. Responses in milk constituents to intravascular administration of two mixtures of amino acids to dairy cows [J]. Journal of Dairy Science, 79: 1425 - 1429.

Nakamura A, Yao M, Chimnaronk S, et al, 2006. Ammonia channel couples glutaminase with transamidase reactions in GatCAB [J]. Science, 312: 1954 - 1958.

Nan X M, Bu D P, Li X Y, et al, 2014. Ratio of lysine to methionine alters expression of genes involved in milk protein transcription and translation and mTOR phosphorylation in bovine mammary cells [J]. Physiological Genomics, 46 (7): 268 - 275.

Neville M C, Allen J C, Watters C, 1983. The mechanisms of milk secretion [M] //Neville M C, Neifert M R. Lactation: physiology, nutrition, and breast - feeding. New York: Plenum.

Nielsen M O, Jakobsen K, 1993. Changes in mammary glucose and protein uptake in relation to milk synthesis during lactation in high - and low - yielding goats [J]. Comparative Biochemistry and Physiology, Part A: Comparative Physiolog, 106: 359 - 365.

Nielsen M O, Madsen T G, Hedeboe A M, 2001. Regulation of mammary glucose uptake in goats: Role of mammary gland supply, insulin, IGF - 1 and synthetic capacity [J]. Journal of Dairy Research, 68: 337 - 349.

Oba M, Allen M S, 2003. Effects of diet fermentability on efficiency of microbial nitrogen production in lactating dairy cows [J]. Journal of Dairy Science, 86: 195 - 207.

Owens D, McGee M, Bol T, et. Al, 2009. Rumen fermentation, microbial protein synthesis, and nutrient flow to the omasum in cattle offered corn silage, grass silage, or whole crop wheat [J]. Journal of Animal Science, 87 (2): 658 - 668.

Palmquist D L, Beaulieu A D, Barbano D M, 1993. Feed and animal factors influencing milk fat composition [J]. Journal of Dairy Science, 76: 1753 - 1771.

Palmquist D L, Jenkins T C, 1980. Fat in lactation rations: review [J]. Journal of Dairy Science, 63: 1 - 14.

Palmquist D L, Lock A L, Shingfield K J, et al, 2005. Biosynthesis of conjugated linoleic acid in ruminants and humans [J]. Advances in Food and Nutrition Research, 50: 179 - 217.

Purdie N G, Trout D R, Poppi D P, et al, 2008. Milk synthetic response of the bovine mammary gland to an increase in the local concentration of amino acids and acetate [J]. Journal of Dairy Science, 91: 218 - 228.

Ren Q C, Jin X, Zhang Z H, et al, 2014. Effects of dietary neutral detergent fibre to protein ratio on duodenal microbial nitrogen flow and nitrogen losses in lactating cows fed high - concentrate total mixed rations with different forage combinations [J]. The Journal of Agricultural Science, 153: 753 - 764.

Rulquin H, Rigout S, Lemosquet S, et al, 2004. Infusion of glucose directs circulating amino acids to the mammary gland in well - fed dairy cows [J]. Journal of Dairy Science (87): 340 - 349.

Russell J B, O' Connor J D, Fox D G, et al, 1992. A net carbohydrateand protein system for evaluating cattle diets: 1 ruminal fermentation [J]. Journal of Animal Science, 70: 3551 - 3561.

Scheppach W，1994. Effects of short chain fatty acids on gut morphology and function [J]. Gut (1)：35 - 38.

Shahbazkia H R，Aminlari M，Tavasoli A，et al，2010. Associations among milk production traits and glycosylated haemoglobin in dairy cattle; importance of lactose synthesis potential [J]. Veterinary Research Communications，34 (1)：1 - 9.

Sun H Z，Wang D M，Wang B，et al，2015. Metabolomics of four biofluids from dairy cows: potential biomarkers for milk production and quality [J]. Jorurnal of Proteome Research，14. 1287 - 1298.

Sutton J D，1989. Altering milk composition by feeding [J]. Journal of Dairy Science，72：2801 - 2814.

Sutton J D，Broster W H，Schuller E，et al，1988. Influence of plane of nutrition and diet composition on rumen fermentation and energy utilization by dairy cows [J]. Journal of Agricultural Science，110：261 - 270.

Tagari H，Webb K E，Theurer B，et al，2008. Mammary uptake, portal - drained visceral flux, and hepatic metabolism of free and peptide - bound amino acids in cows fed steam - flaked or dry - rolled sorghum grain diets [J]. Journal of Dairy Science，91：679 - 697.

Tamminga S，1996. A review on environmental impacts of nutritional strategies in ruminants [J]. Journal of Animal Science，74：3112 - 3124.

Threadgold L C，Kuhn N J，1979. Glucose 6 - phosphate hydrolysis by lactating rat mammary gland [J]. Journal of Biochemistry，10：683 - 685.

Valkeners D，Thwis A，van Laere M，et al，2008. Effect of rumen degradable protein balance deficit on voluntary intake, microbial protein synthesis, and nitrogen metabolism in growing doub- le - muscled Belgian Blue bulls fed corn silage based diet [J]. Journal of Animal Science，86：680 - 690.

Vanhatalo A，Huhtanen P，Varvikko T，2003. Effects of casein and glucose on production and metabolic responses of dairy cows fed diets based on restrcitively fermented grass silage [J]. Journal of Dairy Science，86 (10)：3260 - 3279.

Vels L，Røntved C M，Bjerring M，et al，2009. Cytokine and acute phase protein gene expression in repeated liver biopsies of dairy cows with a lipopolysaccharide - induced mastitis [J]. Journal of Dairy Science，92 (3)：922 - 934.

Viswanadha S，Giesy J G，Hanson T W，et al，2003. Dose response of milk fat to intravenous administration of the trans - 10，cis - 12 isomer of conjugated linoleic acid [J]. Journal of Dairy Science，86：3229 - 3236.

Wallace R J，McKain N，Shingfield K J，et al，2007. Isomers of conjugated linoleic acids are synthesized via different mechanisms in ruminal digesta and bacteria [J]. Journal of Lipid Research，48：2247 - 2254.

Wang B，Mao S Y，Yang H J，et al，2014. Effects of alfalfa and cereal straw as a forage source on nutrient digestibility, rumen microbial protein synthesis, and lactation performance in lactating dairy cows [J]. Journal of Dairy Science，97：7706 - 7715.

Williamson G，1998. Hairy plant polysaccharides: a close shave with microbial esterases [J]. Microbiology，144：2011 - 2023.

Yang H J, Yue Q, Cao Y C, et al, 2009. Effects of crude feruloyl and acetyl esterase solutions of Neocallimastix sp YQ1 and Anaeromyces sp YQ3 isolated from Holstein steers on hydrolysis of Chinese wildrye grass hay, wheat bran, maize bran, wheat straw and corn stalk [J]. Animal Feed Science and Technology, 154: 218-227.

Yoshida S, Mackie R I, 2010. Biochemical and domain analyses of FSUAxe6B, a modular acetyl xylan esterase, identify a unique carbohydrate binding module in Fibrobacter succinogenes S85 [J]. Journal of Bacteriology, 192: 483-493.

Yue Q, Yang H J, Cao Y C, et al, 2009. Feruloyl and acetyl esterase production of an anaerobic rumen fungus *Neocallimastix* sp. YQ2 effected by glucose and soluble nitrogen supplementations and its potential in the hydrolysis of fibrous feedstuffs [J]. Animal Feed Science and Technology, 153: 263-277.

Zhang H, AO C J, Khas-Erdene, et al, 2015. Effects of different model diets on milk composition and expression of genes related to fatty acid synthesis in the mammary gland of lactating dairy goats [J]. Journal of Dairy Science, 98 (7): 4619-4628.

Zhao F Q, Dixon W T, Kennelly J J, 1996. Localization and gene expression of glucose transporters in bovine mammary gland [J]. Comparative Biochemistry and Physiology Part B Biochemistry and Molecular Biology, 115 (1): 127-134.

Zhao F Q, Glimm D R, Kennelly J J, 1988. Distribution of mammalian facilitative glucose transporter messenger RNA in bovine tissues [J]. International Journal of Biochemistry, 25: 1897-1903.

Zhao F Q, Keating A F, 2007. Invited review: expression and regulation of glucose transporters in bovine mammary gland [J]. Journal of Dairy Science, 90: 76-86.

Zhao F Q, Okine E K, Kennelly J J, 1999. Glucose transporter gene expression in bovine mammary gland [J]. Journal of Animal Science, 77: 2517-2522.

Zhao F Q, Zheng Y C, Wall E H, et al, 2005. Cloning and expression of bovine sodium/glucose cotransporters [J]. Journal of Dairy Science, 88: 182-194.

Zhao M, Bu D, Wang J, et al, 2016. Milk production and composition responds to dietary neutral detergent fiber and starch ratio in dairy cows [J]. Animal Science Journal, 87 (6): 756-766.

Zhou S W, 1999. The interactions between glucose, fat, amino acid and nucleotide metabolism [J]. Animal Biochemistry (3rd ed.). Beijing: China Agriculture Press, 174-177.

Zhu W, Fu Y, Wang B, et al, 2013. Effects of dietary forage sources on rumen microbial protein synthesis and milk performance in early lactating dairy cows [J]. Journal of Dairy Science, 96: 1727-1734.

第四章
代谢异常产物对牛奶品质形成的影响

近年来，随着我国奶业的快速发展，我国奶牛的养殖数量不断增多。但由于牧草资源有限，因此目前我国奶牛饲料结构仍存在粗饲料不足、精饲料比例过高的现象，结果导致一些营养代谢病，如亚急性瘤胃酸中毒、酮病等普遍发生。在正常条件下，瘤胃内主要的代谢产物为挥发性脂肪酸、氨及脂肪的一些中间产物；但在瘤胃代谢异常情况下，瘤胃内一些代谢异常产物如脂多糖（LPS）、多胺、D-乳酸等大幅升高，其中 LPS 可通过受损的瘤胃壁进入血液，引发宿主炎症反应，进而导致宿主出现免疫抑制和生产性能下降（Gozho 等，2005，2006）。因此，阐明瘤胃内 LPS 的生成机制，探寻相关调控措施，对奶牛健康养殖及奶业的可持续发展至关重要。

第一节　代谢异常产物在瘤胃中的产生与迁移机制

长期饲喂高精饲料可降低瘤胃液 pH 和减少瘤胃革兰氏阴性菌数量，导致瘤胃液中代谢异常产物 LPS 和生物胺的生成，同时低 pH 环境损伤瘤胃上皮组织，上皮紧密连接蛋白发生改变，上皮屏障功能受损，导致大量瘤胃 LPS 等代谢异常产物快速迁移进入血液。

一、代谢异常产物在瘤胃中的产生机制

有关日粮中谷物类饲料过多导致瘤胃微生物菌群剧变的现象可追溯到 Hungate（1952）的报道。Hungate 与同事发现，通过瘤胃灌注葡萄糖或用全谷物日粮时，瘤胃微生物区系会发生剧变，具体表现为纤维降解菌数量下降，原虫消失，而革兰氏阳性菌比例会相对升高。后续研究显示，日粮中易发酵碳水化合物过多会导致瘤胃微生物的生长速度加快，形成过多代谢产物，是引发瘤胃微生物区系发生剧变的根本原因（Nock，1997）。而微生物区系发生剧变的后果是瘤胃内 VFA 大量累积，pH 不断降低，随 pH 的持续下降瘤胃中 LPS 浓度持续上升。因此，瘤胃 pH 与 LPS 浓度间存在强相关。Russell 和 Rychlik（2001）认为其原因在于，低 pH 会导致瘤胃中革兰氏阴性菌

大量死亡，死亡细菌的细胞壁中 LPS 会释放入瘤胃液中，进而导致游离 LPS 浓度升高。

尽管目前有关高精饲料日粮条件下因革兰氏阴性菌大量死亡，进而引发 LPS 浓度升高的机制已为众多学者认同，但目前该方面研究结果主要基于体外培养（涉及革兰氏染色）。实际上，瘤胃中大多数微生物是不可培养的，因此这种以可培养手段来论证瘤胃微生物区系的变化存在不足，由此应用分子生物学手段来探讨瘤胃菌群结构与日粮间的关联成为近年来的一个研究热点。Tajima 等（2001）利用 real - time PCR 技术研究了不同精饲料水平下瘤胃微生物区系的变化，结果佐证了 Hungate（1952）的报道。Sun 等（2010）利用变性梯度凝胶电泳（denatured gradient gel electrophoresis，DGGE）技术研究了在精饲料水平递增下山羊瘤胃微生物区系的变化，结果显示，随精饲料水平的递增，瘤胃内优势菌群结构发生变化，牛链球菌成为优势菌。Khafipour 等（2009）利用末端限制性片段长度多态性（terminal - restriction fragment length polymorphism，T - RFLP）技术，分析了以苜蓿颗粒料或高精饲料诱导的瘤胃酸中毒下瘤胃微生物区系结构，发现在瘤胃慢性酸中毒情况下革兰氏阴性杆菌变化最为显著，且随着瘤胃酸中毒程度加深，革兰氏阴性杆菌在总菌中所占的比例逐渐下降，当出现严重慢性酸中毒时，牛链球菌与大肠杆菌成为瘤胃优势菌。

对养殖场的实际调查发现，高精饲料日粮模式下奶牛血液中 LPS 浓度＞1 U/mL 的奶牛百分比达 85%，远高于低精饲料日粮模式。同时，血液中具有较高浓度的甲胺、组胺、酪胺、色胺与腐胺（图 4-1）。

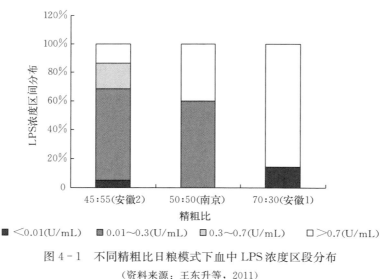

图 4-1 不同精粗比日粮模式下血中 LPS 浓度区段分布

（资料来源：王东升等，2011）

长期给奶牛饲喂高精饲料日粮可以看出，短期饲喂高精饲料日粮可增加乳产量和乳品质，但长期饲喂高精饲料后乳蛋白质（＞21 周）及乳脂肪（＞17 周）均明显降低，同时瘤胃液 pH 出现低于 5.8 的时间段，高精饲料组持续时间超过 3 h，诱发了瘤胃亚急性酸中毒，导致血液中代谢异常产物 LPS 升高 2 倍（图 4-2）。

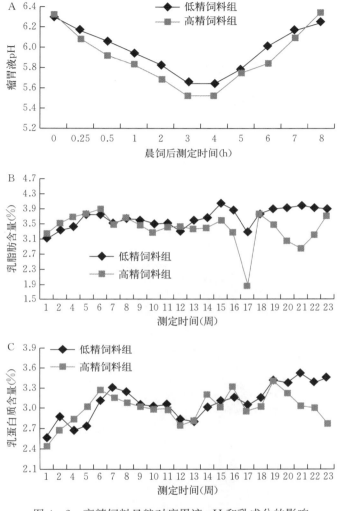

图 4-2 高精饲料日粮对瘤胃液 pH 和乳成分的影响

（资料来源：Dong 等，2013）

为了阐明高精饲料日粮条件下瘤胃 LPS 的产生机制，采用体外厌氧培养技术，以瘤胃液为接种物，分别以全牧草，精粗比为 25：75、50：50、75：25 的日粮为底物，体外研究日粮精粗比对 LPS 等代谢异常产物的影响。结果提示，高比例精饲料日粮可显著提高发酵液中 LPS 及生物胺浓度。进一步通过动物试验发现，高精饲料日粮导致瘤胃发酵异常，瘤胃内 LPS 与生物胺含量增加。LPS 是革兰氏阴性菌细胞壁的重要组成成分，通过高通量测序对影响 LPS 生成的微生物学机制进行研究发现，高精饲料日粮导致瘤胃细菌菌群组成呈现多样性与丰度指数显著下降，瘤胃细菌结构趋于简单，厚壁菌门比例上升，拟杆菌门丰度降低；在属水平上表现为高精饲料日粮导致瘤胃优势菌普雷沃氏菌的比例显著下降，而与淀粉降解相关菌群的比例显著升高（图 4-3）。相关性分析表明，瘤胃内拟杆菌门比例及其数量与瘤胃液中 LPS 水平呈显著负相关。

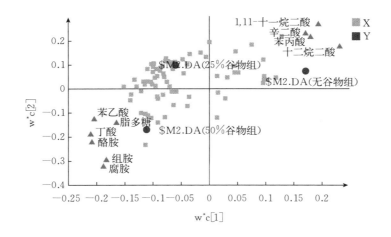

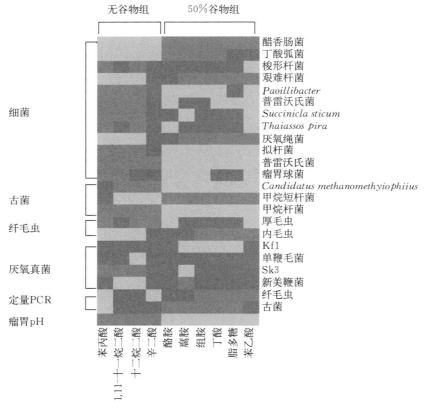

图 4-3 瘤胃主要代谢产物与微生物菌群之间的关系

深色表示丰度高，浅色表示丰度低；图中用拉丁文表示的微生物暂无中文学名。

（资料来源：Mao 等，2013，2016）

上述结果表明，高精饲料日粮下，瘤胃低 pH 和瘤胃革兰氏阴性菌数量与比例降低是导致瘤胃内游离 LPS 浓度较高的根本原因，而低 pH 与较多数量的乳酸菌可能是导致瘤胃液中生物胺浓度较高的主要原因。

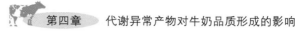

二、代谢异常产物由瘤胃向血液的迁移机制

反刍动物胃肠道上皮细胞是胃肠道黏膜屏障的重要组成部分，胃肠道上皮细胞的破坏是胃肠道发生功能障碍的重要病理基础。与肠道单层上皮细胞结构相比，瘤胃上皮属复层上皮，由黏膜向浆膜面分为 4 层：角质化细胞层、颗粒细胞层、棘状细胞层和基底层。基底层和棘状细胞层的细胞拥有相当数量的线粒体和其他细胞器，在 VFA 代谢及酮体生成中起主要作用，基底层细胞还具有持续分裂能力，参与瘤胃上皮的更新和损伤修复；颗粒细胞层细胞间存在紧密桥粒连接，可防止物质以扩散方式透过瘤胃壁；角质化细胞层细胞高度角化，直接与瘤胃内容物接触，是抵御瘤胃内生理环境的主要屏障；另外，瘤胃表面角质化细胞间的桥粒结构已经退化，单个细胞之间间隙很大，并且这些组织均具有良好的血液供应，使瘤胃上皮具有吸收功能。长期以来，人们推测高精饲料条件下瘤胃内高浓度的 LPS 可通过瘤胃上皮移位进入体循环（Bertok，1998）。近年来一些学者证实，当日粮中含有比例较高的谷物类饲料或口服大剂量的 LPS 时，瘤胃内的 LPS 可移位进入体循环（Emmanuel 等，2007，2008）。目前有关 LPS 移位的机制仍不清楚，但一些研究结果提示，可能的机制有：①高精饲料水平下，瘤胃内高渗透压会导致瘤胃上皮乳头受损（Kleen 等，2003），引发 LPS 移位；②瘤胃 pH 或 LPS 导致细胞功能受损，进而引起 LPS 移位。Cetin 等（2004）的研究显示，在胞外酸中毒情况下，LPS 通过抑制钠质子泵而损伤 pH 调控系统，进而造成胞内酸化，导致细胞功能障碍。Chin 等（2006）体外研究结果表明，LPS 可诱导细胞凋亡，破坏紧密连接蛋白，提高上皮细胞的通透性。Emmanuel 等（2007）体外组织培养表明，在低 pH 及高浓度LPS 下，LPS 可发生移位，但该作者并未探讨 pH 与 LPS 之间是否存在互作关系。

通过光镜观察发现，高精饲料日粮下瘤胃上皮角质层细胞脱落的比例增加。触摸探查显示，高精饲料组瘤胃上皮乳头长度较短、表面不光滑，表明细胞增殖速度减慢、细胞凋亡速度增加，上皮乳头结构改变、吸收面积减小。在饲喂高精饲料日粮动物外周血液中检测到游离 LPS，而在对照组的外周血液中未检测到 LPS，提示高精饲料日粮下消化道内源性 LPS 进入血液。与对照组相比，高精饲料组瘤胃上皮角质层呈明显脱落和损伤，瘤胃上皮乳头长度、角质层厚度都显著增加，而颗粒层厚度显著降低。高精饲料组瘤胃上皮角质层细胞出现明显坏死及脱落，颗粒层及棘状层的细胞间连接明显被破坏，部分个体显示瘤胃微生物进入瘤胃上皮细胞间隙，同时颗粒层、棘状层和基底层细胞出现明显的损伤和坏死现象（图 4 - 4）。因此，长期饲喂高精饲料日粮导致瘤胃内环境发生紊乱，从而影响瘤胃上皮形态结构的完整性，表现为细胞间的连接被破坏，各层细胞坏死。

与对照组相比，高精饲料处理组中瘤胃上皮 *Claudin* - 4、*Occludin* 和 *ZO* - 1 的mRNA 转录水平显著降低，而紧密连接蛋白 *Claudin* - 1 的 mRNA 转录水平显著升高；饲喂高精饲料日粮导致瘤胃上皮 Claudin - 4、Occludin 和 ZO - 1 的蛋白质表达显著降低，而 Claudin - 1 的蛋白质表达水平显著升高。免疫荧光结果表明，在全粗饲料饲喂组，紧密连接蛋白 Claudin - 1、Claudin - 4 和 Occludin 位于瘤胃上皮细胞边缘并呈网格状，而饲喂高精饲料易导致瘤胃上皮紧密连接蛋白大量降解，正常结构被破坏（彩

图 2)。高精饲料组中瘤胃上皮紧密连接蛋白的变化与瘤胃上皮细胞因子 TNF－α 和 IFN－γ 表达的上调密切相关。

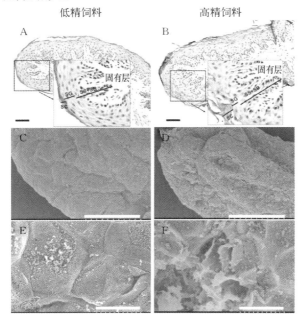

图 4－4　饲喂高精饲料日粮后瘤胃上皮形态变化

注：A 和 B，普通光镜观察；C 和 D，扫描电镜观察（标尺＝5 000 μm）；E 和 F，扫描电镜观察（标尺＝20 μm）；SC，stratum corneum，角质层；SG，stratum granulosum，颗粒层；SS，stratum spinosum，棘状层；SB，stratum basal，基底层。

（资料来源：Liu 等，2013）

上述结果表明，饲喂高精饲料导致瘤胃上皮屏障受损、瘤胃上皮紧密连接蛋白表达及分布发生改变，并且这些变化与瘤胃上皮的局部炎症反应密切相关。

饲喂高精饲料日粮导致瘤胃代谢异常产物 LPS 由消化道转移进入血液，经门静脉进入肝脏。研究发现，LPS 在肝脏中的清除效率高精饲料组显著低于低精饲料组，说明 LPS 在肝脏中蓄积（图 4－5），可能会导致肝细胞损伤（表 4－1）。

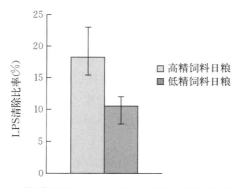

图 4－5　高精饲料日粮对 LPS 在肝脏中清除作用的影响

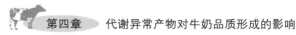

表 4-1 外周血液中肝功能相关生化指标的浓度

项 目	日 粮		SEM	P 值		
	LG	HG		日粮	时间	日粮×时间
谷丙转氨酶（IU/L）						
0	16.96	26.54	3.16	<0.001	0.529	0.031
4 h	16.20	21.20				
8 h	10.66	33.18				
谷草转氨酶（IU/L）						
0	46.92	47.20	5.76	0.231	0.881	0.394
4 h	47.88	50.76				
8 h	45.27	43.25				
碱性磷酸酶（IU/L）						
0	55.40	74.20	6.75	0.002	0.787	0.131
4 h	54.20	82.60				
8 h	45.68	67.23				
植物总蛋白（g/L）						
0	64.36	63.88	10.87	0.343	0.682	0.530
4 h	72.18	79.14				
8 h	58.37	57.76				
白蛋白（g/L）						
0	19.58	21.37	50.42	0.438	0.504	0.477
4 h	25.13	29.14				
8 h	29.67	27.48				
总胆红素（μmol/L）						
0	2.56	3.38	0.86	0.005	0.845	0.278
4 h	2.64	4.79				
8 h	1.68	3.97				

注：LG，低精饲料日粮；HG，高精饲料日粮。

资料来源：Chang 等（2015）。

第二节 代谢异常产物对肝脏的损伤与营养重分配

一、代谢异常产物对肝脏的炎性损伤

在奶牛及肉牛上的研究表明，饲喂高精饲料会伴随非特异性急性期反应蛋白的激活（Ametaj 等，2009；Khafipour 等，2009）。目前认为，急性期反应蛋白的激活原因在于瘤胃内的 LPS 移位进入体循环，通过刺激肝脏淋巴细胞产生肿瘤坏死因子 α（TNF-α）、白细胞介素-1（interleukin-1，IL-1）和 IL-6 等肝促炎细胞因子，进而提高肝脏中急性期反应蛋白，如 LPS 结合蛋白（lipopolysaccharide binding protein，LBP）、血清淀粉样蛋白 A（SAA）和 C 反应蛋白的分泌量（Emmanuel 等，2008）。大鼠模型研究表明，LPS、TNF 和 IL-1 可诱导瘦素（leptin）合成，而大量 leptin 的生成可降低大鼠采食量（Grunfeld 等，1996）。在奶牛上的研究结果也表明，长期体外灌注 LPS 后，奶牛的采食量显著降低（Steiger 等，1999）。一些瘤胃酸中毒模型的研究结果也表明，在瘤胃酸中毒下，反刍动物的采食量会有所下降，但这种下降是否由 LPS 导致目前并不清楚。由此，整合相关领域的研究结果，笔者推测，在高精饲料条件下，内源性 LPS 发生移位进入体循环后，通过激活免疫系统而影响反刍动物采食量，最终影响瘤胃前体物的生成量。

在泌乳期荷斯坦奶牛上的研究发现，乳腺内灌注含 200 μg E. coli LPS 的 10 mL 0.9% NaCl 溶液，活体采样法采集肝脏组织，利用基因芯片技术检测肝脏中基因转录谱变化的结果显示，约 20% 的目标转录物（4 610 个基因）发生改变，归纳为 8 种共表达簇。每一个簇都有一个独特的时间依赖性表达谱，由包含在不同生物过程中的基因组成。其中，肝脏急性期反应信号通路被活化，这种信号通路包括普通的和肝特异性转录因子和促炎细胞因子。这些介质在急性期反应（acute phase response，APR）期间刺激或者抑制编码应急期蛋白、凝集素、补体、趋化因子、细胞黏附分子及主要代谢酶基因的表达。激素、抗炎药和其他下丘脑-垂体-肾上腺轴相关联的介质也似乎参与到 APR。对母羊的研究发现，注射 200 ng/kg 和 400 ng/kg LPS 可显著增加肝脏干扰素 α（interferon α，IFN-α）、单核细胞趋化蛋白-1（monocyte-chemoattractant protein-1，MCP-1）和生长激素（growth hormone，GH）的表达量；而胰岛素样生长因子结合蛋白-3（insulin-like growth factor binding protein-3，IGFBP-3）、天然抵抗力相关巨噬细胞蛋白-1（natural resistance-associated macrophage protein-1，NRAMP-1）和超氧化物歧化酶（superoxide dismutase，SOD）表达量显著下降。以上结果提示，肝脏在机体应激、免疫和调节物质代谢中的重要作用。

在试验性内毒素血症诱导的全身性炎症及免疫反应中，肝脏发挥着十分重要的作用。刘为民等（2004）的研究表明，颈静脉一次性灌注脂多糖 LPS（3 μg/kg）生理盐水溶液 1 h 后，颈静脉、肝静脉和门静脉血 TNF-α 水平迅速上升达到峰值，其中以肝静脉血中 TNF-α 的浓度变化最为显著。肝静脉和门静脉血 IL-6 水平在 0～2 h 范围内呈下降趋势，在 4 h 出现峰值，4 h 后则又呈下降趋势。灌注后 1 h 肝静脉血中 IGF-1 水平呈上升趋势。以上结果表明，肝脏受到 LPS 刺激时，TNF-α、IL-6 和 IGF-1 的产生量均有所增加。

通过试验可显示 LPS 对奶牛肝细胞生长、凋亡影响的时间和剂量效应。以原代培养的奶牛肝细胞为研究对象，通过细胞计数的方法将六孔板里原代培养的活肝细胞数调整为 5×10^5 个/孔，在培养基中添加 LPS，以 PBS 为助溶剂将 LPS 配制成 0、50 ng/mL、75 ng/mL、100 ng/mL、250 ng/mL、500 ng/mL 的溶液，处理肝细胞，作用 24 h，进行 LPS 的剂量依赖性试验，以 100 ng/mL LPS 的剂量进行 LPS 的时间（0、3 h、6 h、9 h、12 h、24 h）依赖性试验。通过显微镜对细胞形态进行观察，从而阐明 LPS 对奶牛

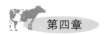

肝细胞生长和凋亡的影响。结果表明，随着 LPS 剂量的增加，肝细胞的形态由不规则的三角形向圆形（发生收缩）转变，并且收缩的细胞数目呈现递增趋势。提示 LPS 对细胞的收缩脱壁有促进作用，可能会导致细胞的最终凋亡；随着 LPS 作用时间的延长，活细胞数也发生相应的变化，即无 LPS 作用的肝细胞没有发生收缩和凋亡现象；LPS 作用 3～9 h，发生收缩的肝细胞呈增加趋势，作用 12～24 h 凋亡细胞数呈上升趋势，形态学上细胞由不规则的三角形逐渐向梭状、长杆形至圆形转变。结果显示，LPS 对肝细胞的凋亡具有促进作用。

二、代谢异常产物导致肝脏营养重分配

体外肝脏细胞试验发现，随着 LPS 剂量的增加，肝细胞的形态由不规则的三角形向圆形（发生收缩）转变，并且收缩的细胞数目呈现递增趋势。提示 LPS 有促进细胞收缩脱壁的作用，可能会导致细胞的最终凋亡；随着 LPS 作用时间的延长，活细胞数也发生相应的变化。LPS 导致脂肪酸合成的 3 个关键酶——乙酰辅酶 A 羧化酶、脂肪酸合成酶和硬脂酰辅酶 A 去饱和酶的 mRNA 表达水平均下降，表明肝细胞合成脂肪酸的能力受到抑制。肉毒碱棕榈酰转移酶 1 的 mRNA 表达水平升高，说明促进长链脂酰辅酶 A 进入线粒体内进行 β 氧化的能力增强。促进脂肪酸 ω 氧化关键酶 CYP4A 的 mRNA 表达水平降低，表明脂肪酸 ω 氧化的能力减弱。在受到 LPS 影响后，肝脏葡萄糖的异生受到抑制，血糖水平下降（图 4-6）。在此条件下，肝细胞合成脂肪的能力减弱，脂肪氧化的能力增强，其中以 β 氧化为主。LPS 使肝细胞发生损伤，脂代谢和合成相关基因转录水平下降，同时降低细胞利用乙酸和 β-羟丁酸的能力。

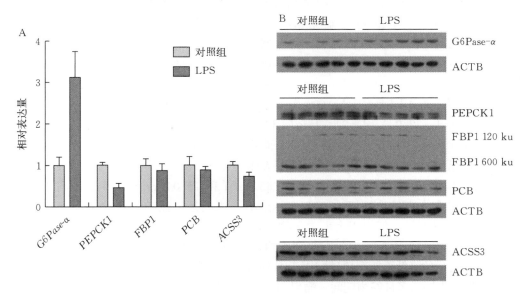

图 4-6　LPS 对肝脏葡萄糖代谢的影响

（资料来源：Wang 等，2015）

因此，LPS进入肝脏后，导致肝细胞减少和肝组织损伤，同时肝细胞脂肪合成和转运相关基因的转录水平下降，利用乙酸和β-羟丁酸合成脂肪的能力也下降，导致肝脏发生营养重分配，影响乳蛋白质和乳脂肪前体物的生成与利用。

第三节　代谢异常产物对机体免疫和乳腺功能代谢的影响

一、代谢异常产物对机体免疫的影响

奶牛因精饲料饲喂量增加而发生亚急性瘤胃酸中毒（SARA）时，瘤胃液中LPS含量升高，血浆中LPS含量也相应升高。细菌内毒素LPS进入血流后可引起奶牛发生免疫变化（Andersen等，1994b）。据Nagaraja等（1978）报道，瘤胃酸中毒时血中中性粒细胞数量增多。瘤胃酸中毒还使血中急性期蛋白（血清淀粉样蛋白A、结合珠蛋白、LPS结合蛋白）含量上升。当阉牛日粮中精饲料含量从0增至76%时，瘤胃内细菌内毒素LPS含量不断增加（Gozho等，2006），血浆中急性期蛋白（血清淀粉样蛋白A和结合珠蛋白）含量也不断增加。内毒素进入体内后使免疫细胞产生许多细胞因子，这些细胞因子包括IL-1、IL-6、TNF-α和INF-γ，它们是使肝中产生急性期蛋白的主要刺激因子（Gabay等，1999）。许多研究（Emmanuel等，2008；Khafipour等，2009b；Zebeli等，2009）进一步表明，奶牛瘤胃LPS增加可引起血中急性期蛋白（血清淀粉样蛋白A、结合珠蛋白、LPS结合蛋白、C反应蛋白）含量上升。

细菌内毒素不但引起机体免疫变化，也引起体内代谢改变。通过增加谷物饲喂量使奶牛诱发SARA时，细菌内毒素LPS进入血液的量增加，血中葡萄糖含量也相应升高（图4-7）。另外，随着奶牛日粮中精饲料比例的增加，血中葡萄糖、非酯化脂肪酸含量都升高（Ametaj等，2009）。血糖和血中脂肪酸含量升高可能会影响奶牛的采食量。事实上，许多研究已观察到SARA发生期间，牛的采食量下降（Olsson等，1998；Brown等，2000；Krajcarski-Hunt等，2002），而且干物质采食量降低是SARA的一种普遍症状（Stock，2000；Garry，2002；Gozho等，2005）。Emmanuel等（2008）给产奶牛饲喂4种不同大麦含量（0、15%、30%和45%）的日粮时，奶牛的采食量分别为32.6 kg/d、32.9 kg/d、27.34 kg/d和25.18 kg/d。可以看出，将日粮中大麦含量从0增加至15%并不影响奶牛的采食量，而将日粮中大麦含量增至30%后奶牛的采食量则显著降低（$P<0.01$）。但给奶牛饲喂大麦含量为15%、30%和45%的日粮时，其干物质采食量（分别为15.25 kg/d、14.68 kg/d和16.04 kg/d）却显著高于（$P<0.01$）没有采食大麦日粮的奶牛（13.33 kg/d）。原因是虽然随着日粮中大麦比例的增加，奶牛采食量下降，但由于大麦中干物质含量较高，因此在Emmanuel等（2008）的研究中，干物质的采食量不但没有受到影响，反而还显著增加。

奶牛采食量的降低不能简单地归因于SARA发生期间血中葡萄糖、非酯化脂肪酸含量的升高。给奶牛饲喂多量谷物期间，瘤胃内会产生大量挥发性脂肪酸（特别是丙酸），丙酸进入血液中或刺激瘤胃受体可使奶牛采食量降低（Emmanuel等，2008）。另外，进入血液中的内毒素使巨噬细胞活化后释放的细胞因子也可使奶牛的采食量降低（Porter等，1998）。

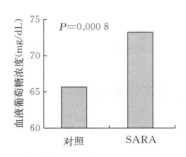

图 4 - 7　奶牛采食对照日粮和亚急性酸中毒（SARA）日粮时的血糖含量

注：SARA 日粮，用小麦＋大麦（50∶50）颗粒料取代精粗比为 50∶50 的对照日粮中干物质的 21％。

（资料来源：Khafipour 等，2009b）

随着奶牛日粮中精饲料比例的增加，血中 β-羟基丁酸、胆固醇和矿物质（钙、铁、锌、铜）的含量也发生变化。Ametaj 等（2008）报道，增加奶牛日粮中大麦比例（大麦含量分别为 0、15％、30％和 45％），使血浆中 β-羟基丁酸、胆固醇含量下降。Zebeli 等（2010）给奶牛饲喂大麦含量分别为 0、15％、30％和 45％的日粮时，血浆中钙、铁和锌的含量呈二次曲线变化。采食大麦含量为 15％的日粮的奶牛，其血浆中钙、铁和锌的含量最高；采食大麦含量为 45％的日粮的奶牛，其血浆中铁、锌的含量降至最低。在 Zebeli 等（2010）的研究中，血浆中铜含量不受日粮精饲料比例的影响。

LPS 是革兰氏阴性菌胞壁外层的组成成分，被认为是革兰氏阴性菌刺激机体免疫系统最强的物质，主要通过 Toll 样受体 4（Toll - like receptor 4，TLR4）途径进行信号转导（Palsson - McDermott 等，2004），从而诱导炎症前细胞因子、趋化因子、生长因子和其他多种因子（如 IL、TNF 等）的合成和释放。LPS 可刺激几乎所有的真核细胞发生形态、代谢和基因表达的变化，引起宿主细胞因子失控性表达，介导感染、败血性休克和代谢紊乱。因此，LPS 的信号转导机制成为科学家们研究的热点领域，并已取得了实质性的进展。

在哺乳动物的 Toll 样受体研究中，TLR4 是第一个被发现的，属于 I 类跨膜蛋白质，广泛分布于血管内皮细胞、单核细胞、中性粒细胞、肝细胞和小肠上皮细胞等（Miyaso 等，2005）。目前研究表明，LPS 是 TLR4 的最主要配体。TLR4 是细胞识别 LPS 的重要分子，细胞是否对 LPS 的刺激发生反应与该细胞上是否表达 TLR4 有密切关系，因此 TLR4 被认为是 LPS 信号转导途径中的关键分子。

NF - κB 信号转导通路是 LPS 所介导的信号转导通路中最重要的下游通路（Daubeuf 等，2007）。LPS 进入血液后先与血浆中游离的脂多糖结合蛋白（LBP）结合，然后再由 LBP 将 LPS 转移到细胞膜表面的 CD14 上，形成 LPS - LBP - CD14 三体复合物，在分泌蛋白髓样细胞分化蛋白 2 的作用下与 TLR4 结合，主要通过髓性分化因子 88（myeloid differentiation factor 88，MyD88）依赖的信号通路最终增强激活 NF - κB 抑制物的激酶（inhibitor of NF - κB kinases，IKKs），活化的 IKKs 使得 NF - κB 复合物中的抑制成分 IκB 磷酸化而脱颗粒。IκB 是 NF - κB 的特异性抑制因子，在静息状态下与 NF-κB 结合使 NF-κB 处于非活化状态，磷酸化的 IκB 即与 NF-κB 分离，导致 NF-κB 的持续活化。活化的 NF-κB 迁移至核内，在核内 NF-κB 和转录因子可诱导众多炎症相关的特异基因（如 $TNF-\alpha$、$IL-1\beta$、$IL-6$、$IL-12$ 等）的表达。

二、代谢异常产物对机体代谢的影响

奶牛饲喂高精饲料日粮后，乳腺动脉 LPS 浓度显著升高（$P<0.05$），表明 LPS 可迁移进入乳腺。连续（非急性）灌注生理浓度的 LPS，泌乳奶牛体温升高，采食量和产奶量降低，牛奶品质下降，乳脂肪和乳蛋白质的化学组成发生改变。灌注 LPS 后，奶牛颈静脉和乳腺静脉血浆中 LPS 含量升高，牛奶中 LPS 含量也升高。与此同时，血液中炎性细胞因子（白细胞介素 1β）和血浆中急性期蛋白（C 反应蛋白、结合珠蛋白、LPS 结合蛋白、血清淀粉样蛋白）含量增加。LPS 同时引起机体代谢改变，血中葡萄糖和非酯化脂肪酸浓度增加，进一步影响奶牛采食量。这表明，LPS 可能通过改变奶牛机体免疫功能，使奶牛处于慢性炎症反应状态，影响机体健康，进而削弱乳成分的合成能力（图 4-8）。

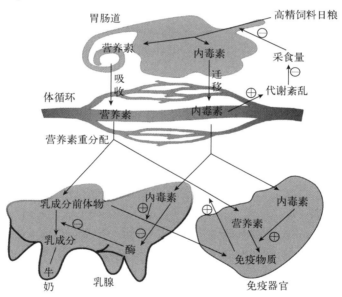

图 4-8 LPS 对乳腺乳脂肪和乳蛋白质合成及免疫状态的影响

注：⊕表示促进作用；⊖表示抑制作用。

（资料来源：Dong 等，2011）

采用 LPS 灌注法研究代谢异常产物代表物 LPS 对奶牛乳成分前体物生成与吸收的影响结果表明，灌注 LPS 显著提高了奶牛血液中尿素氮和三酰甘油的含量，显著降低了白蛋白、球蛋白、总蛋白、总胆固醇、高密度脂蛋白和低密度脂蛋白的含量。灌注 LPS 显著降低了奶牛血液中天冬氨酸、苏氨酸、丝氨酸、甘氨酸、瓜氨酸、α-氨基正丁酸、异亮氨酸、精氨酸和脯氨酸的含量。颈静脉灌注 LPS 显著降低了奶牛血液中乳前体物包括蛋白质、脂质和部分氨基酸的含量，说明 LPS 可影响奶前体物的生成及血

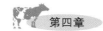

液中乳前体物的浓度。为了揭示 LPS 影响乳腺组织营养素代谢的表观遗传学机理，通过高精饲料日粮诱导奶牛血浆 LPS 升高后，研究乳腺组织乳成分合成相关基因甲基化变化，结果发现 LPS 导致组蛋白 H3 乙酰化减少，硬脂酰辅酶 A 去饱和酶基因甲基化增强，编码转录 5A 信号传感器基因的甲基化减弱，表明 LPS 可能改变乳脂肪和乳蛋白质合成相关基因的甲基化（图 4-9）。

因此，LPS 可诱导奶牛改变免疫功能，使机体处于慢性炎症状态，削弱乳蛋白质和乳脂肪前体物利用能力；同时，LPS 通过改变乳腺中乳成分合成相关基因的甲基化程度，降低基因表达，导致乳腺合成乳蛋白质和乳脂肪的能力下降。

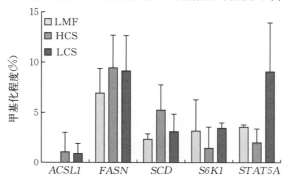

图 4-9　高精饲料日粮诱导 LPS 升高后，乳腺组织基因甲基化变化

注：LMF，低精饲料苜蓿日粮；HCS，高精饲料秸秆日粮；LCS，低精饲料秸秆日粮。

（资料来源：Dong 等，2014）

参考文献

刘为民，武枫林，毛鑫智，等，2004. 脂多糖诱导山羊肝脏 TNF-α 分泌特点的研究 [J]. 中国病理杂志，9：170-173.

王东升，霍文婕，朱伟云，等，2011. 反相高效液相色谱法测定瘤胃液中的生物胺 [J]. 动物营养学报，23（12）：2165-2169.

Abad B, Mesonero J E, Salvador M T, et al, 2001. The administration of lipopolysaccharide *in vivo* induces alteration in L-leucine intestinal absorption [J]. Life Science, 70：615-628.

Abad B, Mesonero J E, Salvador M T, et al, 2002. Cellular mechanism underlying LPS-induced inhibition of *in vitro* L-leucine transport across rabbit jejunum [J]. Journal of Endotoxin Research, 8：127-133.

Aiumlamai S, Fredriksson G, Kindhal H, et al, 1992. A possible role of endotoxins in spontaneous paretic cows around parturition [J]. Journal of Veterinary Medicine Series A, 39：57-68.

Ametaj B N, Emmanuel D G V, Zebeli Q, et al, 2009. Feeding high proportions of barley grain in a total mixed ration perturbs diurnal patterns of plasma metabolites in lactating dairy cows [J]. Journal of Dairy Science, 92：1084-1091.

Andersen P H, Hesselholt M, Jarlov N, 1994. Endotoxin and arachidonic acid metabolites in portal, hepatic and arterial blood of cattle with acute ruminal acidosis [J]. Acta Veterinaria Scandinavica, 35：223-234.

Bertok L，1998. Effect of bile acids on endotoxin *in vitro* and *in vivo*（physico‐chemical defense）: Bile deficiency and endotoxin translocation [J]. Annals of the New York Academy of Science, 851: 408-410.

Brown M S，Krehbiel C R，Galyean M L，et al，2000. Evaluation of models of acute and subacute acidosis on dry matter intake, ruminal fermentation, blood chemistry, and endocrine profiles of beef steers [J]. Journal of Animal Science, 78: 3155-3168.

Cetin S，Dunklebarger J，Li J，et al，2004. Endotoxin differentially modulates the basolateral and apical sodium/proton exchangers（NHE）in enterocytes [J]. Surgery, 136: 375-383.

Chin A C，Flynn A N，Fedwick J P，et al，2006. Therole of caspase‐3 in lipopolysaccharide‐mediated disruption ofintestinal epithelial tight junctions [J]. Canadian Journal of Physiology Pharmacology, 84: 1043-1050.

Dong G，Qiu M，Ao C，et al，2014. Feeding a high‐concentrate corn straw diet induced epigenetic alterations in the mammary tissue of dairy cows [J]. PloS ONE, 9（9）: e107659.

Dong G Z，Liu S M，Wu Y X，et al，2011. Diet‐induced bacterial immunogens in the gastrointestinal tract of dairy cows: impacts on immunity and metabolism [J]. Acta Veterinaria Scandinavica, 53: 48.

Dong H，Wang S，Jia Y，et al，2013. Long‐term effects of subacute ruminal acidosis（SARA）on milk quality and hepatic gene expression in lactating goats fed a high‐concentrate diet [J]. PloS ONE, 8（12）: e82850.

Khafipour E，Li S C，Plaizier J C，et al，2009. Rumen microbiome composition determined using two nutritional models of subacute ruminal acidosis [J]. Applied Environmental Microbiology, 75: 7115-7124.

Emmanuel D G V，Dunn S M，Ametaj B N，et al，2008. Feeding high proportions of barley grain stimulates an inflammatory response in dairy cows [J]. Journal of Dairy Science, 91: 606-614.

Emmanuel D G V，Madsen K L，Churchill T A，et al，2007. Acidosis and lipopolysaccharide from *Escherichia coli* B: 055 cause hyperpermeability of rumen and colon tissues [J]. Journal of Dairy Science, 90: 5552-5557.

Gabay C，Kushner I，1999. Acute‐phase proteins and other systemic responses to inflammation [J]. New England Journal of Medicine, 340: 448-454.

García‐Herrera J，Abad B，Rodríguez‐Yoldi M J，2003. Effect of lipopolysaccharide on D‐fructose transport across rabbit jejunum [J]. Inflammation Research, 52: 177-184.

Garry F B，2002. Indigestion in ruminants [M]. 3th ed. Smith B P. Large animal internal medicine. Mosby, St. Louis and Baltimore.

Gozho G N，Krause D O，Plaizier J C，2006. Rumen lipopolysaccharide and inflammation during grain adaptation and subacute ruminal acidosis in steers [J]. Journal of Dairy Science, 89: 4404-4413.

Gozho G N，Plaizier J C，Krause D O，et al，2005. Subacute ruminal acidosis induces ruminal lipopolysac‐charide release and triggers an inflammatory response [J]. Journal of Dairy Science, 88: 1399-1403.

Grunfeld C，Zhao C，Fuller J，et al，1996. Endotoxin and cytokines induce expression of leptin, the ob gene product, in hamsters [J]. Journal of Clinical Investigation, 97: 2152-2157.

Hungate R E，Dougherty R W，Bryant M P，et al，1952. Microbiological and physiological changes associated with acute indigestion in sheep [J]. The Cornell Veterinarian，42（4）：423 – 449.

Khafipour E，Krause D O，Plaizier J C，2009. A grain – based subacute ruminal acidosis challenge causes translocation of lipopolysaccharide and triggers inflammation [J]. Journal of Dairy Science，92：1060 – 1070.

Khafipour E，Li S，Krause D O，et al，2009. Rumen microbiome composition determined using two nutritional models of subacute rumen acidosis [J]. Applied and Environmental Microbiology，75：7115 – 7124.

Kleen J L，Hooijer G A，Rehage J，et al，2003. Subacute ruminal acidosis（SARA）：a review [J]. Journal of Veterinary Medicine Series A，50：406 – 414.

Krajcarski – Hunt H，Plaizir J C，Walton J P，et al，2002. Effect of subacute ruminal acidosis on in situ fiber digestion in lactating dairy cows [J]. Journal of Dairy Science，85：570 – 573.

Liu J H，Xu T，Liu Y，et al，2013. A high – grain diet causes massive disruption of ruminal epithelial tight junctions in goats [J]. Integrative and Comparative Physiology，305：232 – 241.

Mandali S L，Stoecker B J，Maxwell C V，et al，2002. Endotoxin decreases $^{51}CrCl_3$ Uptake in early weaned pigs [J]. Biological Trace Element Research，88：145 – 152.

Mao S Y，Huo W J，Zhu W Y，2016. Microbiome – metabolome analysis reveals unhealthy alterations in the composition and metabolism of ruminal microbiota with increasing dietary grain in a goat model [J]. Environmental Microbiology，18（2）：525 – 541.

Mao S Y，Zhang R Y，Wang D S，et al，2013. Impact of subacute ruminal acidosis（SARA）adaptation on rumen microbiota in dairy cattle using pyrosequencing [J]. Anaerobe，24：12 – 19.

Marca M C，Gomez – Quintero A，Viñuales C，et al，2009. Changes in plasma hormone levels following lipopolysaccharide injection in rabbits [J]. Veterinary Journal，180：213 – 220.

Nagaraja T G，Bartley E E，Fina L R，et al，1978. Relationship of rumen gram – negative bacteria and free endotoxin to lactic acidosis in cattle [J]. Journal of Animal Science，47：1329 – 1336.

Nocek J K，1997. Bovine acidosis：implications for laminitis [J]. Journal of Dairy Science，80（5）：1005 – 1028.

Olsson G C，Bergsten C，Wiktorsson H，1998. The influence of diet before and after calving on the food intake，production and health of primiparous cows，with special reference to sole haemorrhages [J]. Journal of Animal Science，66：75 – 86.

Porter M H，Arnold M，Langhans W，1998. TNF – α tolerance blocks LPS – induced hypophagia but LPS tolerance fails to prevent TNF – α – induced hypophagia [J]. The American Journal of Physiology，274：741 – 745.

Russell J B，Rychlik J L，2001. Factors that alter rumen microbial ecology [J]. Science，292（5519）：1119 – 1122.

Steiger M，Senn M，Altreuther G，et al，1999. Effect of a prolonged low – dose lipopolysaccharide infusion on feed intake and metabolism in heifers [J]. Journal of Animal Science，77（9）：2523 – 2532.

Stock R，2000. Acidosis in cattle：an overview [M]. Proceedings of the 33rd Annual Convention of the American Association of Bovine Practitioners. Rapid City，USA.

Sun Y Z，Mao S Y，Zhu W Y，2010. Rumen chemical and bacterial changes during stepwise adaptation to a high – concentrate diet in goats [J]. Animal，4（2）：210 – 217.

Tajima K，Arai S，Ogata K，et al，2001. Rumen bacterial community transition during adaption to high‐grain diet [J]. Anaerobe，6，273‐284.

Zebeli Q，Ametaj B N，2009. Relationships between rumen lipopolysaccharide and mediators of inflammatory response with milk fat production and efficiency in dairy cows [J]. Journal of Dairy Science，92：3800‐3809.

Zebeli Q，Dunn S M，Ametaj B N，2010. Strong associations among rumen endotoxin and acute phase proteins with plasma minerals in lactating cows fed graded amounts of concentrate [J]. Journal of Animal Science，88：1545‐1553.

第五章
两个基因组对牛奶品质
形成的调控机制

乳脂肪和乳蛋白质的合成主要由两个基因组控制，即奶牛机体基因组（第一）和瘤胃微生物群落基因组（第二），而揭示它们之间形成复杂的网络联系、信号转导通路，以及对机体内外环境（包括营养内分泌和乳腺发育等）变化产生的反应，对于揭示牛奶品质形成机理及调控机制具有重要意义。"健康瘤胃，健康奶牛"，优化和促进瘤胃功能不仅是奶牛营养学的基本问题，也与牛奶品质密切相关。深入研究瘤胃微生物对碳水化合物和蛋白质的代谢机制，可以有目的地调控瘤胃微生物发酵，促进乳成分前体物的生成。

第一节　第一基因组中参与乳成分合成的功能基因（组）

激素在乳脂肪和乳蛋白质的合成过程中（包括血液激素水平、代谢终点和牛奶）具有重要的调控作用，乳腺养分代谢的细胞过程受类固醇和肽激素的控制。

乳蛋白质编码基因的转录和翻译受到多种类固醇类和多肽类激素的交叉调控，胰岛素、催乳素和糖皮质激素等能启动牛奶蛋白编码基因的转录，而黄体酮则在奶牛妊娠早期具有抑制这些基因转录的活性。乳蛋白质 mRNA 的翻译也依赖于激素的调控。在乳腺上皮细胞中，乳蛋白质 mRNA 的翻译由氨基酸（作为信号分子）或胰岛素和催乳素信号转导使翻译因子 4E－BP1 磷酸化而启动，而后者依赖于 mRNA 中的细胞质多聚腺苷酸元件及其结合蛋白的磷酸化。

随着基因组学、蛋白质组学、基因芯片、实时定量 PCR 和基因表达序列分析等技术的不断发展，深入奶牛机体"黑箱"系统，应用基因组学方法结合血液代谢产物、激素和牛奶成分分析，探索奶牛将摄入的营养转化成乳脂肪和乳蛋白质的代谢过程，确定在牛奶脂肪和蛋白质合成过程中营养对关键基因的调控作用，找出调控牛奶品质的关键位点或环节，能为提高牛奶品质提供新的思路。

通过研究，在奶牛第一基因组（乳腺基因组）中筛选获得了 19 个参与乳脂肪和乳蛋白质合成的主要功能基因，并经基因超表达和基因沉默验证了主要功能基因在乳成分合成中的作用，以此构建了乳腺主要功能基因调控乳脂肪和乳蛋白质的信号通路。另外，研究发现，miRNAs 对细胞增殖和功能基因具有表观遗传机制，是新发现的调节乳成分合成的因子。

一、参与乳成分合成功能基因的筛选与验证

选取泌乳期高乳品质、低乳品质和干乳期奶牛的乳腺组织，通过基因表达谱和蛋白质组学技术筛选确定第一基因组（乳腺）中 18 个参与乳脂肪和乳蛋白质合成的主要功能基因，包括 *PTEN*、*14 - 3 - 3γ*、*MAPK*、*Spot14*、*SOCS3*、*FABP3*、*GSK3β*、*SREBP*、*GRK2*、*AKT1*、*STAT5a*、*PPARγ*、*GlyRS*、*LeuRS*、*miR - 29s*、*miR - 486*、*miR - 152* 和 *miR - 15a*，均已通过基因超表达、基因沉寂、生物信息学方法进行了基因功能研究和结构分析，鉴定了其对乳脂肪、乳蛋白质合成代谢的上调和下调作用，以及对乳腺上皮细胞增殖作用和对泌乳信号转导途径的影响，揭示了其泌乳调节功能和作用机理。通过 qRT - PCR方法研究发现，乳脂肪合成调节基因 *ACC*、*SCD*、*PPARγ*、*Spot14* 在混合粗饲料组奶牛乳腺中的表达显著高于秸秆组（CS）奶牛，*Lipin 1*在混合粗饲料组奶牛中的表达显著低于秸秆组（CS）奶牛；乳蛋白质合成调节基因 *eEF1Bα*、*AKT1*、*mTOR*、*GSK3β*、*AMPK*、*Cyclin D1*、*GRK2*、*PRLR*、*14 - 3 - 3γ*、*GLUT1*、*PR* 在混合粗饲料组（FM）奶牛乳腺中的表达显著高于秸秆组奶牛（图 5 - 1）。

对选择的 18 个泌乳相关主要功能基因，通过基因过表达、基因沉默和生物信息学方法对基因结构和功能进行了系统研究，确定 *14 - 3 - 3γ*、*MAPK*、*SPOT14*、*FABP3*、*SREBP*、*AKT1*、*STAT5a*、*PPARγ*、*GlyRS*、*LeuRS*、*miR - 29s*、*miR - 486*、*miR - 152* 为乳脂肪和乳蛋白质合成、乳腺上皮细胞增殖和信号转导相关重要正向调控功能基因；确定 *PTEN*、*SOCS3*、*GSK3β*、*GRK2*、*miR - 15a* 为乳脂肪和乳蛋白质合成、乳腺上皮细胞增殖和信号转导相关重要负向调控功能基因。

通过试验阐明了乳蛋白质合成调控关键功能基因的作用机理，构建了相关信号转导网络。营养素、激素或生物功能物质作为信号物质与奶牛乳腺上皮细胞的胞膜或胞内受体结合，通过受体激活 mTOR、STAT5 等信号转导系统，在信号转导中被激活的转录因子通过入核，上调或者下调乳蛋白质的合成，从而影响奶牛的泌乳功能（图 5 - 2）。

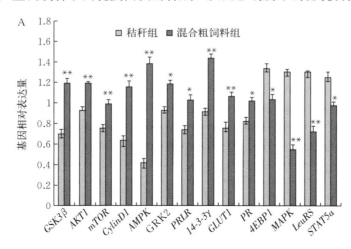

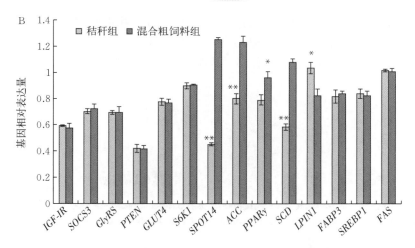

图 5-1　泌乳相关功能基因在不同日粮奶牛乳腺中的表达

注：* P＜0.05，** P＜0.01。

（资料来源：张娜等，2014）

乳蛋白质合成途径

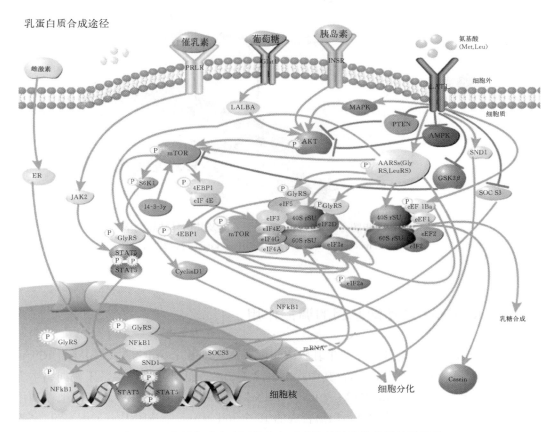

图 5-2　乳蛋白质合成调控的主要功能基因及其信号转导网络

（资料来源：Li 等，2012，2015；Liu 等，2012；Lu 等，2012；Huang 等，2013；Wang 等，2014；Yu 等，2014；Zang 等，2014；Bian 等，2015）

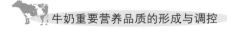

通过试验阐明了乳脂肪合成调控的主要功能基因的作用机理，构建了相关信号转导网络。营养素、激素等激活 mTOR、STAT 5 等信号分子，进一步激活转录因子（SREBP 等），上调或者下调乳脂肪的合成和分泌，从而影响奶牛的泌乳功能（图 5-3）。

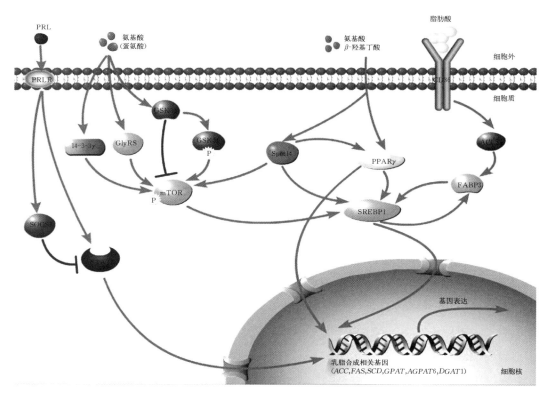

图 5-3 乳脂肪合成调控的主要功能基因及其信号转导网络

（资料来源：Liu 等，2012；Huang 等，2013；Li 等，2014；Liang 等，2014；Yu 等，2014；Wang 等，2014；Zang 等，2014；Bian 等，2015；Cui 等，2015）

二、miRNAs 对功能基因的调控作用

利用非编码 RNA 芯片，在奶牛乳腺组织中分离到 666 个 snRNA、150 个 scRNA、826 个 snoRNA、953 个 miRNA，其中在高乳品质奶牛、低乳品质奶牛、干奶期奶牛乳腺组织中差异表达 84 个 miRNA、292 个 piRNA、145 个 siRNA。在此基础上，利用 qRT-PCR 鉴定参与乳脂肪和乳蛋白质合成的 15 个 miRNAs，筛选了 Bta-miR-29s 家族（-20a、-20b、-20c）、Bta-miR-486、Bta-miR-152 和 Bta-miR-15a 进行进一步功能试验。

在高乳品质奶牛乳腺组织中上调的 miRNAs 中，Bta-miR-29s 家族（-29a、

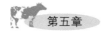

-29b、-29c)与在 DNA 甲基化中起关键作用的 DNA 甲基化酶 *DNMT3A* 和 *DN-MT3B* 的 3′UTR 有互补序列，并且 *DNMT3A* 和 *DNMT3B* 在高乳品质中的表达下调。在奶牛乳腺细胞和组织中，Bta-miR-29s 的表达与 *DNMT3A* 和 *DNMT3B* 呈现负相关，*DNMT3A* 和 *DNMT3B* 是 Bta-miR-29s 的靶基因。Bta-miR-29s 家族通过抑制 DNA 甲基化酶降低泌乳相关重要功能基因的甲基化水平，促进泌乳相关重要调控因子 mTOR、SREBP-1 等的开放表达，利用表观遗传机制上调奶牛乳腺上皮细胞泌乳功能（图 5-4）。

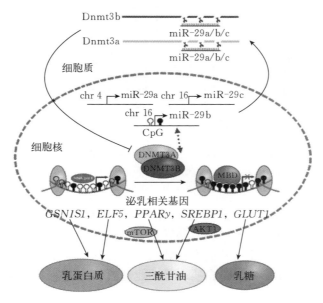

图 5-4　miR-29s 对奶牛乳腺上皮细胞泌乳功能的调节与 DNA 甲基化密切相关
（资料来源：Bian 等，2015）

miR-486 在高乳品质奶牛乳腺中的表达量较高，在低乳品质奶牛及干奶期奶牛乳腺中的表达量相似。构建 *PTEN* 3′UTR 序列载体，证实 miR-486 作用于 *PTEN*。奶牛乳腺上皮细胞转染 miR-486 后，PTEN 蛋白的表达量降低，细胞内其下游与泌乳相关信号分子 AKT、mTOR 及 β-酪蛋白的表达量升高。转染 miR-486 反义核酸后研究结果相反。推测 miR-486 通过调控 *PTEN* 基因的表达，进而调控与乳腺发育及泌乳密切相关的重要基因的表达。miR-486 的表达可以调控 PTEN 在奶牛乳腺上皮细胞中的位置，促进奶牛乳腺细胞的活性及提高其增殖能力。奶牛乳腺上皮细胞过表达 miR-486 后，乳脂肪、乳蛋白质、乳糖合成量均升高；而抑制 miR-486 后结果相反，证实 miR-486 对乳成分合成具有调节作用。

与低乳品质和干乳期奶牛乳腺组织相比，高乳品质奶牛乳腺组织中 miR-152 的表达量最高（$P < 0.05$），推测它可能在奶牛乳腺泌乳和发育过程中发挥重要作用。采用双荧光素酶报告基因检测发现，*Dnmt1* 是 miR-152 的靶基因，miR-152 能与 *Dnmt1* mRNA 的 3′UTR 区域互补结合，抑制 *Dnmt1* 的表达，从而降低乳腺上皮细胞基因组 DNA 的甲基化水平和甲基转移酶活力。过表达 miR-152，奶牛乳腺上皮细胞内 *STAT5*、*ELF5*、*AKT1*、*mTOR*、*S6K1*、*SREBP1*、*PPARγ*、*GLUT1*、*CyclinD1* 的

表达量均上升，4EBP1 的表达量下降；抑制内源性 miR‑152 表达时结果相反。推测 miR‑152 通过调节 *Dnmt1* 的表达，进而调节上述与乳蛋白质、乳脂肪和乳糖分泌相关的泌乳信号通路分子。上述结果证实，miR‑152 可提高细胞活力及促进细胞增殖，同时促进奶牛乳腺上皮细胞 β‑酪蛋白、三酰甘油和乳糖的合成与分泌（图 5‑5）。

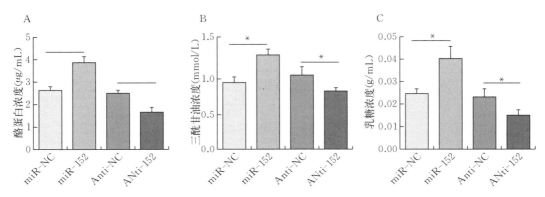

图 5‑5　miR‑152 对奶牛泌乳功能的影响

注：$^*P<0.05$。

（资料来源：Wang 等，2014）

因此，乳脂肪和乳蛋白质合成相关 miRNAs 主要对泌乳表观遗传因素（饲料、环境等）做出响应，在翻译水平通过调节泌乳激素受体和泌乳相关重要功能基因的表达，促进或抑制奶牛乳腺上皮细胞增殖能力和乳脂肪、乳蛋白质合成，从而实现对奶牛乳腺上皮细胞增殖能力和乳脂肪、乳蛋白质合成功能基因的表观遗传调节，影响奶牛乳腺上皮细胞的泌乳功能。

第二节　第二基因组中参与乳成分生成的功能基因（组）

瘤胃微生物是一个复杂的生态体系，是反刍动物必不可少而独特的组成部分，是迄今为止已知的、降解转化植物纤维素类物质效率最高的天然体系，它依赖瘤胃微生物群体的协同作用，将天然纤维类物质快速降解转化成一系列动物营养和能源物质。传统瘤胃微生物研究是通过纯培养获得菌株后，才能对其特性进行描述。然而，约有 80% 的细菌无法培养。随着试验生物学和生物信息学的发展，越来越多的研究者将动物视为由宿主和相关微生物共同组成的"超生物"，从宿主自身基因组和瘤胃微生物组结合体的角度进行研究，利用微生物分子生态学和基因组学阐明瘤胃微生物群落的结构和功能。对瘤胃微生物群体在参与乳成分合成、氮素和脂类代谢中的作用及其相互作用方面的研究也逐渐深入。

瘤胃主要发酵产物挥发性脂肪酸（VFA）和微生物蛋白质为乳脂肪和乳蛋白质的合成提供了重要的前体物质。只有奶牛饲料中蛋白质和碳水化合物保持一定的比例时才能保证二者在瘤胃具有相对同步的释放速率，进而优化瘤胃微生物的生产，合成更多优质的微生物蛋白质。若饲料中提供的氮源和碳源不匹配，不仅不利于瘤胃微生物蛋白质

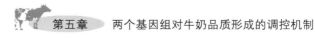

的合成，影响乳蛋白质的合成，而且过量的氮源会在瘤胃中生成氨，导致蛋白质原料浪费；若给奶牛过量饲喂碳水化合物，则会使瘤胃中挥发性脂肪酸含量增加，导致瘤胃pH 降低。当瘤胃 pH 长时间低于 5.8 时，就会发生亚急性瘤胃酸中毒，进而导致一系列代谢疾病，也影响牛奶成分。

从奶牛第二基因组（瘤胃微生物组）中成功筛选了 10 个二肽基肽酶基因发现，肽酶基因多样性高，并且均来自于未培养的微生物，表明其在瘤胃微生物蛋白质合成中的重要作用。同时，筛选获得了瘤胃微生物乙酸和丁酸合成的关键酶基因，并建立了乙酸和丁酸的代谢通路。

一、瘤胃微生物蛋白质生成相关功能基因的筛选与验证

为了从第二基因组（瘤胃微生物组）中筛选参与乳成分生成的功能基因，首先成功构建了瘤胃微生物元基因组文库，库容达 1 050 Mb。对瘤胃微生物元基因组文库进行筛选，获得了 10 个含二肽基肽酶基因的克隆，经功能验证发现均具有将多肽分解成氨基酸的功能。将筛选到的含肽酶基因的克隆子质粒进行混合，通过 Illumina Highseq 2000 基因测序仪进行高通量测序，获得了 3.9 Mb 的基因数据，经基因注释发现含有 3 591 个基因；通过与蛋白质直系同源簇数据库进行比对发现，其中参与氨基酸转运和代谢的基因所占比例最大（3%）。同时，发现了大量参与蛋白质降解和微生物蛋白质合成的基因，包括肽酶基因、脱氢酶基因、转氨酶基因、合成酶基因。通过体外厌氧培养和克隆测序发现，氮源底物对肽酶基因群落存在显著性差异，添加莫能菌素后肽酶基因丰富度和多样性较高，并且发现的肽酶基因与已知菌肽酶基因相似度较低，表明大部分都是新型肽酶基因。利用原核表达系统，对分布集中的肽酶基因进行体外表达，最终获得了具有酶活力的二肽基肽酶（表 5-1）。肽酶基因在瘤胃微生物酶中的多样性，体现了其在乳蛋白质前体物微生物蛋白质合成中的重要作用。

表 5-1 第二基因组中筛选获得的肽酶

酶种类	同源性最高的细菌
肽酶 M16、M24B、M15、M20、M22、M23B、M24、S46、S9、M18、M23、S8A 家族	口颊普雷沃菌 ATCC 35310 *Marivirga tractuosa* DSM 4126 *Thermincola potens* JR 反硝化舍瓦内拉菌 OS 217 恶臭假单胞菌 S 16 *Prevotella copri* DSM 18205
金属肽酶	拟杆菌 D 22
寡肽酶	栖瘤胃普雷沃氏菌 23
组氨酸二肽酶	内脏臭气杆菌 DSM 20712
二肽基二肽酶	哈氏嗜纤维菌 ATCC 33406 栖瘤胃普雷沃氏菌 23
半胱氨酸肽酶	颊普雷沃氏菌 D 17

（续）

酶种类	同源性最高的细菌
氨肽酶	*Belliella baltica* DSM 15883
羧肽酶	拟杆菌 1 _ 1 _ 14

注：图中用拉丁文表示的细菌暂无中文学名。
资料来源：赵静雯（2013）。

二、瘤胃乙酸和丁酸生成相关功能基因的筛选与验证

在前期完成的瘤胃元基因组文库高通量测序的基础上，对瘤胃元基因组克隆文库进行高通量测序，通过生物信息学分析从中获得瘤胃细菌中的 12 个乙酸、丁酸合成关键酶基因和 1 个丁酸合成新基因簇及其序列（图 5-6）。

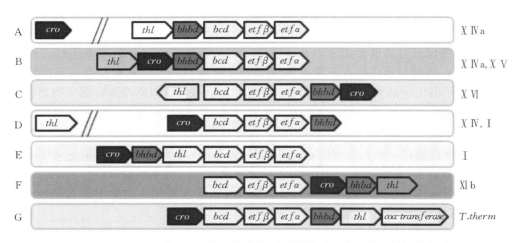

图 5-6　丁酸合成中心途径关键酶基因不同排列方式及所在的细菌类群
（资料来源：Dai 等，2015）

对 2 种日粮模式下 4 头奶牛 6 个瘤胃样品的元转录组高通量测序，获得了 342 万条高质量序列（约 1.48 亿碱基对，平均长度 420 bp；其中，非核糖体 RNA 序列 255 万条，占 78.15%）。对元转录组表达谱的分析表明，不同日粮条件下功能基因表达的丰度及其相应的微生物物种差别不明显。可见，尽管微生物物种本身会对日粮具有明显的响应，但所涉及的功能基因则相对稳定。从非核糖体 RNA 序列中筛选获得 10 917 条乙酸、丁酸合成相关的基因序列，它们分别为 6 条途径的 9 个酶基因。从代谢途径上看，PTA-ACK 是瘤胃乙酸生成的主要途径，其微生物多样性最高，而利用 ACS（ADP）途径和 ACH 途径合成乙酸的微生物相对单一；元转录组的结果显示，以 CO_2 为底物合成乙酸的 FTHFS 途径确实在瘤胃中存在，参与该途径的微生物大部分为未知属种；丁酸合成的 2 种途径（PTB-BK 途径及 BCACT/BCAACT 途径）在瘤胃中的表达水平相当，前者主要是丁酸弧菌、梭菌、普氏菌、拟杆菌和 *Alloprevotella*，后者以 *Flavonifractor* 和 *Eubacterium infirmun* 为主（图 5-7 和彩图 3）。以上结果阐明了瘤胃微生物

从植物细胞壁多糖降解开始到乳脂肪前体物乙酸及丁酸生成的相关代谢通路、关键基因及其属种来源。

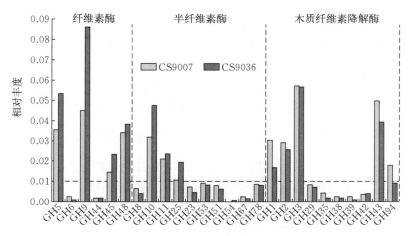

图5-7 瘤胃中参与植物细胞壁多糖降解的糖苷水解酶蛋白（GHs）的表达

(资料来源：Dai等，2015)

对瘤胃优势厌氧真菌 *Neocallimastix* sp. WX 在麦秸、纤维二糖和葡萄糖底物培养时的转录组进行高通量测序，获得 26 个不同的丙酮酸甲酸裂合酶基因，根据序列特征，推测其中 3 个位于氢化酶体中参与乙酸合成，同时发现至少 6 个 *PFL* 的 C 端连有 1 个甘氨酰自由基酶结构域，推测该菌可能存在新的乙酸合成途径，或其 *PFL* 基因存在新的功能。此外发现，该菌的植物细胞壁多糖降解酶系统由纤维小体和非纤维小体降解酶共同组成，获得了 23 个糖苷水解酶家族约 108 个酶编码基因，包括纤维小体组分 14 个家族的 36 个基因和非纤维小体组分 22 个家族的 72 个基因，初步揭示了厌氧真菌植物细胞壁多糖酶系统的基本组成。其中，*GH2*、*GH4*、*GH8*、*GH16*、*GH18*、*GH20*、*GH24*、*GH31*、*GH37*、*GH38*、*GH39*、*GH43*、*GH53*、*GH77* 等糖苷水解酶家族编码基因首次发现于厌氧真菌中（图5-8）。

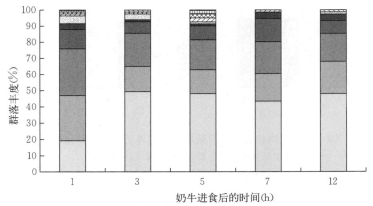

图5-8 奶牛进食后不同时间瘤胃厌氧真菌群落丰度

三、营养素与第二基因组的互作

分别设计 MF（苜蓿＋玉米青贮，豆粕）、CSA（秸秆，豆粕）和 CSB（秸秆，豆粕＋棉粕＋菜籽粕）日粮，将 48 头健康泌乳荷斯坦奶牛随机分为 3 组，试验分为两期，共 107 d。第一期试验持续 91 d，3 组奶牛饲喂 MF、CSA 和 CSB 日粮；第二期试验持续 16 d，3 组奶牛日粮回归至 MF 日粮；第 107 天试验停止，据此建立乳蛋白质含量的模型。通过检测乳成分发现，饲喂 MF 日粮的奶牛乳蛋白质含量比 CSA 和 CSB 组显著升高。

（一）不同日粮粗饲料源下荷斯坦奶牛瘤胃功能细菌数量的变化

在第 91 天和第 107 天采集瘤胃液样品，提取瘤胃微生物总 DNA，运用定量 PCR（qPCR）方法对瘤胃纤维分解菌、半纤维素分解菌、蛋白质分解菌、淀粉分解菌、脂肪利用菌、乳酸产生菌、乳酸利用菌等多种瘤胃功能细菌的数量进行分析。结果表明，以苜蓿＋玉米青贮作为日粮粗饲料来源能够显著提高（$P < 0.05$）瘤胃产琥珀酸丝状杆菌和白色瘤胃球菌数量，减少瘤胃反刍兽真细菌的数量（$P < 0.05$）。不同粗饲料来源日粮条件下，瘤胃总普雷沃氏菌数量保持恒定，瘤胃淀粉分解菌、脂肪利用菌、乳酸利用菌和乳酸产生菌数量不受日粮处理影响（图 5-9）。

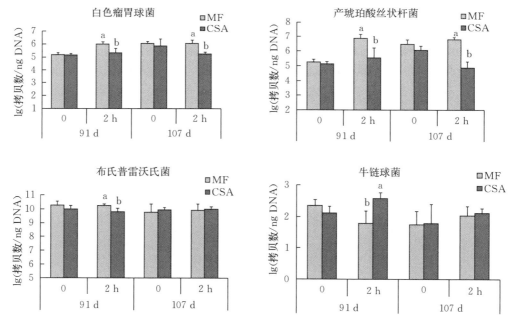

图 5-9　不同粗饲料类型对荷斯坦奶牛瘤胃功能细菌数量的影响

同一时间点不同字母表示差异显著（$P < 0.05$）

注：MF，以苜蓿为粗饲料；CSA，以秸秆为粗饲料。

以豆粕作为主要日粮蛋白质来源能够显著提高（$P < 0.05$）瘤胃短普雷沃氏菌、牛链球菌、拟杆菌、嗜淀粉瘤胃杆菌等蛋白质分解菌的数量，减少瘤胃反刍兽新月形单胞菌的数量（$P < 0.05$）（图 5-10）。

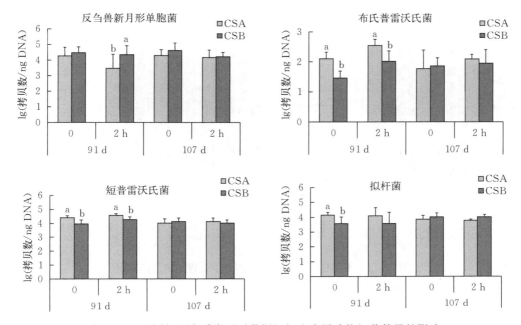

图5-10 不同粗蛋白质类型对荷斯坦奶牛瘤胃功能细菌数量的影响

注：CSA，豆粕为粗蛋白质；CSB，豆粕+棉粕+菜籽粕为粗蛋白质；同一时间点不同字母表示差异显著（$P<0.05$）。

（二）不同日粮粗饲料源下荷斯坦奶牛瘤胃细菌多样性变化

利用DGGE技术对不同时间点的瘤胃液细菌多样性进行分析，通过DGGE图谱和聚类分析发现，日粮中不同粗饲料来源能够影响奶牛瘤胃细菌群落多样性，而不同蛋白质来源对瘤胃细菌群落影响不显著，当在第91天回归到MF日粮后，3组瘤胃细菌群落结构无差异，印证了粗饲料对瘤胃细菌群落的显著影响（图5-11）。在秸秆日粮条件下，一些普雷沃氏菌和未培养细菌的数量明显减少。

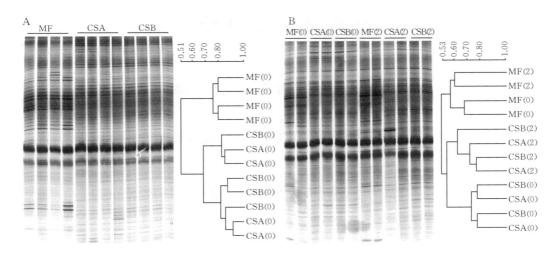

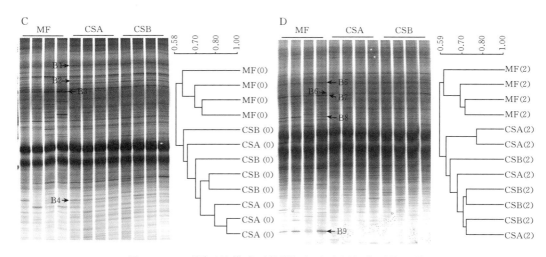

图 5-11　不同日粮模式下荷斯坦奶牛瘤胃细菌群落图谱

注：MF，以苜蓿为粗饲料；CSA 和 CSB，以秸秆为粗饲料。A，第 31 天；B，第 61 天；C 和 D，第 91 天。

观察 DGGE 图谱发现了一类在第 31、61 和 91 天始终在饲喂秸秆日粮的荷斯坦奶牛瘤胃液中缺少的细菌（R-UB）（图 5-12），比对后发现其与弧菌（*Vibrio*）最相近（90% 相似度）。设计 R-UB 实时定量的引物，再次对瘤胃液样品进行检测后发现，饲喂秸秆日粮时，R-UB 数量显著减少，表明 R-UB 与日粮中粗饲料纤维降解密切相关。

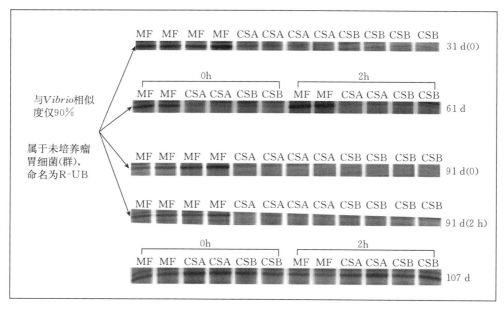

图 5-12　粗饲料类型相关的荷斯坦奶牛瘤胃细菌群 R-UB

（资料来源：金迪等，2013；Jin，2016）

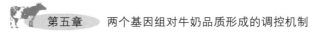

（三）不同日粮粗饲料源下荷斯坦奶牛瘤胃原虫数量和群落变化

利用传统显微镜观察计数和 qPCR 方法，分别对原虫数量进行检测，结果发现在不同时间点 3 种日粮模式均未对原虫数量产生显著性影响（图 5-13）。为了进一步分析日粮模式对原虫群落多样性的影响，优化改良原虫 18S rRNA 基因 PCR 引物，构建克隆文库，选取 726 个克隆进行测序，通过 Mothur 软件分析后发现，共生成 35 个操作分类单元，文库覆盖度达到 84%～91%。

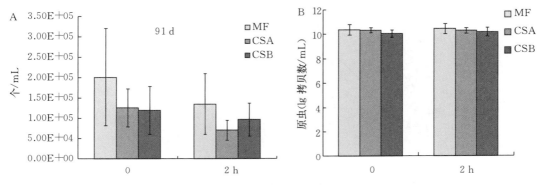

图 5-13　不同日粮粗饲料源下荷斯坦奶牛瘤胃原虫数量变化
注：A，计数法；B，定量 PCR 法。

饲喂秸秆日粮可显著提高原虫群落的多样性，但降低原虫种类丰富度；杂日粮可在饲喂后提高原虫群落的多样性。通过构建原虫系统发育树分析发现，秸秆日粮组厚毛虫丰度较高，而内毛虫和真双毛虫丰度较低（图 5-14）。通过 qPCR 对厚毛虫和内毛虫进行定量分析发现，饲喂秸秆后瘤胃厚毛虫数量可提高 100 倍，而内毛虫数量变化不明显（表 5-2）。

（四）不同日粮粗饲料源下荷斯坦奶牛瘤胃液代谢组变化

奶牛瘤胃中寄居着的细菌、真菌、原虫和古菌等微生物，发酵日粮碳水化合物、蛋白质和脂肪等营养底物，产生大量的挥发性脂肪酸、单糖、氨基酸、脂肪酸、氨等小分子物质，被微生物群落或者宿主吸收作为能量和蛋白质来源，用于微生物菌体蛋白质合成和奶牛生长泌乳。因此，瘤胃液代谢小分子物质对于奶牛健康和产奶具有重要作用，弄清瘤胃液代谢物质图谱的变化将有助于认清日粮与动物健康和产奶的关系。

为了解析不同日粮模式对瘤胃细菌群落代谢组的影响，利用核磁共振方法检测瘤胃液中的代谢小分子物质图谱，通过主成分分析对瘤胃液代谢组图谱进行分析，主成分 1 能解释 51.0% 变量，主成分 2 能解释 16.1% 变量（图 5-15）。可以看出，秸秆日粮处理下奶牛个体比较集中，而苜蓿日粮处理下奶牛个体比较分散，说明两种日粮处理可明显影响瘤胃液代谢组图谱，并且秸秆日粮奶牛个体间瘤胃液代谢组差异较小。

通过有监督的偏最小二乘-判别分析模型，对代谢物变量权重重要性进行排序发现，苜蓿日粮条件下瘤胃液优势代谢物明显多于秸秆日粮。秸秆日粮中优势代谢物包括乙酸、三甲胺和酪氨酸，它们参与三羧酸循环、甲烷代谢和氨基酸代谢。苜蓿日粮中优势代谢物包括 4-羟基丁酸、丙氨酸、丁酸、乙醇、甲酸、次黄嘌呤、咪唑、乳酸、丙酸、胆碱和戊酸，参与了能量代谢、碳水化合物代谢等（表5-3）。

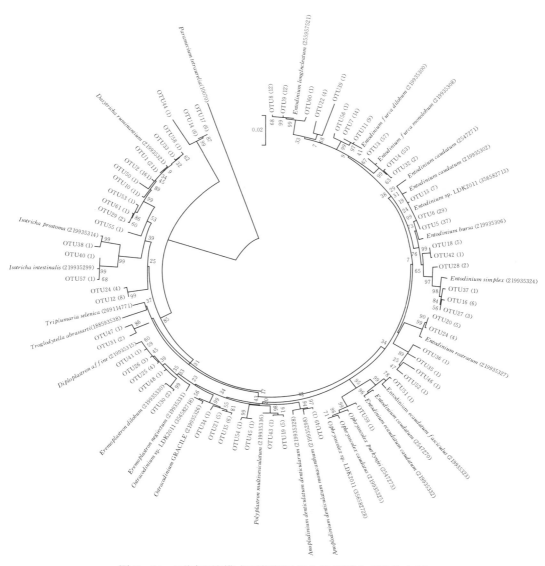

图5-14 不同日粮模式下荷斯坦奶牛瘤胃原虫系统发育树

表5-2 瘤胃内毛虫和厚毛虫数量变化

原　虫	日粮模式持续时间（d）	距饲喂后时间（h）	处理组			SEM	P　值
			MF	CSA	CSB		
内毛虫	91	0	1.40	1.15	1.13	0.14	0.71
		2	0.89	0.88	0.99	0.92	0.90
厚毛虫	91	0	0.05b	1.28a	1.49a	0.17	0.01
		2	<0.01b	1.40a	1.64a	0.22	0.01

资料来源：Zhang（2015）。

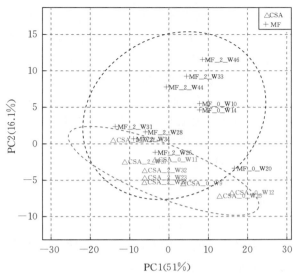

图 5-15　两种粗饲料源日粮瘤胃液代谢物主成分图

表 5-3　两种日粮条件下瘤胃液差异代谢物鉴定

日　粮	优势代谢物	化学位移
CSA	乙酸	1.9、1.94
CSA	三甲胺	2.9
CSA	酪氨酸	6.9
MF	4-羟基丁酸	1.78
MF	丙氨酸	1.42
MF	丁酸	0.9、1.54、2.18
MF	乙醇	1.26
MF	甲酸	8.46
MF	次黄嘌呤	8.22
MF	咪唑	8.18
MF	乳酸	1.34
MF	丙酸	1.06、2.22
MF	胆碱	2.94
MF	戊酸	0.86、1.3、1.5

第三节　乳成分前体物与乳腺功能基因的互作

一、乳蛋白质前体物与乳腺功能基因的互作

(一)氨基酸配比与乳腺功能基因的互作

通过氨基酸剥夺培养基,笔者所在研究团队成功构建了奶牛乳腺上皮细胞氨基酸饥

饿模型，氨基酸剥夺培养 24 h 时，乳蛋白质的表达量几乎下降到 0；用析因法和剂量-反应法相结合，得到了必需氨基酸对奶牛乳腺上皮细胞泌乳模型酪蛋白影响的优先顺序为：Met＞Phe＞Leu＞Thr＞Trp，这 5 种必需氨基酸都能够诱导饥饿的乳腺上皮细胞重新合成酪蛋白，对乳蛋白质的合成起到开关式作用。通过 $L_{18}（3^7）$ 正交试验得出促进奶牛乳腺上皮细胞泌乳模型乳蛋白质合成的氨基酸的最佳浓度配比，即理想氨基酸模式：Met、Leu、Phe、Thr、Trp 分别为 158 $\mu mol/L$、95 $\mu mol/L$、1 341 $\mu mol/L$、427 $\mu mol/L$、228 $\mu mol/L$。理想氨基酸模式能够上调奶牛乳腺上皮细胞中乳蛋白质合成相关基因 *mTOR*、*S6K1*、*STAT5A*、*Caveolin*、*ELF5*，乳脂肪合成相关基因 *SREBP1*，乳糖合成相关基因 *AKT1*、*GLUT1*，以及细胞增殖相关基因 *CyclinD1* 的表达量，提高奶牛乳腺上皮细胞的泌乳能力。*STAT5A* 基因受抑制时，理想氨基酸模式不能够促进 *STAT5A*、*β-Casein* 和 *GLUT1* 基因的表达；*STAT5A* 基因过表达时，理想氨基酸模式能够促进 *STAT5A*、*β-Casein* 和 *GLUT1* 基因的表达。

STAT5A 基因位于奶牛泌乳相关基因网络中的核心地位，能够调节奶牛乳腺上皮细胞的合成和分泌乳脂肪、乳蛋白质、乳糖，调节奶牛乳腺上皮细胞的泌乳功能。上述正交试验中，第 16 组对 β-酪蛋白的促进效果最显著，使 *β-Casein* mRNA 的表达量升高 84.5 倍（$P<0.01$），这一正交分组的 Met、Phe、Leu、Thr、Trp 浓度分别为 158 $\mu mol/L$、95 $\mu mol/L$、1 341 $\mu mol/L$、427 $\mu mol/L$、228 $\mu mol/L$。与基因沉默组相比，添加的 Met、Phe、Leu、Thr、Trp 浓度分别为 158 $\mu mol/L$、95 $\mu mol/L$、1 341 $\mu mol/L$、427 $\mu mol/L$、228 $\mu mol/L$，即最佳浓度配比氨基酸时，促进细胞活力增加，差异显著（$P<0.01$），而其他氨基酸浓度处理组对细胞活力的影响差异不显著（$P>0.05$）（图5-16）。

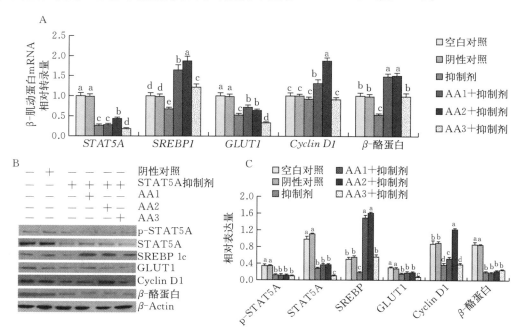

图 5-16 *STAT5A* 基因沉默和氨基酸互作对泌乳信号通路相关基因表达的影响

注：不同小写字母表示不同处理间差异显著（$P<0.05$）。

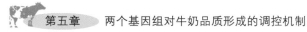

与基因沉默组相比，在 Met、Phe、Leu、Thr、Trp 浓度分别为 158 μmol/L、95 μmol/L、1 341 μmol/L、427 μmol/L、228 μmol/L，即最佳浓度配比氨基酸时，能够促进 *SREBP1*、*Cyclin D1* 和 β-*Casein* 的 mRNA 表达量增加（$P<0.05$），在蛋白质水平能够促进 *SREBP1* 和 *Cyclin D1* 的表达量上调，差异均显著（$P<0.05$），对 p-STAT5A、STAT5A 和 β-Casein 表达量的影响较小（$P>0.05$）。当添加最佳配比浓度氨基酸时，能够促进三酰甘油的分泌，与基因沉默组相比差异显著（$P<0.05$），其他浓度配比氨基酸对三酰甘油含量的影响差异不显著（$P>0.05$）；当 *STAT5A* 基因沉默时，乳糖含量下降（$P<0.05$），而添加最佳浓度配比氨基酸时能够使乳糖含量升高，与基因沉默组相比差异显著（$P<0.05$）（图 5-17）。

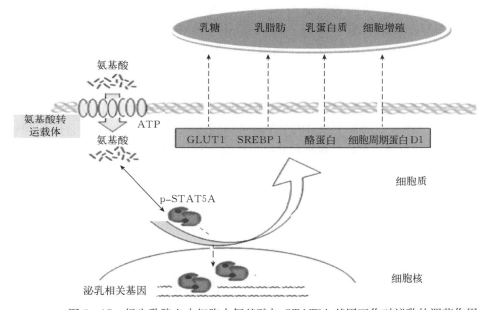

图 5-17　奶牛乳腺上皮细胞中氨基酸与 *STAT5A* 基因互作对泌乳的调节作用

与基因沉默组相比，除 AA3+pEGFP-C1-*STAT5A* 组 48 h 外，所有氨基酸添加组在 24 h、48 h 均能够显著促进乳腺上皮细胞活力的增加（$P<0.05$）。与过表达组相比，添加 AA1 浓度配比氨基酸后，除了 *SREBP1* 和 β-*Casein* 的 mRNA 显著增加外其他基因变化不显著；添加 AA2 浓度配比氨基酸后，*SREBP1*、*Cyclin D1* 和 β-*Casein* 的 mRNA 增加（$P<0.05$），但当氨基酸浓度过高时则会下调上述所有基因的表达。其中，*STAT5A*、*Cyclin D1* 和 β-*Casein* 差异显著（$P<0.05$），对 *SREBP1c* 和 *GLUT1* 的影响差异不显著（$P>0.05$）；添加不同浓度配比氨基酸均能促进 STAT5A、SREBP1c、GLUT1 和 Cyclin D1 蛋白的增加（$P<0.05$），但在 AA3+pEGFP-C1-STAT5A 处理组中，此时的氨基酸浓度配比模式不能够继续促进 STAT5A 蛋白质的表达，对 β-酪蛋白的合成也起到了抑制作用（$P<0.05$）。与过表达组相比，随着不同浓度配比氨基酸浓度的增加，三酰甘油和乳糖的含量也显著增加（$P<0.05$）；但添加氨基酸的 3 个处理组中，差异不显著（$P>0.05$）。

（二）GlyRS 介导的氨基酸与乳腺功能基因的互作机理

近来发现，氨基酰 tRNA 合成酶存在多种翻译功能之外的信号调控作用。笔者所在课题组通过双向电泳发现，甘氨酰 tRNA 合成酶（GlyRS）与乳蛋白质合成有关，并存在分子剪切、磷酸化和细胞核定位现象。通过添加蛋氨酸体外培养奶牛乳腺上皮细胞泌乳模型，确定 GlyRS 对乳蛋白质合成的促进作用；通过基因超表达和抑制试验确定 GlyRS 对乳蛋白质合成信号途径的影响；通过激光共聚焦观察和免疫印迹分析确定 GlyRS 在细胞核内外的定位，并通过不同片段末端测序确定蛋白分子剪切部位、质谱分析鉴定磷酸化位点。研究结果揭示了 GlyRS 调控乳蛋白质合成的分子剪切位点（116～117 位氨基酸）、核定位（1～116 位氨基酸引导 117～739 位氨基酸入核）和磷酸化机理（磷酸化位点 404T 和 704S）。通过免疫共沉淀确定细胞核内和细胞液中与 GlyRS 相互作用蛋白，再确定 GlyRS 对这些蛋白质表达和相互作用的影响，从而鉴定其下游信号分子；利用染色质免疫共沉淀技术和基因超表达与抑制技术确定下游信号分子对转录和翻译影响；利用点突变技术确定磷酸化位点功能。

研究结果阐明了 GlyRS 通过蛋白质相互作用组（NFκB1、NUCKS1、ELP4、LaminA/C、eEF1A1、eIF2D、eIF5、SerRS）在转录和翻译水平调控乳蛋白质合成的细胞信号转导机制。对蛋氨酸（Met）刺激后的奶牛乳腺上皮细胞（DCMECs）进行蛋白质组双向电泳发现，蛋氨酸刺激后 5 个细胞核磷酸化蛋白质表达显著上调，其中包括 GlyRS（图 5 - 18），经荧光定量 PCR 和 Western blotting 验证结果正确。因此，GlyRS 在细胞核内定位可能与乳蛋白质合成相关。对奶牛乳腺上皮细胞 GlyRS 进行细胞核定位分析，通过激光共聚焦观察和细胞核 Western blotting 分析发现，蛋氨酸刺激后 GlyRS 在细胞核内定位增加，可能与乳蛋白质合成相关。

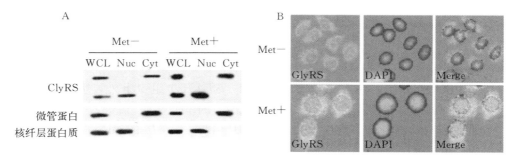

图 5 - 18　Met 增加 GlyRS 表达并促其进入 DCMECs 细胞核

GlyRS 过表达能显著增强 mTOR 和 Stat5a 信号通路信号分子磷酸化，促进酪蛋白合成，同时添加蛋氨酸具有进一步增强效应。*GlyRS* 基因沉默显著抑制这些信号分子磷酸化，从而抑制酪蛋白合成。添加蛋氨酸不能改变 GlyRS 的抑制作用结果（图 5 - 19）。以上结果揭示了蛋氨酸通过 GlyRS 正向调节乳蛋白合成信号通路。GlyRS 分子结构中含有 N 端附加序列、催化结构域和氨基酸结合结构域，其中 N 端附加序列可能含有保守的核引导序列。通过分别表达这 3 个结构域，证实了 N 端附加序列决定核定位（彩图 4）。这些结构域单独过表达均不具有促进酪蛋白合成的活性，说明核定位是

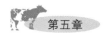

GlyRS 发挥调节作用的机制。

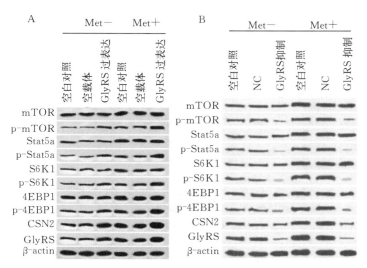

图 5-19　GlyRS 介导氨基酸通过 *mTOR* 和 *STAT5*A 信号通路影响乳蛋白质的合成

　　GlyRS 通过胞浆相互作用蛋白（翻译因子）在翻译水平上调节乳蛋白质的合成。免疫共沉淀和质谱分析，以及细胞共定位分析鉴定 GlyRS 在胞浆中结合与翻译相关的蛋白质——真核翻译起始因子 2D（eIF2D）、真核翻译起始因子 5（eIF5）和真核翻译延长因子 1A1（eEF1A1）。通过 *GlyRS* 基因过表达和沉默试验发现，eIF2D 和 eIF5 可能是 GlyRS 的下游信号分子，在翻译水平调节乳蛋白质的合成（图 5-20）。

　　GlyRS 通过胞核相互作用蛋白（转录因子）在转录水平上调节乳蛋白质的合成（图 5-21）。免疫共沉淀和质谱分析，以及细胞共定位分析鉴定 GlyRS 在胞核中结合的是与转

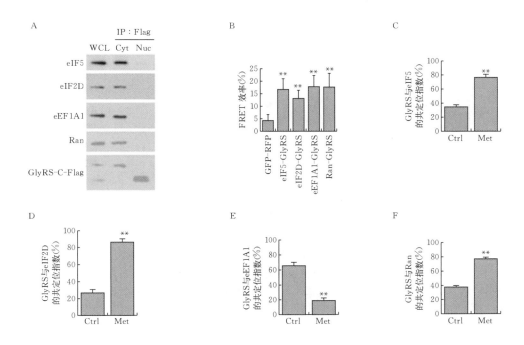

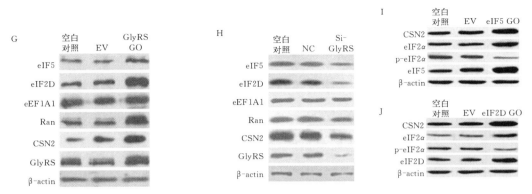

图 5 - 20　GlyRS 调节翻译因子控制乳蛋白质的翻译

注：A，GlyRS 与翻译因子的结合；B，GlyRS 与翻译因子的结合；C～F，免疫荧光共定位分析 GlyRS 与 eIF5 （C）、eIF2D （D）、eEF1A1 （E） 和 Ran （F） 的共定位及 Met 对共定位的影响；G 和 H，*GlyRS* 基因过表达 （G） 和 *GlyRS* 基因沉寂 （H） 对蛋白质翻译相关因子的影响；I，*eIF5* 基因过表达对酪蛋白翻译的影响；J，*eIF2D* 基因过表达对酪蛋白翻译的影响

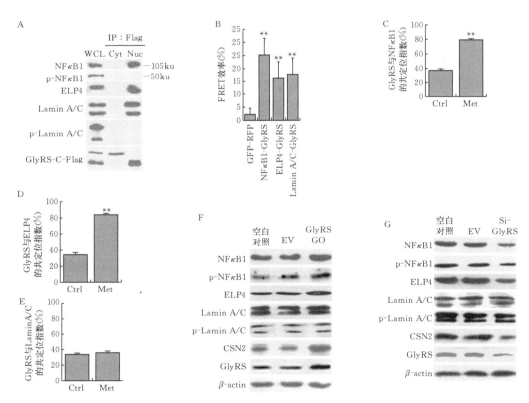

图 5 - 21　GlyRS 调节胞核蛋白控制乳蛋白质的转录

注：A，免疫共沉淀检测 GlyRS 与有关胞核蛋白的结合；B，荧光能量共振转移 （FRET） 检测 GlyRS 与有关胞核蛋白的结合；C～E；免疫荧光共定位分析 GlyRS 与 NFκB1 （C）、ELP4 （D） 和 Lamin A/C （E） 的共定位及 Met 对共定位的影响；F 和 G，*GlyRS* 基因过表达 （F） 和 *GlyRS* 基因沉寂 （G） 对有关胞核蛋白的影响。

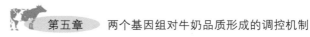

录相关的蛋白质——核因子 κB1（NFκB1）、转录延长因子 4（ELP4）、核酪蛋白激酶和细胞周期依赖性激酶底物 1（NUCKS1）和核纤连蛋白 Lamin A/C。通过 GlyRS 基因过表达和沉默试验发现，NFκB1、ELP4 和 NUCKS1 可能是 GlyRS 的下游信号分子，在转录水平调节乳蛋白质的合成。

（三）亮氨酸-tRNA 合成酶介导的氨基酸与乳腺功能基因的互作效应机理

亮氨酰-tRNA 合成酶（leucine tRNA synthases，LeuRS）作为细胞内 mTORC1 途径的 L-亮氨酸（L-Leu）传感器，已经成为最近许多研究的主题。尽管如此，人们对 LeuRS 与奶牛乳腺上皮细胞（DCMECs）泌乳的关联仍然一无所知。激光共聚焦研究发现，LeuRS 在泌乳期奶牛乳腺组织中的表达显著高于妊娠期奶牛，而且证明 LeuRS 定位于细胞质。用 L-Leu 处理 DCMECs 并用 CASY-TT 法检测 DCMECs 细胞活性和增殖能力，用 qRT-PCR 和免疫印迹检测泌乳信号通路相关蛋白的表达，结果显示 L-Leu 可提高 DCMECs 细胞活性和增殖能力，同时增加 mTOR、p-mTOR、S6K1、p-S6K1、β-酪蛋白、SREBP-1c、GLUT1 和 Cyclin D1 的蛋白质表达，甘油三酯和乳糖分泌量也增加（图 5-22）。siRNA 介导的 LeuRS 基因沉默导致以上所有相关指标下降。

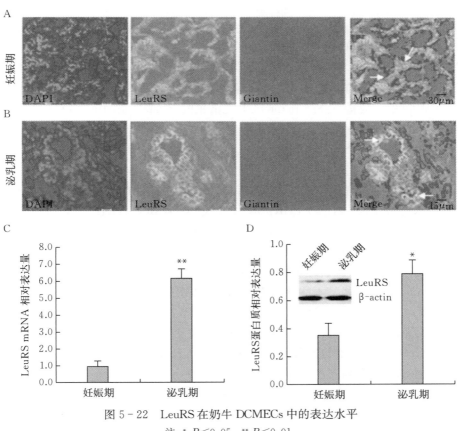

图 5-22　LeuRS 在奶牛 DCMECs 中的表达水平

注：* $P<0.05$，** $P<0.01$。

（资料来源：Wang 等，2014）

二、乳脂肪前体物与乳腺功能基因的互作

奶牛乳腺上皮细胞中，乳脂肪合成的理想脂肪酸模式为：乙酸钠为 12 mmol/L，β-羟基丁酸钠为 1 mmol/L，乙酸钠和 β-羟基丁酸钠协同作用为乙酸钠 8 mmol/L、β-羟基丁酸钠 1 mmol/L，软脂酸为 150 μmol/L，硬脂酸为 125 μmol/L。研究表明，乳脂肪合成前体物乙酸钠、β-羟基丁酸钠、乙酸钠＋β-羟基丁酸钠、软脂酸和硬脂酸通过促进奶牛乳腺上皮细胞（dairy cow mammary epithelial cells，DCMECs）中 PPARγ 的 mRNA转录、蛋白质表达和活化，以及脂肪酸与 PPARγ 的相互作用，进而调节脂肪酸摄取、转运、信号转导通路蛋白、脂肪酸从头合成酶和去饱和酶、甘油三酯合成酶、乳脂肪合成转录调控相关因子 mRNA 的表达和蛋白质的表达，促进乳脂肪的合成。对 DCMECs 的 PPARγ 基因沉默和过表达的研究表明，转录因子 PPARγ 是 DCMECs 乳脂肪合成的关键转录调控因子，其对奶牛乳脂肪合成的调节起到枢纽作用。PPARγ 基因沉默和过表达的 DCMECs 对乳脂肪合成前体物乙酸钠、β-羟基丁酸钠、乙酸钠＋β-羟基丁酸钠、软脂酸和硬脂酸的需求浓度发生改变，大体表现为与正常 DCMECs 对各脂肪酸的需求量相比，PPARγ 基因沉默的 DCMECs 对各脂肪酸需求量增高，而 PPARγ 基因过表达的 DCMECs 对各脂肪酸需求量降低。脂肪酸能调节 PPARγ 基因沉默和过表达的 DCMECs 的乳脂肪合成相关基因和信号转导通路，进一步说明脂肪酸通过与 PPARγ 基因相互作用调节乳脂肪的合成。

PPARγ 是奶牛乳腺乳脂肪合成的重要调控因子，表达发生改变直接会影响奶牛乳腺上皮细胞对乳脂肪合成前体物乙酸钠、β-羟基丁酸钠、乙酸钠和 β-羟基丁酸钠协同添加、软脂酸和硬脂酸的需要量。添加 16 mmol/L 乙酸钠的 PPARγ 基因沉默 DCMECs 与未添加乙酸钠的 PPARγ 基因沉默 DCMECs 相比，FABP3、ACSL1、ACSS2、ACC、FAS、SCD、PPARGC1A、INSIG1 和 SCAP 的 mRNA 表达量明显升高（$P<0.05$），PPARγ、SREBP1 的 mRNA 表达量和蛋白质表达量，以及 GPAT、AGPAT6、DGAT1 的 mRNA 表达量和酶活性也显著提高（$P<0.05$）；添加 8 mmol/L 乙酸钠的 PPARγ 基因过表达 DCMECs 与未添加乙酸钠的 PPARγ 基因过表达 DCMECs 相比，FABP3、ACSL1、ACSS2、ACC、FAS、SCD、PPARGC1A、INSIG1 和 SCAP 的 mRNA 表达量明显上调（$P<0.05$），GPAT、AGPAT6、DGAT1 的 mRNA 表达量和活性及 PPARγ、SREBP1 的 mRNA 表达量和蛋白质表达量显著升高（$P<0.05$）（图 5-23）。

添加 1 mmol/L β-羟基丁酸钠的 PPARγ 基因沉默 DCMECs 与未添加 β-羟基丁酸钠的 PPARγ 基因沉默 DCMECs 相比，FABP3、ACSL1、ACSS2、ACC、FAS、SCD、PPARGC1A、INSIG1 和 SCAP 的 mRNA 表达量明显上调（$P<0.05$），PPARγ、SREBP1 的 mRNA 表达量和蛋白质表达量，以及 GPAT、AGPAT6、DGAT1 的 mRNA 表达量和活性也明显升高（$P<0.05$）；添加 0.75 mmol/L β-羟基丁酸钠的 PPARγ 基因过表达 DCMECs 与未添加 β-羟基丁酸钠的 PPARγ 基因过表达 DCMECs 相比，FABP3、ACSL1、ACSS2、ACC、FAS、SCD、PPARGC1A、INSIG1 和 SCAP 的 mRNA 表达量明显升高（$P<0.05$），GPAT、AGPAT6、DGAT1 的 mRNA 表达量和酶活性，以及 PPARγ、SREBP1 的 mRNA 表达量和蛋白质表达量显著上调（$P<0.05$）。

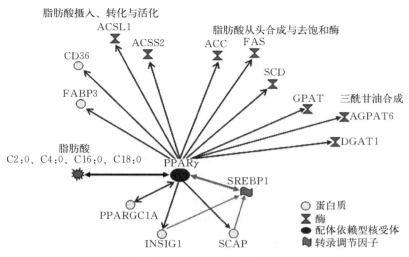

图 5 - 23 脂肪酸与 PPARγ 互作对乳脂肪合成的调节作用

添加 175 μmol/L 软脂酸的 *PPARγ* 基因沉默 DCMECs 与未添加软脂酸的 *PPARγ* 基因沉默 DCMECs 相比，*CD36*、*FABP3*、*ACSL1*、*ACSS2*、*SCD*、*PPARGC1A*、*INSIG1* 和 *SCAP* 的 mRNA 表达量明显升高（$P<0.05$），*GPAT*、*AGPAT6*、*DGAT1* 的 mRNA 表达量和酶活力，以及 *PPARγ*、*SREBP1* 的 mRNA 表达量和蛋白质表达量显著提高（$P<0.05$）；添加 125 μmol/L 软脂酸的 *PPARγ* 基因过表达 DCMECs 与未添加软脂酸的 *PPARγ* 基因过表达 DCMECs 相比，*CD36*、*FABP3*、*ACSL1*、*ACSS2*、*SCD*、*PPARGC1A*、*INSIG1* 和 *SCAP* 的 mRNA 表达量显著升高（$P<0.05$），*GPAT*、*AGPAT6*、*DGAT1* 的 mRNA 表达量和活性，以及 *PPARγ*、*SREBP1* 的 mRNA 表达量和蛋白质表达量也显著增加（$P<0.05$）。

添加 150 μmol/L 硬脂酸的 *PPARγ* 基因沉默 DCMECs 与未添加硬脂酸的 *PPARγ* 基因沉默 DCMECs 相比，*CD36*、*FABP3*、*ACSL1*、*ACSS2*、*SCD*、*PPARGC1A*、*INSIG1* 和 *SCAP* 的 mRNA 表达量明显升高（$P<0.05$），*GPAT*、*AGPAT6*、*DGAT1* 的 mRNA 表达量和酶活力，以及 *PPARγ*、*SREBP1* 的 mRNA 表达量和蛋白质表达量也明显上调（$P<0.05$）；添加 100 μmol/L 硬脂酸的 *PPARγ* 基因过表达 DCMECs 与未添加硬脂酸的 *PPARγ* 基因过表达 DCMECs 相比，*CD36*、*FABP3*、*ACSL1*、*ACSS2*、*SCD*、*PPARGC1A*、*INSIG1* 和 *SCAP* 的 mRNA 表达量明显上调（$P<0.05$），*GPAT*、*AGPAT6*、*DGAT1* 的 mRNA 表达量和活性，以及 *PPARγ*、*SREBP1* 的 mR-NA 表达量和蛋白质表达量显著升高（$P<0.05$）。

第四节 两个基因组在乳成分合成中的关联性

在乳蛋白质和乳脂肪前体物生成与利用调控过程中，一方面瘤胃微生物组代谢日粮营养素产生挥发性脂肪酸、氨基酸等产物，进入乳腺后影响第一基因组中乳成分合成相关基因的表达；另一方面，奶牛机体分泌激素进入瘤胃，调控第二基因组（瘤胃微生物）种类组成和功能代谢，影响乳成分前体物的生成。这两个方面构成了"两个基因组"在乳成分合成中的关联性。

（一）瘤胃微生物组代谢产物影响乳腺功能基因的表达

不同日粮粗饲料源对"两个基因组"在乳脂肪和乳蛋白质前体物生成与利用的关联作用说明，粗饲料源显著影响第二基因组（瘤胃微生物）微生物群落与乳成分前体物生成相关功能基因的表达，通过生成不同的乳成分前体物和代谢产物，对第一基因组（乳腺）乳脂肪和乳蛋白质合成及信号转导相关功能基因产生激活或抑制性调节作用，从而影响乳脂肪和乳蛋白质的合成能力。以秸秆为粗饲料日粮（CS）时，*Ruminococcus*、Proteobacteria、*Fibrobacter*、*Clostridium*、Ruminococcaceae 等细菌群落明显增加，第二基因组（瘤胃微生物）脲酶基因、乙酸/丁酸酰基转移酶基因和糖苷水解酶 GH48 家族基因的表达升高，降低了氮的利用率并使氨基酸的生成减少，同时产生大量乙酸和 β-羟基丁酸。由于长链不饱和脂肪酸和氨基酸缺乏，因此第一基因组（乳腺）乳脂肪和乳蛋白质合成、乳腺上皮细胞增殖和信号转导相关重要正向调控功能基因 *AKT1*、*mTOR*、*PPARγ*、*SPOT14* 表达下调，导致乳腺上皮细胞增殖和活力减弱，乳脂肪和乳蛋白质合成量减少，牛奶中乳脂肪率和乳蛋白质率降低（图 5-24）。以苜蓿为主要粗饲料日粮（FM）时，Succinivibrionaceae、*Succinivibrio*、*Succiniclasticum*、*Treponema*、Lachnospiraceae 等细菌群落显著增加，脲酶基因的表达量降低，同时琥珀酸和丙烯酸代谢酶基因的表达量升高，长链不饱和脂肪酸和蛋氨酸等必需氨基酸的生成量增多，长链不饱和脂肪酸和氨基酸上调第一基因组（乳腺）乳脂肪和乳蛋白质的合成、乳腺上皮细胞增殖和信号转导相关重要正向调控功能基因 *AKT1*、*mTOR*、*PPARγ*、*SPOT14* 的表达上调，导致乳腺上皮细胞增殖和活力增强，提高对乳腺长链不饱和脂肪酸和蛋氨酸等氨基酸的利用，乳脂肪和乳蛋白质的合成增加，牛奶中乳脂肪率和乳蛋白质率升高。

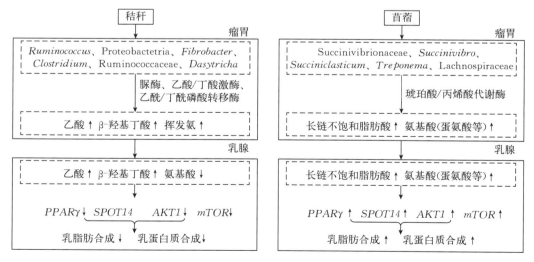

图 5-24　不同日粮粗饲料源对瘤胃和乳腺两个基因组在乳脂肪和乳蛋白质前体物
　　　　　生成与利用中关联作用的影响
注：A，以秸秆为主要粗饲料来源；B，以苜蓿为主要粗饲料来源。

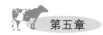

（二）奶牛孕激素反馈调控瘤胃微生物群落

通过检测瘤胃液中生殖内分泌激素，并结合瘤胃微生物体外培养，研究发现，瘤胃微生物能够将由体外添加的孕酮转化生成睾酮和羟基二酮，而生成的睾酮大部分被进一步转化为极性更强的羟基二酮。添加孕酮可提高瘤胃发酵液 pH，提高饲料干物质、NDF 和 ADF 的降解率，同时提高瘤胃微生物木聚糖酶、羧甲基和微晶纤维素酶的酶活性。孕酮还可提高瘤胃微生物发酵总 VFA 的浓度，增加乳脂肪前体物乙酸的百分比，降低丙酸和支链挥发性脂肪酸的百分比，但是对丁酸和戊酸没有显著作用。上述结果表明，奶牛第一基因组通过分泌激素，经唾液和瘤胃壁进入瘤胃内，影响瘤胃微生物消化代谢，实现对乳脂肪前体物乙酸生成的调节（图 5-25）。

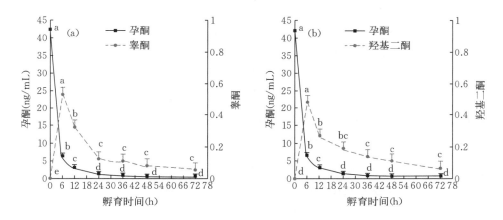

图 5-25 瘤胃微生物转化孕酮为睾酮和羟基二酮

参考文献

金迪，王加启，卜登攀，等，2013. 应用 DGGE 分析秸秆日粮对奶牛瘤胃细菌群落的影响 [J]. 中国农业科学，46（5）：1025-1035.

张娜，王小艳，李庆章，等，2014. 奶牛乳腺中调控乳脂合成关键基因表达分析 [J]. 东北农业大学学报，45（6）：84-90.

赵静雯，王加启，赵圣国，等，2013. 奶牛瘤胃微生物元基因组文库中二肽基肽酶Ⅳ的筛选与分析 [J]. 中国农业科学，46（8）：1687-1693.

Bian Y，Lei Y，Wang C，et al，2015. Epigenetic regulation of miR-29s affects the lactation activity of dairy cow mammary epithelial cells [J]. Journal of Cellular Physiology，230（9）：2152-2163.

Cui Y，Liu Z，Sun X，et al，2015. Thyroid hormone responsive protein spot 14 enhances lipogenesis in bovine mammary epithelial cells [J]. *In Vitro* Cellular and Developmental Biology-Animal，51（6）：586-594.

Dai X，Tian Y，Li J，et al，2015. Metatranscriptomic analyses of plant cell wall polysaccharide degradation by microorganisms in the cow rumen [J]. Applied and Environmental Microbiology，81（4）：1375-1386.

Jin D，Zhao S G，Zhang Y D，et al，2016. Diversity shifts of rumen bacteria induced by dietary forages in dairy cows and quantification of the changed bacteria using a new primer design strategy [J]. Journal of Integrative Agriculture，15 (11)：2596 - 2603.

Huang Y L，Zhao F，Luo C C，et al，2013. SOCS3 - mediated blockade reveals major contribution of JAK2/STAT5signaling pathway to lactation and proliferation of dairy cow mammary epithelial cells *in vitro* [J]. Molecules，18 (10)：12987 - 13002.

Li D，Xie X，Wang J，et al，2015. MiR - 486 regulates lactation and targets the PTEN gene in cow mammary gland [J]. PloS ONE，10 (3)：e0118284.

Li N，Zhao F，Wei C，et al，2014. Function of SREBP1 in the milk fat synthesis of dairy cow mammary epithelial cells [J]. International Journal of Molecule Science，15 (9)：16998 - 7013.

Liang M Y，Hou X M，Qu B，et al，2014. Functional analysis of FABP3 in the milk fat synthesis signalling pathway of bovine mammary epithelial cells [J]. *In Vitro* Cellular and Developmental Biology- Animal，50 (9)：865 - 873.

Liu X F，Li M，Li Q Z，et al，2012. STAT 5a Increases lactation of dairy cow mammary gland epithelial cells cultured in vitro [J]. *In Vitro* Cellular and Developmental Biology - Animal，48 (9)：554 - 561.

Lu L M，Gao X J，Li Q Z，et al，2012. Comparative phosphoproteomics analysis of the effects of L - methionine on dairy cow mammary epithelial cells [J]. Canadian Journal of Animal Science，18 (1)：263 - 275.

Ren Q C，Yang H J，Li S L，et al，2014. Diurnal variations of progesterone，testosterone，and androsta- 1，4 - diene - 3，17 - dione in the rumen and *in vitro* progesterone transformation by mixed rumen microorganisms of lactating dairy cows [J]. Journal of Dairy Science，97 (5)：3061 - 3072.

Wang J，Bian Y，Wang Z，et al，2014. miR - 152 regulates DNMT1 and involves development and lactation in the mammary gland of dairy cows [J]. PloS ONE，9 (7)：e101358.

Wang L，Lin Y，Bian Y，et al，2014. Leucyl - tRNA synthetase regulates lactation and cell proliferation via mTOR signaling in dairy cow mammary epithelial cells [J]. International Journal of Molecule Science，15 (4)：5952 - 5969.

Wang Z，Hou X，Qu B，et al，2014. PTEN regulates development and lactation in the mammary glands of dairy cows [J]. PloS ONE，9 (7)：e102118.

Yu C，Luo C，Qu B，et al，2014. Molecular network including eIF1AX，RPS7，and 14 - 3 - 3γ regulates protein translation and cell proliferation in bovine mammary epithelial cells [J]. Archives of Biochemistry and Biophysics，564：142 - 155.

Zhang J，Zhao S，Zhang Y，et al，2015. New primers targeting full - length ciliate 18S rRNA genes and evaluation of dietary effect on rumen ciliate diversity in dairy cows [J]. Current Microbiology，71 (6)：650 - 657.

Zhang X，Zhao F，Si Y，et al，2014. GSK3β regulates milk synthesis in and proliferation of dairy cow mammary epithelial cells via the mTOR/S6K1signaling pathway [J]. Molecules，19 (7)：9435 - 9452.

Zhao S，Zhao J，Bu D，et al，2014. Metabolomics analysis reveals large effect of roughage types on rumen microbial metabolic profile in dairy cows [J]. Letters in Applied Microbiology，59 (1)：79 - 85.

Zhao S G，Wang J Q，Bu D P，et al，2011. Effects of polyclonal antibody against urease on ruminal fermentation and microbiota diversity *in vitro* [J]. Journal of Animal Science，89 (1)：141.

第六章
热应激对牛奶品质形成的影响机理

热应激不仅导致夏季奶牛产奶性能、繁殖能力和免疫力减低，还可以降低牛奶品质、降低奶牛对饲料的转化效率和营养成分利用率，损害奶牛免疫系统，导致其易于感染疾病并出现代谢紊乱、酮症、乳腺炎和脂肪肝。奶牛热应激产生的生理机制尚不清楚。随着全球气候变暖，热应激对奶牛业带来的损失会进一步加重，因此对热应激发生机制的研究就显得尤为迫切。

第一节 热应激对牛奶品质的影响

热应激会导致奶牛乳蛋白质含量降低。程建波等（2014）连续 3 年测定了热应激周期变化对泌乳中期奶牛生产性能和牛奶品质的影响，发现在自然生产条件下，热应激周期变化会改变泌乳中期奶牛氮代谢的途径，发生一种氮营养重分配（repartitioning）的独特现象，而且这种现象不依赖于采食量和产奶量，因此将其定义为"热应激乳蛋白降低征"（heat-stressed milk protein decrease syndrome，HS-MPD）。

一、热应激对乳脂肪和乳蛋白质含量的影响

关于热应激对乳脂肪率、乳蛋白质、乳中非脂固形物和乳中尿素氮含量的影响，学者们进行了大量的研究。据 Beede 等（1991）报道，高温与乳脂肪率、非脂固形物呈负相关，相关系数分别为 -0.23、-0.61。Ravagnolo 等（2000）提出，当温湿度指数（temperature-humidity index，THI）超过 72 时，每增加 1 个单位，乳脂肪和乳蛋白质就分别下降 12 g 和 9 g。Barash 等（2001）报道，奶牛蛋白质合成量随着气温的升高逐渐降低，温度每升高 1 ℃，蛋白质合成量就下降 0.01 kg。刘瑞生（1998）报道，当环境温度在 27 ℃ 以上时，奶牛乳脂肪率开始下降，出现热应激时乳脂肪率平均下降 0.3%～0.5%。薛白等（2010）研究表明，在夏季奶牛出现慢性热应激时，乳品质出现下降趋势，乳脂率和乳蛋白质率较春季、秋季和冬季有所下降，但不显著（$P>0.05$）。王建平（2008）研究认为，高温可使牛奶中的脂肪、蛋白质、葡萄糖及非脂固形物含量下降，当温度从 18 ℃ 升高到 30 ℃ 时，产奶量和乳脂肪率都下降，其中产奶量减少15%，而产奶净能利用率下降 35%，乳脂肪、非脂固形物和乳蛋白质的含量分别下降

39.7％、18.9％和16.9％。李征（2009）等研究表明，在热应激时奶牛的乳脂肪率和乳蛋白质率均显著降低，其中乳脂肪率在一年四季中的变化较大，以夏季最低。程建波等（2014）研究发现，中度热应激极显著降低了奶牛采食量、产奶量、乳脂肪校正乳产量、能量校正乳产量、乳脂肪率、乳蛋白质含量、总固体含量（$P<0.01$），而且显著增加了乳中尿素氮含量（$P<0.05$）。由此可见，热应激会导致乳中的乳脂肪率、乳蛋白质率、乳中非脂固形物及乳中尿素氮含量因高温而下降，使牛奶质量降低。

二、热应激对乳蛋白质中各组分的影响

（一）热应激对牛奶中酪蛋白的影响

酪蛋白占牛奶总蛋白质的80％以上，主要包括αS-酪蛋白、β-酪蛋白、γ-酪蛋白和κ-酪蛋白。在牛奶中，αS-酪蛋白是酪蛋白的主要组分，占总酪蛋白的45％～55％，其组分是αS1-酪蛋白和αS2-酪蛋白；β-酪蛋白是含量仅次于αS-酪蛋白的重要组成部分，与αS1-酪蛋白含量相当，两者分别占酪蛋白的35％和38％；γ-酪蛋白是β-酪蛋白的水解片段，根据片段的起始氨基酸残基不同分为γ1-酪蛋白、γ2-酪蛋白和γ3-酪蛋白3种形式；κ-酪蛋白通过分子间二硫键聚合在一起并以混合物的形式出现，分布于整个酪蛋白胶束，起到稳定胶束的作用。Chatterton等（2013）研究报道，酪蛋白有重要的抗炎性作用，对幼龄动物的肠道健康具有重要意义。

热应激会影响酪蛋白的组分变化。Moore等（1992）研究发现，产前60 d的热应激奶牛其乳中总蛋白和酪蛋白含量下降。Bernabucci等（2010）分别测定了春季与夏季牛奶中α-酪蛋白、β-酪蛋白与κ-酪蛋白的含量发现，与春季相比，夏季奶牛所产牛奶中的总酪蛋白含量下降了5.5％（$P<0.01$），牛奶中α-酪蛋白、β-酪蛋白变化差异极显著（$P<0.01$），而κ-酪蛋白的含量并不受季节影响。Cowley等（2015）对牛奶中的酪蛋白含量与浓度进行了测定发现，热应激降低了牛奶中的蛋白质浓度、酪蛋白数量和酪蛋白浓度，增加了牛奶中尿素的浓度；为进一步研究热应激导致乳蛋白质降低过程中酪蛋白组分的变化，试验对酪蛋白中部分指标进行测定，发现热应激导致总酪蛋白和αS1-酪蛋白增加，而αS2-酪蛋白比例下降，表明酪蛋白浓度的下降主要是由于αS2-酪蛋白的下降而引起的。Bernabucci等（2015）采用SDS聚丙烯酰胺凝胶电泳的方法检测了25头相同泌乳天数的奶牛在冬季、春季和夏季牛奶中各酪蛋白组分的浓度和含量发现，夏季αS-酪蛋白、β-酪蛋白含量降低，且夏季γ-酪蛋白的含量比冬季高出50％（$P=0.030$），比春季高出59％，除γ-酪蛋白外其余酪蛋白的浓度在夏季均有所降低，推断总酪蛋白含量的降低可能是由于αS-酪蛋白和β-酪蛋白含量的降低所导致的。

热应激会导致酪蛋白组分发生变化，使β-酪蛋白含量降低，进而导致总酪蛋白含量降低，出现"热应激乳蛋白降低征"。酪蛋白是一种具有良好消化率的蛋白质，能在胃中形成凝乳以便消化（Mcsweeney等，1993）。但在热应激条件下，"热应激乳蛋白降低征"使酪蛋白含量降低，抗炎性效果不突出（Rong等，2015），导致牛奶品质下降。

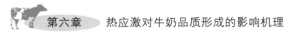

（二）热应激对牛奶中乳清蛋白的影响

乳清蛋白是在 pH4.6 时，仍分散在乳清中的蛋白质。奶中除了最大比例酪蛋白组分之外，乳清蛋白占牛奶总蛋白质的 18%～25%，包括 α-乳白蛋白（α-lactoalbumin，α-La）、β-乳球蛋白（β-lactoglobulin，β-Lg）、免疫球蛋白（Ig）、乳铁蛋白（lactoferrin，Lf）及溶菌酶（lysozyme，LZM）等多种生物活性蛋白。α-La 在乳腺中乳糖的生物合成上起着辅酶的作用，控制着乳中乳糖的含量（刘思国等，2003；Lin 等，2016），是乳糖生物合成和分泌的关键蛋白质。研究发现，牛奶中 α-La 具有抑制环氧合酶 2 活性，起到抗炎症的作用（Yamaguchi 等，2014）。β-Lg 属于一种脂质转运蛋白，能与脂肪酸和维生素及多酚类等生物活性物质结合，有助于吸收维生素 A、视黄酸（Kuzmanoff 等，1990）。Ig（IgG、IgA 和 IgM）是牛奶和血浆中天然的抗体成分，除了对机体免疫机能等的维持和促进具有重要意义外（Ploegaert 等，2011），还具有降低血浆胆固醇进而降血压的功能（Sharpe 等，1994；Gardner 等，2007）。LZM 对革兰氏阳性菌和革兰氏阴性菌都有抑制作用，通过与乳铁蛋白的协同作用，引发对革兰氏阴性菌外膜的破坏作用。

Conesa 等（2005）报道，西班牙各地区牛奶中 IgG 含量并不一致，春季乳中 IgG浓度要高于夏季。Brodziak 等（2014）报道，奶牛在春、夏季产犊时牛奶中 Lf 的含量要明显高于秋、冬季，且奶牛在自由放牧条件下牛奶中 Lf 含量要明显高于限制饲喂时。杨晋辉等（2013）研究了不同奶牛场奶牛所产牛奶中的 IgA、IgM、Lf 随季节变化的情况发现，IgA 受季节变化的影响不显著（$P>0.05$），但在春、夏季的 6 个不同奶牛场中，5 个奶牛场的牛奶中 IgM 含量和 3 个奶牛场的牛奶中 Lf 含量在春、夏两季差异极显著（$P<0.01$）。这些结果均表明，IgG、IgA、IgM、Lf 含量的变化可能受温度和地域等各方面因素的影响。

Brodziak 等（2014）分别测定了 4 个不同品种奶牛在春、夏季与秋、冬季牛奶中LZM 的含量，发现春、夏季产犊时牛奶中 LZM 含量要明显高于秋、冬季。热应激会导致牛奶中体细胞数（somatic cell counts，SCC）升高，而 SCC 的增加会引起 Lf 和 LZM等免疫活性蛋白的显著增加。Bernabucci 等（2015）发现，牛奶中 α-La 的浓度在夏季最高，冬季最低；而冬季 β-Lg 的浓度高于夏季，表明不同季节对 α-La 和 β-Lg 的含量有不同影响。热应激会导致牛奶中乳糖含量降低，而 α-La 存在于含乳糖的奶中，是乳糖酶复合物的组成成分，也是乳糖生物合成的关键蛋白质。由此推测，热应激可能会使 α-La 含量升高。

三、奶牛"热应激乳蛋白降低征"及其机制

连续 3 年时间在上海光明荷斯坦牧业有限公司的奶牛场进行观察测定发现，2012年或 2013 年的热应激周期变化对乳脂肪率和体细胞数无显著影响，对乳糖或总固形物的影响没有明显规律。热应激周期变化影响最大的是乳蛋白质。在 2012 年热应激周期变化中，无热应激时乳蛋白质含量为 2.99%，中度热应激时乳蛋白质含量为 2.62%。这 2 年的测定还发现，热应激在导致乳蛋白质下降的同时还导致乳中尿素氮含量显著升

高（表6-1）。尤其值得注意的是，2012年热应激周期变化并没有导致奶牛采食量下降，而且产奶量也没有显著性差异，但是仍然出现了乳蛋白质含量下降和乳中尿素氮含量显著升高（图6-1）。这表明热应激周期变化改变了泌乳中期奶牛氮代谢的途径，发生了氮营养重分配现象，而且这种现象不依赖于采食量和产奶量，可以称之为"热应激乳蛋白降低征"（程建波等，2014）。

表6-1 2012年热应激周期变化对泌乳中期奶牛牛奶品质的影响

项　目	MOS157	MOS179	MIS201	NS214	SEM	P 值
乳脂肪率（%）	3.25	3.30	3.0	3.48	0.079	0.77
乳蛋白质率（%）	2.62[b]	2.71[b]	2.89[a]	2.99[a]	0.033	<0.01
乳糖（%）	4.98[a]	4.83[ab]	4.68[b]	4.73[ab]	0.046	0.09
总固形物（%）	12.51	11.95	12.64	12.39	0.145	0.38
乳中尿素氮（mg/100 mL）	13.73[bc]	15.77[a]	11.45[c]	12.86[b]	0.341	<0.01
体细胞数（10^4 个/mL）	189.9	462.7	284.0	285.4	67.30	0.56

注：同行上标不同小写字母表示差异显著（$P<0.05$）。MOS157，泌乳第157天的中度热应激奶牛；MOS179，泌乳第179天的中度热应激奶牛；MIS201，泌乳第201天的轻度热应激奶牛；NS214，泌乳第214天的无热应激奶牛。

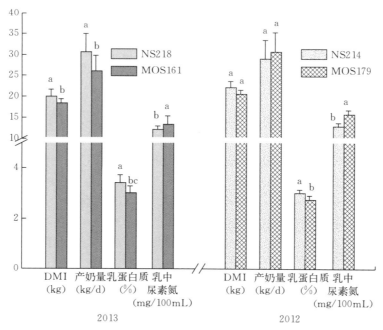

图6-1 "热应激乳蛋白降低征"现象

注：同一分析指标中不同小写字母表示处理间差异显著（$P<0.05$）。

乳蛋白质合成调控是一个协同过程，主要通过激素水平和Janus 激酶（Janus kinase，JAK）-信号转导、转录激活因子（signal transducer and activator of transcription，STAT）、哺乳动物雷帕霉素靶蛋白（mammalian target of rapamycin，mTOR）

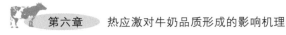

等信号通路作用于转录和翻译的起始及延伸阶段来实现的（Bionaz 等，2011）。经证实，激素对泌乳有直接或间接的影响（Banerjee 等，1982）。催乳素（prolactin，PRL）是最重要的一种泌乳激素，在促进哺乳动物乳腺发育、乳汁生成、发动和维持泌乳方面发挥重要作用，可通过受体激活 MAPK 信号通路促进乳腺上皮细胞增殖，影响乳腺中蛋白质的合成（Xing 等，2016）；生长激素（growth hormone，GH）与细胞膜上的受体结合后也可引起受体的二聚化，激活 JAK - STAT 信号通路，促进乳蛋白质合成相关基因的转录（李真等，2010）；糖皮质激素（glucocorticoid，GCS）在体内能够影响乳腺的功能，β-酪蛋白基因转录水平的表达主要通过催乳素和糖皮质激素的调节；胰岛素（insulin，INS）是由胰岛 β 细胞分泌的一种蛋白质激素，不仅对乳蛋白质基因的表达具有重要作用，而且能从多种水平上刺激牛乳腺上皮细胞中的乳蛋白质的合成过程（Qin 等，2014）。研究发现，INS 处理体外培养的奶牛乳腺组织块可以显著提高 α-乳白蛋白、αS1-酪蛋白、β-酪蛋白等乳蛋白质基因的转录水平，并显著提高信号转导与转录激活子 5（STAT5）、ETS 结构域转录因子 5（ELF5）等转录调控因子的表达（马露等，2015）。

　　从热应激改变奶牛营养分配与内分泌平衡的角度上，泌乳早期奶牛因营养摄入不足，生长激素增加，抑制了 INS 介导的脂肪合成和葡萄糖利用，促进了脂肪组织释放非酯化脂肪酸（non-esterified fatty acid，NEFA），增加了饲粮和体组织来源的养分向乳腺组织分配，同时降低了 INS 的敏感性。伴随着血液 INS 水平的降低，脂肪组织得到了分解（Richardson 等，2002），奶牛处于能量负平衡状态，牛奶合成率降低至 35％（Bernabucci 等，2010；Wheelock 等，2010），改变了奶牛体内参与养分合成与分解代谢的激素水平，激活了相应的细胞信号转导通路，引起了乳蛋白质合成相关基因的表达，从而调控乳蛋白质的合成代谢。

　　在热应激影响乳腺上皮细胞合成能力的角度上，大量研究表明，热应激能降低细胞活力，诱导细胞凋亡。周振峰等（2010）报道，经 42 ℃高温处理后，奶牛乳腺上皮细胞生长停滞，细胞数量从培养的第 2 天已明显降低。研究发现，热应激能够抑制奶牛乳腺上皮细胞的生长，并诱导其凋亡。胡菡等（2011）在体外培养奶牛乳腺上皮细胞时发现，热应激上调了乳腺细胞中与 B 淋巴细胞瘤-2 相关 X 蛋白（B-cell lymphoma-2-associated X protein，BAX）基因（促凋亡基因）的表达量，而 B 淋巴细胞瘤-2（B-cell lymphoma-2，Bcl-2）基因（抑制凋亡基因）先上调后下调。此外，热应激还降低了乳腺上皮细胞中 αS1-酪蛋白、β-酪蛋白基因的表达量（Hu 等，2016）。高胜涛等（2016）在上述试验的基础上对出现热应激时乳蛋白质含量和产量降低与泌乳相关激素、乳蛋白质合成相关信号通路，以及乳腺细胞凋亡的关系进行了研究，综合可知热应激可能并不是通过调控单个乳腺细胞合成乳蛋白质的能力来影响乳蛋白质的含量和产量，而是通过诱导乳腺细胞的凋亡，减少可用于乳蛋白质合成的乳腺细胞的数量来影响乳蛋白质的含量和产量。

　　从热休克蛋白（heat shock protein，HSP）参与热应激反应的角度上，胡菡等（2011）以体外培养的奶牛乳腺上皮细胞为模型，探讨热应激对细胞 HSP、乳脂肪和乳蛋白合成相关基因 mRNA 表达丰度的影响时发现，热应激导致牛奶中 β-酪蛋白和嗜乳脂蛋白基因转录均下调，总酪蛋白合成量下降，结果证明热应激促进了 HSP 的合成，降低了乳蛋白质的合成量。奶牛"热应激乳蛋白降低征"可能是由于机体受到热应激刺激时，为免受因热应激而造成的机体不可逆损伤，体内 HSP 合成量增多，奶牛体内 HSP70 mRNA基因的表达量及 HSP70 蛋白质的合成量显著增加，而正常蛋白质的合成量受到抑制（陈强等，2007；Collier 等，2008），使牛奶中乳蛋白质的含量下降。

第二节　热应激对乳成分前体物生成与利用的代谢机理

一、热应激奶牛血浆代谢组学

给 44 头泌乳期为 137 d 和 161 d 的奶牛，喂食相同饲料。根据 THI 指数，非热应激组有 22 头奶牛，热应激组有 22 头奶牛。奶牛早晨进食前，自尾静脉采集血液样品。利用超快速液相色谱仪进行代谢组学检测。由 22 例非热应激奶牛和 22 例热应激奶牛血浆样品所得到的 LC－MS 数据经格式转换，经 XCMS 软件处理后获得二维数据矩阵。其中，正、负离子检测模式分别获得 2 738 个和 2 314 个变量。将二维数据阵导入 SIMCA－P软件进行多变量统计分析。对正离子检测模式获得的数据矩阵进行主成分（PCA）分析，可以看到热应激组（HS）与非热应激组（HS－free）发生明显的分组和聚类。最终筛选出 61 个差异代谢物，其中 37 个由 UFLC－（＋）ESIMS 代谢组数据获得，24 个由 UFLC－（－）ESIMS 代谢组数据获得。同时，有 31 个差异代谢物由 UFLC－（＋）ESIMS 脂质组数据获得。经鉴定，19 个热应激代谢组候选诊断标志物分别是葡萄糖（glucose）、乳酸（lactate）、鸟氨酸（ornithine）、瓜氨酸（citrulline）、精氨酸（arginine）、脯氨酸（proline）、肌酸（creatine）、尿素（urea）、花生四烯酸（arachidonic acid）、油酸（oleic acid）、亚油酸（linoleic acid）、植物鞘氨醇（phytosphingosine）、二氢神经鞘氨醇（C16 sphinganine）、胆碱（choline）、溶血磷脂酰胆碱（lysophosphatidyl choline，lysoPC）（0：0/18：0）、溶血磷脂酰乙醇胺（lysophosphatidyle thanolamine，lysoPE）（18：0）、lysoPC（16：0）、lysoPC（18：0）和 lysoPC（18：2）；9 个热应激脂质组候选诊断标志物分别是植物鞘氨醇（phytosphingosine）、C16 鞘氨醇（C16 sphinganine）、溶血磷脂酰胆碱（lysoPC）（18：2）、磷脂酰胆碱（phosphatidyl choline，PC）（16：0/14：0）、PC（14：1/18：3）、PC（12：0/22：2）、PC（15：1/18：2）、PC（20：2/12：0）和 PC（18：1/18：3）（表 6－2）。代谢通路分析表明，热应激导致碳水化合物、氨基酸、脂类代谢发生紊乱（Tian 等，2015）。

表 6-2　差异代谢物质

代谢通路	代谢物	m/z 值	保留时间（s）	P 值	$\log_2$（倍数）
碳水化合物	葡萄糖	383.115 9	0.91	7.16×10^{-6}	-1.25
碳水化合物	乳糖	89.024 6	1.81	2.38×10^{-5}	1.12
氨基酸	鸟氨酸	131.086 9	0.93	4.52×10^{-4}	0.67
氨基酸	瓜氨酸	176.102 9	0.95	1.23×10^{-3}	0.61

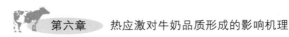

（续）

代谢通路	代谢物	m/z 值	保留时间（s）	P 值	$\log_2$（倍数）
氨基酸	精氨酸	175.119 1	0.95	2.46×10^{-4}	0.51
氨基酸	脯氨酸	116.070 5	1.09	6.19×10^{-5}	0.44
氨基酸	肌酸	132.076 9	1.06	5.64×10^{-5}	0.62
氨基酸	尿素	61.039 2	1.32	2.41×10^{-2}	0.23
脂类	花生四烯酸	303.233 4	19.32	2.16×10^{-5}	1.62
脂类	油酸	281.248 9	20.81	5.27×10^{-4}	1.25
脂类	亚油酸	279.232 8	19.53	2.55×10^{-5}	1.17
脂类	植物鞘氨醇	318.299 8	8.95	8.98×10^{-5}	0.93
脂类	C16 二氢鞘氨醇	274.274 8	8.81	2.43×10^{-5}	1.51
脂类	胆碱	104.107 3	0.91	1.77×10^{-5}	0.90
脂类	溶血磷脂酰胆碱（0：0/18：0）	524.371 0	15.01	6.53×10^{-6}	1.41
脂类	溶血磷脂酰乙醇胺（18：0）	482.323 9	15.30	1.21×10^{-4}	0.84
脂类	溶血磷脂酰胆碱（16：0）	496.339 6	12.39	1.52×10^{-4}	0.73
脂类	溶血磷脂酰胆碱（18：0）	510.391 2	15.91	1.64×10^{-4}	0.74
脂类	溶血磷脂酰胆碱（18：2）	520.340 8	12.16	1.87×10^{-3}	0.68
脂类	磷脂酰胆碱（16：0/14：0）	690.542 8	12.16	9.41×10^{-5}	−1.40
脂类	磷脂酰胆碱（14：1/18：3）	714.544 2	11.40	1.32×10^{-6}	−1.25
脂类	磷脂酰胆碱（12：0/22：2）	758.570 1	12.07	3.54×10^{-5}	−0.74
脂类	磷脂酰胆碱（15：1/18：1）	742.537 5	10.78	9.67×10^{-5}	−0.84
脂类	磷脂酰胆碱（20：2/12：0）	730.538 9	10.85	3.18×10^{-4}	−0.74
脂类	磷脂酰胆碱（18：1/18：3）	766.575 9	11.73	7.56×10^{-5}	−0.56
脂类	溶血磷脂酰胆碱（18：2）	520.341 4	3.93	1.37×10^{-2}	0.65
脂类	C16 鞘氨醇	274.274 8	2.98	1.61×10^{-5}	0.70
脂类	植物鞘氨醇	318.299 8	2.99	8.76×10^{-3}	0.59

在代谢组学研究中，虽然质谱（MS）对于许多代谢物检测灵敏度远远高于核磁共振技术（NMR），但其主要缺点是离子化歧视与检测的偏向性，并且对未知代谢物的结构鉴定有一定难度。NMR 作为常用的代谢组学分析技术之一，不仅能够对所有代谢物进行无偏向性检测，而且可以提供丰富的代谢物结构信息，在获取生物样品代谢物结构信息方面可与 MS 技术互为补充。因此，进一步采用 ^{1}H NMR 技术开展 22 例非热应激和 22 例热应激奶牛血浆样品的代谢组学研究，结合多变量统计分析方法寻找与发生热应激密切相关的可能生物标志物。

对 ^{1}H NMR 谱数据矩阵进行 PCA 分析，热应激组（HS）与非热应激组（HS-free）发生了明显的分组和聚类（图 6-2）。发现

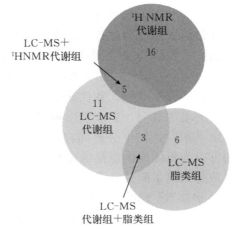

图 6-2 代谢组平台共有代谢物

21 个与热应激诊断相关的可能生物标志物，分别是乳酸、丙酮酸、葡萄糖、脯氨酸、赖氨酸、肌氨酸酐、甘氨酸、苏氨酸、异亮氨酸、亮氨酸、肌酸、乙酰乙酸、丙酮、β-羟基丁酸、胆碱、高密度脂蛋白（high density lipoprotein，HDL）、极低密度/低密度脂蛋白（very low density lipoprotein/low density lipoprotein，VLDL/LDL）、异丁酸、三甲胺、氧化三甲胺和甜菜碱。LC-MS 与 ^{1}H NMR 代谢组学获得 5 个共有标志物，即葡萄糖、乳酸、脯氨酸、肌酸、胆碱（Tian 等，2015）。

将所获得的 41 个标志物进行 ROC 曲线分析。临床上认为，AUC 值大于 0.85 的标志物具有较高的特异性与灵敏度。因此，13 个候选标志物被认为是灵敏的热应激诊断标志物，分别是三甲胺、葡萄糖、乳酸、二氢神经鞘氨醇、甜菜碱、卵磷脂（16：0/14：0）、溶血磷脂酰胆碱（18：0）、花生四烯酸、肌酸、丙酮酸、乙酰乙酸、丙酮、β-羟基丁酸（Tian 等，2015）。

二、热应激奶牛的营养代谢

1. 碳水化合物代谢途径紊乱　热应激奶牛血浆中乳酸浓度发生显著上调，葡萄糖浓度显著降低，提示热应激导致细胞无氧酵解加强，这可能是奶牛维持自身能量平衡的一种应激反应。热应激状态下，奶牛肌肉组织和心肌耗氧量加大，相对氧供应不足，从而使得葡萄糖主要以无氧酵解方式代谢。1 分子葡萄糖完全氧化可提供 30～32 分子 ATP，然而通过无氧酵解方式代谢仅能提供 2 分子 ATP（Vander 等，2009），这进一步加重热应激奶牛的能量负平衡状态（Baumgard 等，2011）。反刍动物瘤胃中微生物代谢环境改变，乳酸菌代谢紊乱亦可引起乳酸浓度升高。

2. 氨基酸代谢途径紊乱　热应激导致奶牛血浆中氨基酸浓度显著上调。肌酸浓度上升，提示肌肉组织中磷酸肌酸释放增加参与供能（Koubkova 等，2002；Scharf 等，2010）。热应激组奶牛鸟氨酸、瓜氨酸、精氨酸、脯氨酸、尿素浓度上调，表明糖异生增加或通过脱氨基氧化参与供能（Li 等，2015）。以前研究表明，热应激更易导致乳蛋白质合成量下降，同时发生乳中氮营养重分配现象（Cheng 等，2014）。

3. 脂类代谢途径紊乱　热应激组花生四烯酸、油酸、亚油酸浓度显著升高。据报道，热应激状态下奶牛体内皮质醇、肾上腺素、去甲肾上腺素浓度上升，这些激素可以促进脂肪组织分解代谢加强（Wheelock 等，2010），所生成的脂肪酸可以通过 β 氧化的方式提供能量（罗明玖等，1998）。lysoPC（0：0/18：0）、lysoPE（18：0）、lysoPC（16：0）、lysoPC（18：0）浓度显著上升。胆碱、脂肪酸、溶血磷脂酰胆碱是卵磷脂的代谢产物，其代谢受磷脂酶 A1、磷脂酶 A2 和磷脂酶 D 调控。卵磷脂分解代谢的增加表明，热应激影响了磷脂酶 A1、磷脂酶 A2 和磷脂酶 D 的活性或浓度。能量负平衡时，奶牛分解储存的脂肪，引起酮体升高。乙酰乙酸、丙酮、β-羟基丁酸则可以为机体提供能量或参与乳脂肪合成。热应激组乙酰乙酸脱羧酶和 3-羟基丁酸脱羧酶给出了酮体升高的直接原因。

4. 热应激引起的炎症反应　热应激状态下，奶牛血液中不饱和脂肪酸浓度增加，牛奶中体细胞数（SCC）上升，表明此时的机体处于一定的炎症状态。游离脂肪酸可以影响细胞膜的流动性，激活细胞转导通路，导致炎症反应（Lu 等，2013）。据报道，牛奶中乳

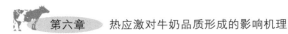

酸、异亮氨酸与体细胞数增加存在相关性（Melzer 等，2013；Sundekilde 等，2013）。由于牛奶中细菌代谢上调，因此高水平体细胞数和乳腺炎可导致牛奶中乳酸浓度增加（Sundekilde 等，2013）。然而研究发现，热应激可引起血浆中乳酸浓度上升，这也许是牛奶中乳酸上升的原因之一。Lehmann 等（2013）甚至发现即使体细胞数不变，乳酸在血液中的浓度升高也可引起其在健康奶牛乳房中浓度的增加。不同研究表明，血浆与牛奶的代谢物有其独自的生理代谢途径，即使相同的代谢物也可能来自不同的代谢途径，代表不同的代谢机制。与相关性分析相比较，代谢通路分析可以提供更准确的生物学信息。

5. 肠道微生物代谢紊乱 热应激组三甲胺、氧化三甲胺、异丁酸浓度显著降低。肠道微生物可以使胆碱发生分解代谢形成三甲胺。三甲胺进一步被吸收，并被 FMO3 酶代谢成氧化三甲胺。三甲胺、氧化三甲胺代谢紊乱说明肠道菌群代谢异常。异丁酸代谢同样受到肠道菌群的影响。

第三节　热应激对奶牛健康的影响机理

蛋白质组学研究被广泛应用于差异蛋白质表达图谱的探索，差异蛋白质的变化能够反映出机体的生理状态。其中，同位素标记相对和绝对定量（isobaric tags for relative and absolute quantitation，iTRAQ）技术是一项可以在一次试验中对多达 8 个样品进行定量比较的蛋白质组定量技术，几乎可以对任何蛋白质样品进行定量分析，具有高定量精度的特点，目前已经越来越广泛地应用于定量蛋白质组学领域。

分别于夏季热应激和春季非热应激时各选取 12 头泌乳中期的荷斯坦奶牛（泌乳天数均为 137 d），采集其血浆样品。2 个处理组持续 23 d 后，采集泌乳天数为 161 d 的奶牛血浆样品。去除高丰度蛋白后，利用 iTRAQ 进行蛋白质组学检测分析，共鉴定出 1 472 种血浆蛋白。其中，185 个蛋白质符合差异蛋白质鉴定的标准。热应激条件下，奶牛血浆中有 50 个蛋白质在 2 个泌乳天数中均发生显著上调；35 个蛋白质在 2 个泌乳天数中均发生显著下调。GO 功能富集分析显示了差异蛋白质参与的前 10 种生物学过程，其中大部分均与免疫反应和补体系统的调控相关。KEGG 信号通路富集分析显示，热应激导致奶牛血浆中的补体和凝血因子信号通路发生变化（图 6 - 3）。40 个差异蛋白质参与了补体和凝血因子信号通路。补体系统（包括补体 C1、C3、C5、C6、C7、C8 和 C9，补体因子 B 和补体因子 H）显著下调，凝血系统（包括凝血因子、维生素 K - 依赖蛋白和纤维蛋白原）显著上调（Min 等，2016）。

KEGG 信号通路富集分析显示，热应激导致奶牛血浆中的补体和凝血因子信号通路发生变化。补体和凝血因子信号通路与免疫系统紧密相关，在宿主防御病原体和其他病原物的过程中发挥着重要的作用（Oikonomopoulou 等，2012）。补体和凝血系统中的蛋白质具有相似的结构，表现为类似丝氨酸蛋白酶的性质（Markiewski 等，2007）。大多数情况下，补体和凝血因子信号通路会同时激活或失活（Amara 等，2010）。然而，热应激处理大鼠后，微阵列分析大鼠的小肠基因表达图谱显示，在热应激条件下，补体和凝血因子信号通路呈现不同的变化方式。凝血因子Ⅲ和 CD 59 的表达量下调，纤维蛋白原 α 链、纤溶酶原激活物抑制物 1 和 α2 抗纤溶酶的表达量上调（Lu 等，

2011）。试验表明，奶牛的补体系统（包括补体 C1、C3、C5、C6、C7、C8、C9，补体因子 B 和补体因子 H）在热应激条件下显著下调，同时凝血系统（包括凝血因子，维生素 K -依赖蛋白和纤维蛋白原）表现为显著上调。

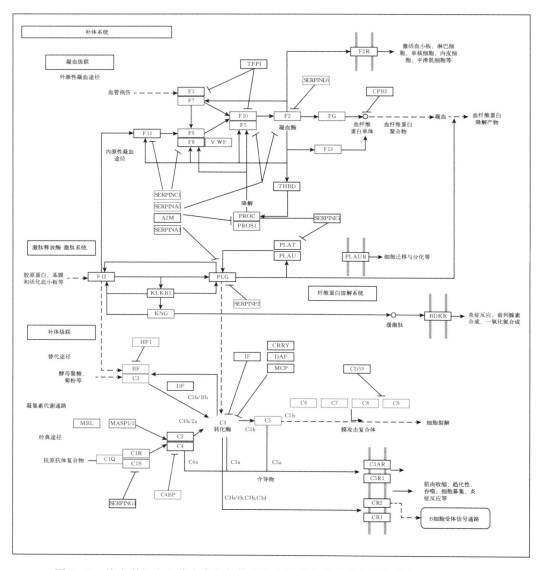

图 6-3　热应激奶牛血浆中参与补体和凝血因子信号通路的蛋白质表达量变化网络

注：加粗方框内蛋白质为热应激诱导发生显著变化分子。

（资料来源：Min 等，2016）

补体并非单一分子，而是存在于血液中的一组不耐热的经活化后具有酶活性的蛋白质，被称为补体系统。补体系统广泛参与机体防御反应和免疫调节，同时可以介导免疫病理的损伤性反应，是体内具有重要生物学作用的级联效应系统。补体系统在先天免疫系统中起到了重要作用，能够加强适应性免疫反应，是防御感染的主要屏障。一系列的

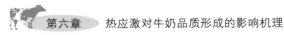

研究已经证明，热应激会导致围产期奶牛、犊牛血液中的免疫球蛋白分泌量降低，影响免疫功能。补体系统作为机体重要的免疫屏障，是免疫系统的重要组成部分。补体系统的失活可能是热应激导致奶牛免疫损伤的另一个重要原因。

热应激条件下，动物为了尽可能地增加散热，会加快血液循环速度。大量的血液流入体表微血管，血管壁间隙扩大，极易导致出血、溶血和血管损伤。同时，热应激引起血压升高，可能导致机体的颅内压升高、脑充血甚至出血；同时，引起胃肠道血管收缩，造成消化道充血。热应激导致奶牛的呼吸频率显著升高，热喘息可导致呼吸道黏膜损伤，造成呼吸道充血、出血。这一系列的热应激反应，可能引起机体各组织和器官出血。在血管出血时凝血系统被激活，参与血液凝固过程，以保证在较短时间内发挥凝血、止血的效果。这可能是热应激条件下，呈现补体系统失活和凝血因子激活的原因。

CH50 的活性主要反映补体（C1、C3、C5、C6、C7、C8 和 C9）经传统途径活化后的活性。当补体失活时，CH50 活性随之降低。热应激导致奶牛血浆中的 CH50 活性降低，从而能够间接地反映出补体系统的失活。用 ELISA 检测 50％溶血（CH50）活性和凝血系统中部分重要蛋白质表达量的结果显示，热应激导致纤维素蛋白原、凝血因子Ⅶ、凝血因子维生素 K-依赖蛋白 C 的浓度显著升高，血浆中的凝血系统激活（凝血因子Ⅴ和维生素 K-依赖蛋白 Z 的浓度在热应激和非热应激条件下差异不显著）。

基于蛋白质组学分析奶牛热应激得到的差异蛋白质，能够进一步证实代谢组学的结果。蛋白质组学的结果表明，热应激导致奶牛血浆中乳酸脱氢酶（L-lactate dehydrogenase B）含量升高。这与代谢组学检测到血浆中乳酸和乳酸脱氢酶含量升高的结果相符（Tian 等，2015）。由此可见，热应激导致奶牛机体的糖酵解途径增强，血液中乳酸的浓度发生变化，能够作为一个生物标记物用来诊断奶牛热应激。

热应激导致奶牛血浆中的氨基酸代谢发生变化。对代谢组学的研究结果表明，热应激导致奶牛的精氨酸、脯氨酸、苏氨酸、甘氨酸等氨基酸上调（Tian 等，2015）。试验结果显示，参与精氨酸和脯氨酸代谢的氨基酰化酶在热应激过程中上调。氨基酰化酶能够催化 N-乙酰化多肽水解，参与游离氨基酸的分解。热应激导致氨基酰化酶上调，促进了氨基酸的分解代谢。作为乳蛋白质合成的主要前体物，在热应激时氨基酸被优先用于分解代谢进行糖异生，由生糖氨基酸转变为糖，提供能量。热应激改变了泌乳奶牛氮代谢的途径，发生了氮营养重分配的现象（程建波等，2014）。

奶牛血浆中参与脂质代谢的蛋白质，即磷脂酰胆碱-甾醇-酰基转移酶（phosphatidylcholine-sterol acyltransferase precursor）、载脂蛋白 B（apolipoprotein B）和载脂蛋白 A-I（apolipoprotein A-I）在热应激过程中下调。代谢组学检测到大量的磷脂酰胆碱类小分子代谢物浓度降低，包括磷脂酰胆碱（16：0/14：0）、磷脂酰胆碱（14：1/18：3）、磷脂酰胆碱（12：0/22：2）、磷脂酰胆碱（15：1/18：2）、磷脂酰胆碱（20：2/12：0）和磷脂酰胆碱（18：1/18：3）（Tian 等，2015）。载脂蛋白和磷脂酰胆碱-甾醇-酰基转移酶是血浆脂蛋白的重要组成部分，而脂蛋白的主要作用是将血液中的脂质运输到机体的各组织和器官中；热应激导致奶牛血浆中脂蛋白和脂质下调，表明热应激导致脂质分解代谢减弱，机体发生脂肪沉积。这一现象在育肥猪的试验中得到了证实。热应激导致育肥猪的脂肪沉积，屠宰后的体脂率增加，脂质分解代谢减弱。根据碳水化合物、蛋白质和脂肪分解代谢的产热数据，脂肪代谢所产生的热量最高（1 g 碳水化合物代谢产热 16.7 kJ，1 g 蛋白质代谢产热 16.7 kJ，1 g 脂肪代谢产热 37.7 kJ）。由此可见，热应激时奶牛优先进行碳水化合物和蛋白质代谢提供能量，脂肪分解代谢减弱，进一步证实了热应激导致奶牛糖酵解代谢、氨基酸分解代谢增强，脂质分解代谢减弱。

第四节　热应激对牛奶代谢组的影响

给 44 头泌乳期为 137 d 和 161 d 的奶牛喂食相同饲料，根据 THI 指数，非热应激组有 22 头奶牛，热应激组有 22 头奶牛。采集牛奶样品，利用 LC - MS 与 ^{1}H NMR 技术进行代谢组学检测（Tian 等，2016）。

正交偏最小二乘法（OPLS - DA）分析 LC - MS 与 ^{1}H NMR 谱数据，结果显示热应激与非热应激组呈现明显的组间分组与组内聚类，所建立的模式识别模型含 1 个预测成分 tp 和 2 个正交成分 to，预测组间差异的能力［R2（Y）］分别是 88.2% 与 81.4%，交叉有效性验证显示其预测准确率 Q2Y 分别是为 86.1% 与 63.9%。PLS - DA 分析的置换验证结果显示，获得 R2Y（绿色三角）与真实模型的 R2Y 值共同构成的回归线截距分别是 0.015 和 0.239；经 999 次建模获得的 Q2Y（蓝色方块）与真实模型的 Q2Y 值共同构成的回归线截距分别是－0.275 和－0.190。以上结果说明，建立的模式识别模型是有效的（图 6 - 4）。

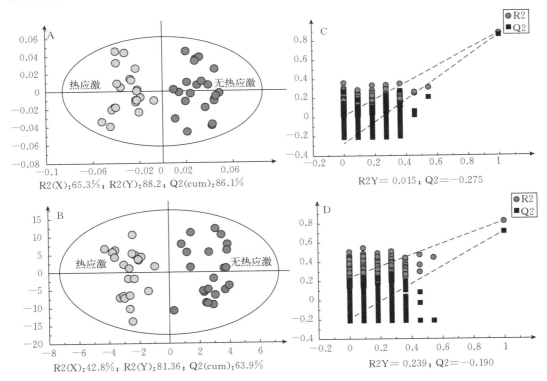

图 6 - 4　热应激与非热应激代谢组学图谱

注：A，牛奶 ^{1}H NMR 代谢组 OPLS - DA 分析；B，牛奶 LC - MS 代谢组 OPLS - DA 分析；C，牛奶 ^{1}H NMR 代谢组 OPLS - DA 模型有效性分析；D，牛奶 LC - MS 代谢组 OPLS - DA 模型有效性分析。

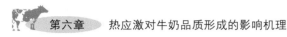

分析[1]H NMR 谱数据，获得 25 个潜在生物标志物，包括碳水化合物、氨基酸、脂类和肠道微生物的代谢物，提示这些代谢通路在热应激组发生紊乱。分析热应激与非热应激组 LC - MS 谱数据，获得 119 个差异变量，经过筛选，保留 33 个差异代谢物。进一步用多反应监测检测方法验证，得到 28 个潜在标志物。

碳水化合物相关的代谢物，包括乳酸、丙酮酸、半乳糖-1-磷酸盐和柠檬酸在热应激组上调了 1.27～1.79 倍（$P<0.002$）（表 6 - 3），而延胡索酸则下调了 78%（$P<0.001$），热应激组的柠檬酸浓度显著升高。柠檬酸被认为是能量平衡的标志物，与酮体存在相关性（Sundekilde 等，2013）。由于血液或牛奶中的柠檬酸无法穿过乳腺上皮细胞，因此牛奶中柠檬酸的含量仅反映热应激对乳腺功能的影响。热应激组牛奶中延胡索酸含量的下调表明，奶牛的能量代谢发生紊乱，三羧酸循环功能受到影响（Eger 等，2016）。乳糖是牛奶中主要的糖。血液中的葡萄糖经乳腺代谢生成乳糖进入牛奶，这一代谢功能对牛奶产量的影响至关重要（Li 等，2015；Osorio 等，2016）。尽管未发现乳糖在热应激前后浓度发生显著改变，但是热应激使得牛奶产量减低，因此乳糖的实际产量是下降的，表明血液中用于合成乳糖的葡萄糖供给量减少，乳糖合成受到影响。

表 6 - 3 差异代谢物

代谢通路	代谢物	化学位移（×10⁻⁶）	对 应	P 值	倍数（热应激组/非热应激组）
碳水化合物	乳酸	1.33	CH₃ (d)	<0.001	1.46
碳水化合物	西酮酸	2.41	CH₃ (s)	<0.002	1.32
碳水化合物	柠檬酸	2.74	CH₂ (d)	<0.001	1.79
碳水化合物	半乳糖磷酸	5.51	CH (dd)	<0.001	1.27
碳水化合物	延胡索酸	6.53	2×CH (s)	<0.001	0.78
氨基酸	异亮氨酸	1.00	CH₃ (d)	<0.001	0.88
氨基酸	肌酸	3.03	CH₃ (s)	<0.001	1.59
氨基酸	磷酸	3.05	CH₃ (s)	<0.001	0.69
氨基酸	甘氨酸	3.57	CH₂ (s)	<0.001	0.83
氨基酸	脯氨酸	4.13	CH (m)	<0.001	0.81
氨基酸	乳清酸	6.20	CH (s)	<0.001	0.72
脂类	总胆固醇	0.68	18×CH₃ (s)	<0.001	0.91
脂类	丁酸	0.91	CH₃ (t)	<0.001	1.23
脂类	脂肪酸	1.26	n×CH₂ (s)	<0.001	1.14
脂类	N-乙酰糖 A	2.04	CH₃ (s)	<0.001	0.86
脂类	N-乙酰糖 B	2.06	CH₃ (s)	<0.001	0.71
脂类	N-乙酰糖 C	2.07	CH₃ (s)	<0.001	0.68
脂类	丙酮	2.24	2×CH₃ (s)	<0.001	1.42
脂类	β-羟基丁酸	2.36	CH₂ (m)	<0.001	1.38
脂类	多不饱和脂肪酸	2.79	n×CH (t)	<0.001	1.08
脂类	磷酸	3.22	3×CH₃ (s)	<0.001	0.84

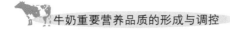

（续）

代谢通路	代谢物	化学位移（$\times 10^{-6}$）	对应	P 值	倍数（热应激组/非热应激组）
脂类	甘油胆碱	3.23	$3\times CH_3$ (s)	<0.001	0.89
脂类	不饱和脂肪酸	5.34	$n\times CH$ (m)	<0.02	1.18
脂类	N-乙酰糖 D	5.41	CH (m)	<0.01	0.85
微生物代谢物	三甲胺	2.85	$3\times CH_3$ (s)	<0.001	0.52

注：d，双峰；s，单峰；dd，两个双峰；m，多种峰；t，三峰；q，四峰。

脂类相关的代谢物，包括丁酸盐、丙酮、β-羟基丁酸、脂肪酸、不饱和脂肪酸和多聚饱和脂肪酸的浓度在热应激组上升1.08～1.38倍（$P<0.02$）。能量负平衡可以导致奶牛动员体内脂肪，引起血液中脂肪酸浓度升高，从而影响牛奶中脂肪酸（主要有油酸和亚油酸）的浓度（Morris 等，2009）。对于奶牛而言，牛奶中不饱和脂肪酸的升高可引起炎症，如乳腺炎和子宫炎。热应激组牛奶中β-羟基丁酸和丙酮的浓度显著上升，与在血浆中的研究结果一致。偏相关分析的结果表明，热应激前后这两个代谢物在牛奶和血浆中存在显著相关性，提示β-羟基丁酸和丙酮可能由血浆直接穿过乳腺进入牛奶中。β-羟基丁酸和丙酮被认为是奶牛能量状态的标志物，它们的浓度升高反映葡萄糖供给的不足（Kaldur 等，2014）。热应激组牛奶中卵磷脂浓度显著降低，而溶血磷脂酰胆碱的浓度显著升高。在磷脂酶A1、磷脂酶A2的催化作用下，卵磷脂可代谢生成溶血磷脂酰胆碱，提示热应激作用使得磷脂酶含量发生了变化。热应激前后，三甲胺在牛奶与血浆中均存在显著相关性，表明热应激对肠道微生物产生明显的影响。

⊙参考文献

陈强，李忠浩，王根林，2007. 奶牛 HSP70 基因多态性与生产性能的关系 [J]. 江西农业学报，19（7）：84-86.

程建波，王伟宇，郑楠，等，2014. 自然生产条件下热应激周期变化揭示泌乳中期奶牛出现"热应激乳蛋白降低征"[J]. 中国畜牧兽医，41（10）：73-84.

高胜涛，2016. 热应激通过诱导奶牛乳腺细胞凋亡减少乳蛋白 [J]. 动物营养学报，28（5）：1615-1625.

胡蔺，2011. 高温诱导体外培养奶牛乳腺上皮细胞的应激响应 [J]. 农业生物技术学报，19（2）：287-293.

李真，李庆章，2010. 奶山羊乳腺发育过程中生长激素、胰岛素及其受体的变化规律研究 [J]. 中国农业科学，43（8）：1730-1737.

李征，梅成，郭智成，2009. 热应激对荷斯坦奶牛生产性能和乳脂脂肪酸组成的影响 [J]. 中国乳品工业（9）：17-19.

刘瑞生，1998. 奶牛热应激研究进展 [J]. 当代畜牧（5）：3-5.

刘思国，2003. 人 α-乳白蛋白在转基因小鼠乳汁中的动态表达图貌 [J]. 中国科学（生命科学），33（4）：317-322.

马露，2015. 热应激影响奶牛乳腺酪蛋白合成的机制 [J]. 动物营养学报，27（11）：3319-3325.

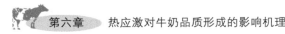

田青，2013. 胰岛素对奶牛乳腺上皮细胞酪蛋白合成调节机理的研究［J］. 动物营养学报，25（3）：550-560.

王建平，2008. 热应激对奶牛影响的研究进展［J］. 中国奶牛，7：21-24.

邢媛媛，李大彪，李红磊，2016. 催乳素对奶牛乳腺上皮细胞乳脂和乳蛋白合成相关基因表达的影响［J］. 动物营养学报，28（8）：2439-3447.

薛白，2010. 温湿度指数与奶牛生产性能的关系［J］. 中国畜牧兽医，37（3）：153-157.

杨晋辉，2013. 不同牛场春季和夏季牛奶中 IgA、IgM 和乳铁蛋白的调查［J］. 华中农业大学学报（3）：94-98.

周振峰，2010. 热应激对体外培养奶牛乳腺上皮细胞生长、凋亡及其热休克蛋白 mRNA 转录的影响［J］. 畜牧兽医学报，41（5）：600-607.

Amara U，Flierl M A，Rittirsch D，et al，2010. Molecular intercommunication between the complement and coagulation systems［J］. The Journal of Immunology，185（9）：5628-5636.

Banerjee M R，1982. Hormonal regulation of mammary tumors［M］. Springer Netherlands，229-283.

Barash H，2001，Interrelationships among ambient temperature，day length，and milk yield in dairy cows under a mediterranean climate［J］. Journal of Dairy Science，84（10）：2314-2320.

Baumgard L H，Wheelock J B，Sanders S R，et al，2011. Postabsorptive carbohydrate adaptations to heat stress and monensin supplementation in lactating Holstein cows［J］. Journal of Dairy Science，94：5620-5633.

Beede D K，Shearer J K，1991. Nutritional management of dairy cattle during hot weather［J］. Agri-Practice，12：5-13.

Bernabucci U，2015. Effect of summer season on milk protein fractions in Holstein cows［J］. Journal of Dairy Science，98（3）：616-622.

Bernabucci U，2010. Metabolic and hormonal acclimation to heat stress in domesticated ruminants［J］. Animal，4（7）：1167-1183.

Bionaz M，Loor J J，2011. Gene networks driving bovine mammary protein synthesis during the lactation cycle［J］. Bioinformatics and Biology Insights，5（5）：83-98.

Brodziak A，2014. Effect of breed and feeding system on content of selected whey proteins in cow's milk in spring-summer and autumn-winter seasons［J］. Annals of Animal Science，12（2）：261-269.

Chatterton D E，2013. Anti-inflammatory mechanisms of bioactive milk proteins in the intestine of newborns［J］. International Journal of Biochemistry and Cell Biology，45（8）：1730-1747.

Cheng J B，Wang W Y，Zheng N，et al，2014. Natural period change of heat stress reveals unique "heat-stressed milk protein decrease syndrome" in mid-lactation dairy cows［J］. China Animal Husbandry and Veterinary Medicine，41：73-84.

Collier R J，2008. Effects of recombinant bovine somatotropin（rbST）and season on plasma and milk insulin-like growth factors Ⅰ（IGF-Ⅰ）and Ⅱ（IGF-Ⅱ）in lactating dairy cows［J］. Domestic Animal Endocrinology，35（1）：16-23.

Conesa C，2005. Determination of IgG levels in bovine bulk milk samples from different regions of Spain［J］. European Food Research and Technology，220（2）：222-225.

Cowley F C, 2015. Immediate and residual effects of heat stress and restricted intake on milk protein and casein composition and energy metabolism [J]. Journal of Dairy Science, 98 (4): 2356 - 2368.

Eger M, Hussen J, Koy M, et al, 2016. Glucose transporter expression differs between bovine monocyte and macrophage subsets and is influenced by milk production [J]. Journal of Dairy Science, 99: 2276 - 2287.

Gardner C D, 2007. Effect of two types of soy milk and dairy milk on plasma lipids in hypercholesterolemic adults: a randomized trial [J]. Journal of the American College of Nutrition, 26 (6): 669 - 677.

Hu H, 2016. The effect of heat stress on gene expression and synthesis of heat - shock and milk proteins in bovine mammary epithelial cells [J]. Animal Science Journal, 87 (1): 84 - 91.

Kaldur T, Kals J, Ööpik V, et al, 2014. Effects of heat acclimation on changes in oxidative stress and inflammation caused by endurance capacity test in the heat [J]. Oxidative Medicine Cell Longevity. Doi: 10.1155/107137.

Koubkova M, Knizkova I, Kunc P, et al, 2002. Influence of high environmental temperatures and evaporative cooling on some physiological hematological and biochemical parameters in high - yielding dairy cows [J]. Czech Journal of Animal Science, 47: 309 - 318.

Kuzmanoff K M, Andresen J W, Beattie C W, 1990. Isolation of monoclonal antibodies monospecific for bovine α - lactalbumin [J]. Journal of Dairy Science, 73 (10): 2741 - 2748.

Lehmann M, Wellnitz O, Bruckmaier R M, 2013. Concomitant lipopolysaccharide - induced transfer of blood - derived components including immunoglobulins into milk [J]. Journal of Dairy Science, 96: 889 - 896.

Li L O, Grevengoed T J, Paul D S, et al, 2015. Compartmentalized acyl - CoA metabolism in skeletal muscle regulates systemic glucose homeostasis [J]. Diabetes, 64: 23 - 25.

Lin Y, Sun X, Hou X, et al, 2016. Effects of glucose on lactose synthesis in mammary epithelial cells from dairy cow [J]. BMC Veterinary Research, 12 (1): 1 - 11.

Lu A, Wang H, Hou X, et al, 2011. Microarray analysis of gene expression profiles of rat small intestine in response to heat stress [J]. Journal of Biomolecular Screening, 16 (6): 655 - 667.

Lu J, Antunes F E, Páez Cano A E, et al, 2013. Changes in milk proteome and metabolome associated with dry period length, energy balance, and lactation stage in postparturient dairy cows [J]. Journal of Proteome Research, 12: 3288 - 3296.

Markiewski M M, Nilsson B, Ekdahl K N, et al, 2007. Complement and coagulation: strangers or partners in crime? [J]. Trends in Immunology, 28 (4): 184 - 192.

Mcsweeney P L, 1993. Proteolytic specificity of chymosin on bovine alpha s1 - casein [J]. Journal of Dairy Research, 60 (3): 401 - 412.

Melzer N, Wittenburg D, Hartwig S, et al, 2013. Investigating associations between milk metabolite profiles and milk traits of Holstein cows [J]. Journal of Dairy Science, 96: 1521 -1534.

Min L, Cheng J, Zhao S, et al, 2016. Plasma - based proteomics reveals immune response, complement and coagulation cascades pathway shifts in heat - stressed lactating dairy cows [J]. Journal Proteomics, 146: 99 - 108.

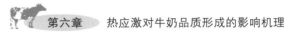
Moore R B, Fuquay J W, Drapala W J, 1992. Effects of late gestation heat stress on postpartum milk production and reproduction in dairy cattle [J]. Journal of Dairy Science, 75 (7): 1877 - 1882.

Morris D G, Waters S M, McCarthy S D, et al, 2009. Pleiotropic effects of negative energy balance in the postpartum dairy cow on splenic gene expression: repercussions for innate and adaptive immunity [J]. Physiol Genomics, 39: 28 - 37.

Oikonomopoulou K, Ricklin D, Ward P A, et al, 2012. Interactions between coagulation and complement—their role in inflammation [J]. Seminars in Immunopathology, 34 (1): 151 - 165.

Osorio J S, Lohakare J, Bionaz M, 2016. Biosynthesis of milk fat, protein, and lactose: roles of transcriptional and post - transcriptional regulation [J]. Physiological Genomics, 48: 231 - 256.

Ploegaert T C, 2011. Natural antibodies in bovine milk and blood plasma: variability among cows, repeatability within cows, and relation between milk and plasma titers [J]. Veterinary Immunology & Immunopathology, 144 (1/2): 88 - 94.

Qin T, 2014. Effect of insulin on mRNA expression of genes related to milk synthesis in primary bovine mammary epithelial cells cultured *in vitro* [C]. ADSA - ASAS - CSAS Joint Meeting.

Ravagnolo O, Misztal I, Hoogenboom G, 2000. Genetic component of heat stress in dairy cattle, development of heat index function [J]. Journal of Dairy Science, 83 (9): 2120 - 2125.

Richardson S J, 2002. Developmental profile of thyroid hormone distributor proteins in a marsupial, the tammar wallaby *Macropus eugenii* [J]. General and Comparative Endocrinology, 125 (1): 92 - 103.

Rong Y, 2015. Effects of casein glycomacropeptide supplementation on growth performance, intestinal morphology, intestinal barrier permeability and inflammatory responses in *Escherichia coli* K88 challenged piglets [J]. Animal Nutrition, 1 (2): 54 - 59.

Scharf B, Carroll J A, Riley D G, et al, 2010. Evaluation of physiological and blood serum differences in heat - tolerant (*Romosinuano*) and heat - susceptible (*Angus*) *Bos taurus* cattle during controlled heat challenge [J]. Journal of Animal Science, 88: 2321 - 2336.

Sharpe S J, Gamble G D, Sharpe D N, 1994. Cholesterol - lowering and blood pressure effects of immune milk [J]. American Journal of Clinical Nutrition, 59 (4): 929 - 934.

Sundekilde U K, Poulsen N A, Larsen L B, et al, 2013. Nuclear magnetic resonance metabonomics reveals strong association between milk metabolites and somatic cell count in bovine milk [J]. Journal of Dairy Science, 96: 290 - 299.

Tian H, Wang W, Zheng N, et al, 2015. Identification of diagnostic biomarkers and metabolic pathway shifts of heat - stressed lactating dairy cows [J]. Journal of Proteomics, 125: 17 - 28.

Tian H, Zheng N, Wang W, et al, 2016. Integrated metabolomics study of the milk of heat - stressed lactating dairy cows [J]. Scientific Reports, 6: 24208.

Vander H M G, Cantley L C, Thompson C B, 2009. Understanding the Warburg effect: the metabolic requirements of cell proliferation [J]. Science, 324: 1029 - 1033.

Wheelock J B, 2010. Effects of heat stress on energetic metabolism in lactating Holstein cows1 [J]. Journal of Dairy Science, 93 (2): 644 - 655.

Wheelock J B, Rhoads R P, Vanbaale M J, et al, 2010. Effects of heat stress on energetic metabolism in lactating Holstein cows [J]. Journal of Dairy Science, 93: 644 - 655.

Yamaguchi M, 2014. Bovine milk - derived α - lactalbumin inhibits colon inflammation and carcinogenesis in azoxymethane and dextran sodium sulfate - treated mice [J]. Agricultural and Biological Chemistry, 78 (4): 672 - 679.

第七章
牛奶营养品质特征

　　奶含有丰富的营养物质和生物活性成分，主要包括蛋白质、脂肪酸、维生素和矿物质等。近年来，组学技术的快速发展为全面鉴定奶组成成分提供了高效的研究手段，为此，诸多研究解析了奶牛品种、健康状况、泌乳期等因素对奶中重要营养成分，如蛋白质、脂肪、糖等表达模式的影响（Lu 等，2018；Tacoma 等，2016）。这些研究结果充分展示了奶成分的复杂性，不仅有利于全面揭示奶的组成，而且有利于阐释奶的生理功能。

第一节　奶中蛋白质营养特征

　　一般而言，蛋白质是奶中最为重要的一种组分，其含量在不同奶畜奶中的差异较大，如水牛牛奶蛋白质含量高于荷斯坦奶牛和山羊等奶畜奶。奶中蛋白质主要包括酪蛋白和乳清蛋白，此外还有来源于脂肪球膜的蛋白质。在荷斯坦奶牛、山羊等反刍动物奶中，酪蛋白和乳清蛋白分别占总蛋白质含量的 80％ 和 20％；在人奶和马奶中，酪蛋白占总蛋白质含量的 55％；同时，奶中酪蛋白和乳清蛋白的含量或比值随泌乳期的延长而发生变化（Uniacke-Lowe 等，2010；Liao 等，2017）。由此，展示了奶成分的动态性和复杂性。

一、乳清蛋白组

　　由于高丰度蛋白质能够阻碍低丰度蛋白质鉴定，因此有学者分离了荷斯坦奶牛乳清并采用肽文库富集低丰度蛋白质，经质谱分析鉴定了 149 种蛋白，发现免疫球蛋白存在多态性（D'Amato 等，2009）。采用相同的低丰度蛋白质富集方法，在山羊乳清中鉴定了 452 种蛋白质。其中，10％ 的鉴定蛋白质来源于山羊数据库，52％ 的鉴定蛋白质来源于绵羊数据库，37％ 的鉴定蛋白质来源于牛数据库（Cunsolo 等，2015）；而在绵羊乳清中鉴定了 644 种蛋白，其中 193 种蛋白质是新鉴定蛋白质，它们主要参与了免疫防御或营养物质传递（Cunsolo 等，2017）。

　　为了分析不同奶畜奶组分的表达模式，采集并分离了荷斯坦奶牛、牦牛、水牛、山羊和骆驼所产奶的乳清蛋白质，用同位素相对标记与绝对定量技术进行蛋白质定量。在奶畜奶中量化了 211 种乳清蛋白质。用 GO 数据库注释对 113 个鉴定蛋白质的分子功能、细胞组分和生物学过程进行了归类（图 7-1）。聚类分析了 117 种差异表达的乳清蛋白，发现荷斯坦奶牛、牦牛和水牛所产奶中乳清蛋白质的表达最为相似，聚为一类；其次是羊奶乳清蛋白质；最后是骆驼奶乳清蛋白。用主成分分析了荷斯坦奶牛、牦牛、水牛、山羊和骆驼所产奶中的乳清蛋白，显示了不同奶畜奶中乳清蛋白的表达存在显著差异。结果发现，乳清酸性蛋白和醌氧化还原酶是骆驼奶的特征性分子，双糖链蛋白聚糖是山羊乳的特征性分子，未命名蛋白质（AC：F1MK50）是牦牛奶的特征性分子，凝聚素是水牛奶的特征性分子，伯胺氧化酶是荷斯坦奶牛牛奶的特征性分子（表 7-1）。研究结果可用于构建荷斯坦奶牛、牦牛、水牛、山羊和骆驼等奶畜奶的乳清蛋白质定量表达模式，差异表达蛋白质可用于鉴定上述奶畜奶中是否存在掺假，同时对上述奶畜奶的生理功能进行解析为生产特定乳清蛋白提供了依据（Yang等，2013a）。

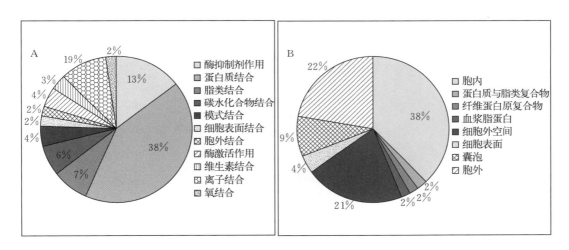

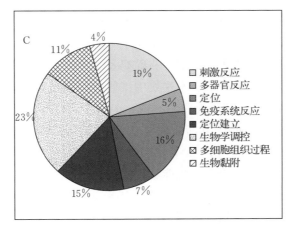

图 7-1 113 个鉴定蛋白质的分子功能、细胞组分和生物学过程归类

注：A，分子功能；B，细胞组分；C，生物学过程。

表 7 - 1 乳清差异表达蛋白的主成分分析

项目	登录号	蛋白质名称
骆驼奶	P15522	糖基化依赖细胞黏附分子 1
	P00710	α-乳白蛋白
	P09837	乳清酸性蛋白
	Q28452	醌氧化还原酶
	Q9GK12	肽聚糖识别蛋白 1
	Q9TUM0	乳铁蛋白
羊奶	A5JST2	血清淀粉样蛋白 A
	P21809	二聚糖
	Q8SQ82	多聚免疫球蛋白受体
	P80221	C-X-C 基序趋化因子 6
牦牛奶	F1MK50	未命名蛋白
水牛奶	D2U6Q1	结合珠蛋白
	P17697	凝聚素
	Q08DW4	甘露聚糖结合凝集素丝氨酸肽酶 1
	Q28178	血小板反应素 1
	Q3T0Z0	未命名蛋白
荷斯坦奶牛牛奶	B0JYP6	免疫球蛋白 K
	P79345	胆固醇传递蛋白 2
	Q29437	伯胺氧化酶

为了直观地显示山羊、骆驼、水牛和荷斯坦奶牛等奶畜奶蛋白质的差异，将乳蛋白质用二维凝胶电泳进行分离，建立了山羊奶、骆驼奶及水牛奶中掺假荷斯坦奶牛牛奶的表达图谱。结果发现，山羊奶、牦牛奶、水牛奶中掺假荷斯坦奶牛牛奶时，凝胶图谱中可检测到荷斯坦奶牛牛奶中的 β-乳球蛋白和（或）α 乳球蛋白等，其检测限可以达到 0.5％的掺假水平。β-乳球蛋白和 α-乳清蛋白可作为检测山羊奶、骆驼奶及水牛奶中掺假荷斯坦奶牛牛奶的标记蛋白质（Yang 等，2014）。

鉴于乳清蛋白质中存在翻译后修饰，且能够影响蛋白质的生物学功能。为此，采用凝集素富集了荷斯坦奶牛、娟姗牛、水牛、牦牛等奶畜奶中乳清蛋白 N-糖基化肽段，用液相色谱串联质谱进行鉴定，在这些乳清蛋白质中共鉴定到 233 条 N-糖基化肽，来源于 147 种糖基化蛋白。比较分析发现，大多数乳清蛋白质的 N-糖基化位点归类为新的糖基化位点(图 7-2)。N-糖基化乳清蛋白质的 GO 分析结果显示，所研究的奶畜奶最主要的生物功能是应激应答（图7-3）。荷斯坦奶牛、娟姗牛和牦牛N-糖基化乳清蛋白质涉及溶酶体、糖胺聚糖降解和胞外基质受体互作信号通路；骆驼奶N-糖基化乳清蛋白质参与了补体和凝结级联通路；马奶N-糖基化乳清蛋白参与溶酶体、糖胺聚糖降解及补体和凝结级联通路。此外研究发现，荷斯坦奶牛、娟姗牛、牦牛、水牛和山羊奶畜奶中N-糖基化乳清蛋白最相似，而骆驼奶和马奶N-糖基化乳清蛋白组成最相似。研究结果深入揭示了奶畜糖基化乳清蛋白组成及其潜在的生物学功能，有助于探索N-糖基化乳清蛋白的生物合成及生理功能（Yang等，2017）。

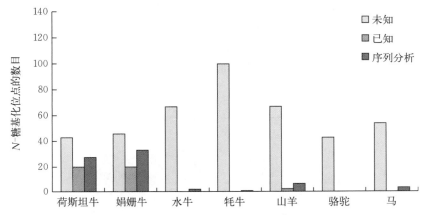

图7-2　基于Swiss-Prot数据库注释比对分析不同奶畜乳清中N-糖基化位点

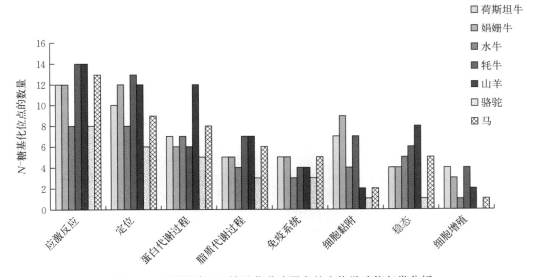

图7-3　不同奶畜N-糖基化乳清蛋白的生物学功能归类分析

二、脂肪球膜蛋白质组

乳脂肪是以甘油三脂为核心由3层脂肪球膜包裹形成的脂肪滴，其中脂肪球膜在保障脂肪在乳中的稳定性方面发挥极其重要的作用。另外，脂肪球膜蛋白质参与了诸多生物学功能，然而对其组成和物种间的多样性研究却不清楚。为此，采用标记定量的蛋白质组学方法对荷斯坦奶牛、娟姗牛、牦牛、水牛、山羊、骆驼、马等畜奶中和人奶中脂肪球膜蛋白质组进行鉴定和定量分析。结果表明，从脂肪球膜组分中共鉴定到520种蛋白质，并依据蛋白质的数据库注释对鉴定到的蛋白质进行了归类。乳脂肪球膜蛋白质参与的最主要生物学过程是细胞过程、定位、传递、信号转导和应激应答，最主要的分子功能是结合和催化活性(图7-4)。通路分析表明，乳脂肪球膜蛋白质还涉及糖酵解/糖异生、过氧化物酶体增殖物激活受体和脂肪酸生物合成通路。采用聚类分析对量化的脂肪球膜蛋白组分析发现，荷斯坦奶牛、牦牛和娟姗牛所产牛奶中脂肪球膜蛋白质组成最为相似；其次是水牛奶和山羊奶；最后是骆驼奶、马奶和人奶(图7-5)。结果阐释了以上不同物种奶脂肪球膜蛋白质组的表达模式、蛋白质组成差异及其涉及的生物学功能，为进一步揭示乳脂肪球的形成及可能的机理提供了科学依据(Yang等，2015)。

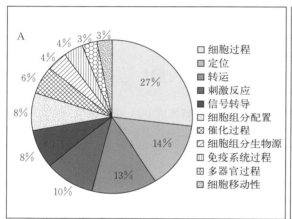

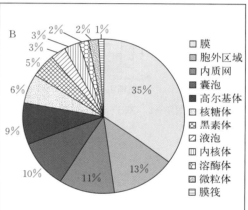

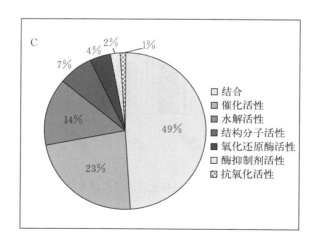

图7-4　荷斯坦奶牛、娟姗牛、牦牛、水牛、山羊、骆驼、马奶畜奶及人奶中
脂肪球膜蛋白质的生物学功能归类
注：A，生物学过程；B，细胞组分；C，分子功能。

糖蛋白质参与了诸多生物学功能，为了进一步分析脂肪球膜糖蛋白质的表达模式及其潜在的生物学功能，采用滤膜辅助技术富集和液相色谱串联质谱技术解析荷斯坦奶牛、娟姗牛、水牛、牦牛、山羊、骆驼、马等奶畜奶及人奶中N-糖基化脂肪球膜蛋白质。对糖基化蛋白质的生物化学分析发现，61.0%的蛋白质是跨膜蛋白质，25.5%的蛋白质是疏水性蛋白质。鉴定糖基化蛋白质的功能分析表明，最主要的生物功能是应激应答（图7-6）；同时，通路分析结果发现，不同奶畜奶中N-糖基化脂肪球膜蛋白质参与的生物学通路存在差异，这些N-糖基化蛋白质可能与不同奶畜奶中脂肪球的形成及生理功能相关（表7-2）。总之，研究揭示了不同物种N-糖基化乳脂肪球膜蛋白质组分及其潜在的生物学功能，从而有利于阐述乳蛋白质参与形成脂肪球的分子机理（Yang等，2016b）。

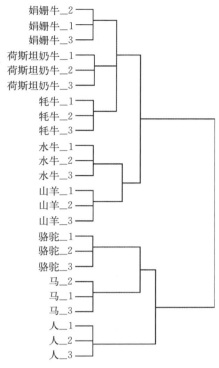

图7-5　不同物种奶中乳脂肪球膜蛋白质的聚类分析结果

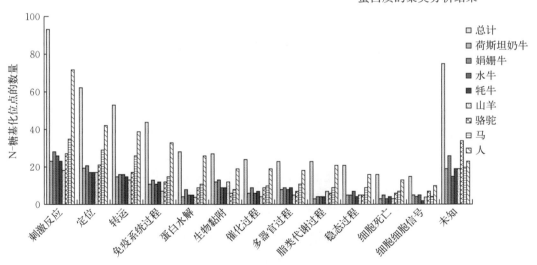

图7-6　不同物种奶中N-糖基化脂肪球膜蛋白质的生物学功能归类分析

表7-2　不同物种奶N-糖基化脂肪球膜蛋白质的生物学通路分析

物　种	通　路	数　量	比例（%）	P　值	富集倍数
荷斯坦奶牛	精氨酸代谢	2	2.30	0.023	80.71
	牛磺酸和亚牛磺酸代谢	2	2.30	0.033	56.50

（续）

物 种	通 路	数 量	比例（％）	P 值	富集倍数
娟姗牛	溶酶体	4	3.77	0.013	7.55
牦牛	精氨酸代谢	2	2.28	0.023	80.71
	牛磺酸和亚牛磺酸代谢	2	2.28	0.033	56.50
山羊	PPAR 信号通路	3	3.80	0.019	13.00
	溶酶体	3	3.80	0.051	7.67
骆驼	轴突导向	4	4.82	0.030	5.63
	补体和凝结通路	3	3.61	0.051	7.89
	PPAR 信号通路	4	3.61	0.051	7.89
马	补体和凝结通路	5	5.75	0.000	13.16
人	补体和凝结通路	13	7.30	2.73E－11	14.74
	溶酶体	13	7.30	1.50E－08	8.69
	ECM 受体互作	5	2.81	0.026	4.66
	细胞黏附分子	6	3.37	0.025	3.56

第二节 奶中脂肪酸营养特征

乳脂肪是奶中的另一种重要营养成分，其含量和组成受诸多因素的影响，主要包括奶牛品种、日粮营养、生理和健康状况等。为了分析不同奶畜奶中脂肪酸组成及含量，采集荷斯坦奶牛、山羊、骆驼、牦牛和水牛的奶样，萃取奶中脂肪酸，用气相色谱法进行脂肪酸成分的定量分析。对比分析后发现，骆驼奶中含有最低比例的 C4：0～C12：0 脂肪酸单体和最高比例的不饱和脂肪酸，山羊奶中含有最高比例的 C8：0～C14：0 脂肪酸单体，而荷斯坦奶牛、水牛和牦牛所产的奶中脂肪酸比例最为相近（图 7-7）（Yang 等，2018a）。

为了分析不同产地奶中脂肪酸的组成模式，采集了我国牛奶主产区 6 个商业牧场（北京、呼和浩特、哈尔滨、西安、乌鲁木齐和滁州）春季和夏季的荷斯坦奶牛奶样，用气相色谱方法定量分析奶中脂肪酸，结果发现不同产地奶中短链脂肪酸和长链脂肪酸，以及饱和脂肪酸、单不饱和脂肪酸和多不饱和脂肪酸含量存在显著差异（图 7-9），而季节影响则不显著。不同产地奶中顺式-9 共轭亚油酸和反式-11 共轭亚油酸含量差异显著，春季奶中顺式-9 亚轭亚油酸和反式-11 共轭亚油酸含量显著高于夏季（Yang 等，2013b）。

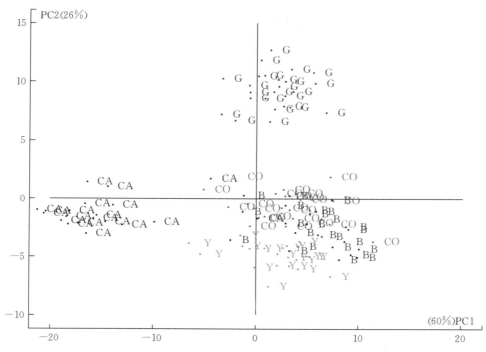

图 7-7　荷斯坦奶牛、山羊、骆驼、牦牛和水牛的奶样中脂肪酸的主成分分析

注：G，山羊；CA，骆驼；Y，牦牛；B，水牛；CD，荷斯坦奶牛。

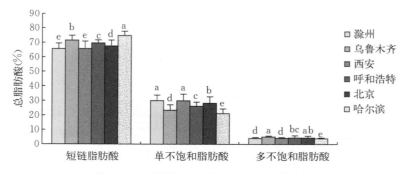

图 7-8　不同产地奶中脂肪酸组成的分析

注：每种类型脂肪酸中不同字母表示差异显著（$P < 0.05$）。

第三节　奶中代谢物营养特征

奶中代谢物主要来源于乳腺细胞和外周血等，存在一定的种属差异。有研究采用核磁共振光谱技术分析了荷斯坦奶牛、娟姗牛、水牛、牦牛、山羊、骆驼和马的代谢物表达模式。用核磁共振谱图积分定量代谢物，参数如下：积分区间为 0.5×10^{-6} ~9.0×10^{-6}，积分间距为 0.002×10^{-6}，去掉水峰（4.70×10^{-6}~5.07×10^{-6}）及残余甲醇（$3.32\times10^{-6}\sim3.40\times10^{-6}$），将积分后的数据归一化。多元变量统计分析表明不同奶畜奶间的聚类现象比较明显，表明奶畜奶的代谢组存在比较明显的差异。采用正交偏最小二乘法判别分析最大化地凸显荷斯坦奶牛牛奶和其他奶畜奶之间的差异（图7-9），这些显著差异的代谢物鉴定为亮氨酸、缬氨酸、乳酸、乙酸、丙酮酸和琥珀酸等（表7-3）。荷斯坦奶牛牛奶中胆碱、乳酸、乙酸、丙酮酸和琥珀酸等成分与娟姗牛、水牛、牦牛、山羊和马的显著负相关，可作为诊断分子（Yang 等，2016a）。

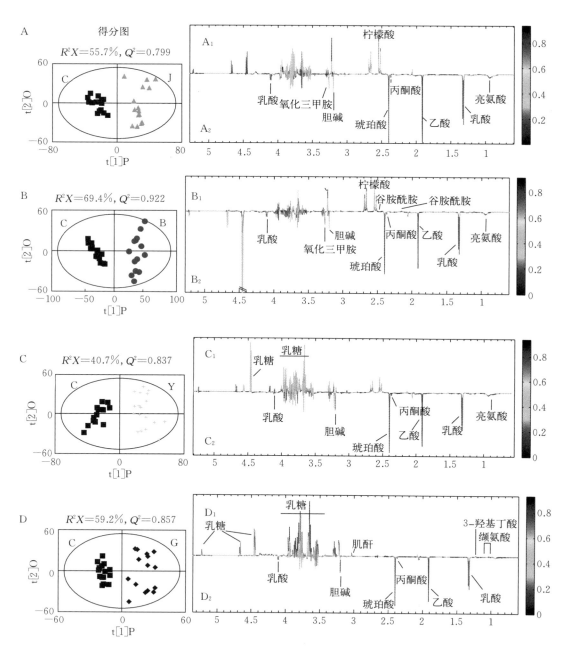

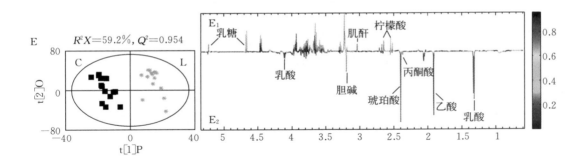

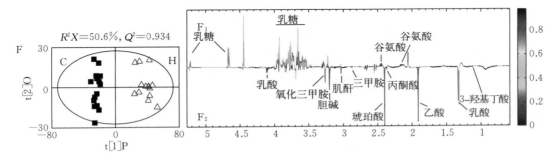

图7-9　荷斯坦奶牛与其他奶畜奶代谢物 OPLS-DA 得分图与相关系数负载图

注：A，娟姗牛（A1）和荷斯坦奶牛（A2）；B，水牛（B1）和荷斯坦奶牛（B2）；C，牦牛（C1）和荷斯坦奶牛（C2）；D，山羊（D1）和荷斯坦奶牛（D2）；E，骆驼（E1）和荷斯坦奶牛（E2）；F，马（F1）和荷斯坦奶牛（F2）。

表7-3　荷斯坦奶牛与其他奶畜奶中差异的代谢物及其相关系数

代谢物	化学位移（×10⁻⁶）	相关系数					
		B 和 C	G 和 C	H 和 C	J 和 C	L 和 C	Y 和 C
亮氨酸	0.937	−0.757			−0.806		−0.842
缬氨酸	1.043		0.821				
乙酸	1.913	−0.859	−0.850	−0.886	−0.865	−0.882	−0.874
谷氨酰胺	2.153	0.675					
谷氨酸	2.343			0.829			
丙酮酸盐	2.369	−0.827	−0.822	−0.900	−0.851	−0.825	−0.904
琥珀酸盐	2.399	−0.760	−0.763	−0.794	−0.778	−0.791	−0.786
柠檬酸	2.663	0.734			0.642	0.642	
肌酸	3.029		0.672	−0.831		0.919	
肌酸酐	3.037		0.644				

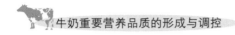
（续）

代谢物	化学位移（×10⁻⁶）	相关系数					
		B 和 C	G 和 C	H 和 C	J 和 C	L 和 C	Y 和 C
胆碱	3.201	−0.595	−0.707	−0.775	−0.580	−0.663	−0.666
乳糖	5.223		0.750	0.688		0.533	0.629

注：C 表示荷斯坦奶牛，J 表示娟姗牛，B 表示水牛，Y 表示牦牛，G 表示山羊，L 表示骆驼，H 表示马。

采用液相色谱串联质谱技术，分别在正离子和负离子模式下对荷斯坦奶牛、娟姗牛、水牛、牦牛、山羊、骆驼和马的代谢物表达模式进行分析，获得的数据用主成分分析（Principal component analysis，PCA）方法和正交偏最小二乘法分析了荷斯坦奶牛与其他奶畜奶代谢物的差异，将差异代谢物进行数据库搜索鉴定。结果发现，这些差异显著的代谢物为亮氨酸、缬氨酸、乳酸、乙酸、丙酮酸和琥珀酸等。差异代谢物参与的代谢通路为甘油磷脂、丙酮酸代谢，不饱和脂肪酸生物合成，以及缬氨酸、亮氨酸和异亮氨酸生物合成等（图 7 - 10）。奶畜奶中差异表达的代谢物可作为区分不同奶畜奶的潜在标记分子。

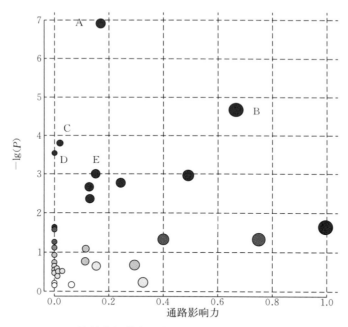

图 7 - 10　Metabo Analyst 软件分析荷斯坦奶牛牛奶与水牛奶中差异代谢物参与的代谢通路
注：A，甘油磷脂代谢；B，缬氨酸、亮氨酸和异亮氨酸生物合成；C，泛酸和辅酶 A 生物合成；D，不饱和脂肪酸生物合成；E，三羧酸循环。

奶中的游离氨基酸易被吸收，因而具有重要的营养价值，解析奶中游离氨基酸的组成，可为阐释奶的组成特性和生理功能提供科学依据。为此，有研究采用离子迁移高分辨率质谱鉴定了人、荷斯坦奶牛、山羊、骆驼、牦牛和水牛等的奶中 D-氨基酸和L-氨基酸表达模式。统计分析发现，山羊奶中丙氨酸和天冬酰胺、荷斯坦奶牛牛奶和骆驼奶

中谷氨酰胺、牦牛奶中缬氨酸、人奶和水牛奶中亮氨酸存在显著差异。主成分分析
（PCA）发现，不同物种奶中氨基酸组成具有显著的特征（图 7-11）（Tian 等，2017）。

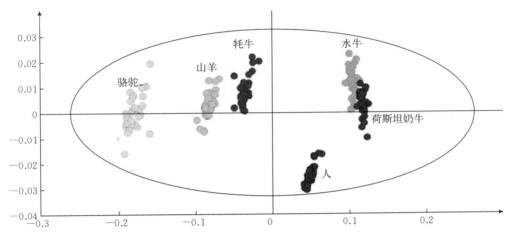

图 7-11　人、荷斯坦奶牛、山羊、骆驼、牦牛及水牛的奶中 D-氨基酸和 L-氨基酸的 PCA 得分

第四节　牛奶营养特征的影响因素

一、热加工对牛奶营养特征的影响

热加工处理在延长奶货架期的同时，可造成乳蛋白质变性，进而影响奶品质。虽然诸多研究揭示了乳清蛋白质的变性与热加工处理强度密切相关，但仍缺少热加工处理对脂肪球膜蛋白表达谱影响的研究。为了揭示热加工处理对脂肪球膜蛋白质组分的影响，笔者研究团队采用非标记蛋白质组学方法对热加工处理 85 ℃（巴氏杀菌）、125 ℃（超巴氏杀菌）、138 ℃和 145 ℃（超高温灭菌）条件下的乳脂肪球膜蛋白质进行定量研究。结果表明，从各组奶中鉴定到 612 个脂肪球膜蛋白质。维恩图分析展示了生鲜乳和热加工处理乳中鉴定蛋白质组成的相似性（图 7-12）。主成分和聚类分析表明，生鲜乳和巴氏

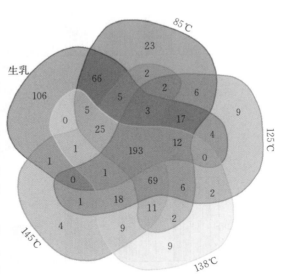

图 7-12　维恩图分析生鲜乳和热加工处理乳中鉴定蛋白质的组成

杀菌乳脂肪球膜蛋白质组表达模式相似，而过巴氏杀菌乳和超高温（ultra-high temperature，UHT）灭菌乳蛋白质表达模式相似（图 7-13）。与生鲜乳相比，在脂肪球膜组分中未能鉴定到的蛋白质数量从巴氏杀菌乳到 UHT 灭菌乳逐渐增加，这些损失蛋

白质主要位于膜和大分子复合体，涉及定位、传递、信号转导等生物功能，然而偶联到脂肪球膜组分的乳蛋白质数量在各热加工处理组相似，这些蛋白质主要涉及蛋白质代谢和应激应答功能（图7-14）。

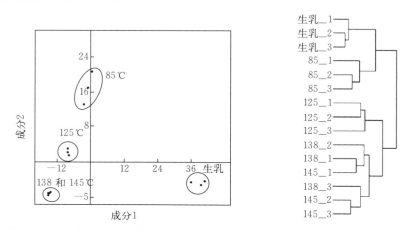

图7-13　主成分和聚类分析生鲜乳和热加工处理乳脂肪球膜蛋白质表达模式

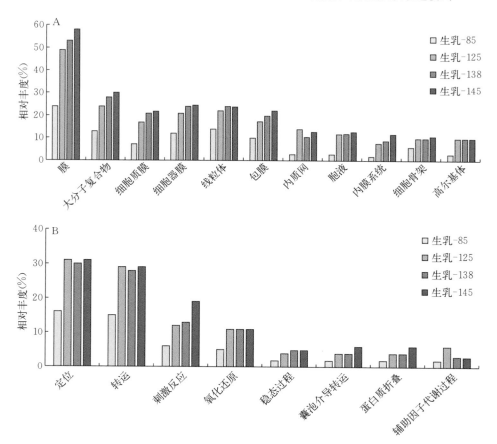

图7-14　热加工处理乳脂肪球膜损失蛋白的细胞组分和生物学过程分析

为了分析热处理奶中代谢物的表达变化，采用液相色谱串联四极杆飞行时间质谱分析了生乳、巴氏杀菌乳和超高温灭菌乳代谢物的表达情况。在奶中共鉴定了 92 种代谢物，多元变量统计分析发现，热处理可造成奶中 8 种代谢物发生显著变化，从而造成生乳、巴氏杀菌乳和超高温灭菌乳存在显著差异（图 7-15）。其中，7 种鉴定为氧化型脂肪酸(9-羟基癸酸、12-羟基十二烷酸、2-羟基肉豆蔻酸、3-羟基十四烷酸、5-HETE、3-羟基十六烷酸和 10-羟基十八烷酸)，1 种鉴定为磷脂。这 7 种氧化型脂肪酸是区分超高温（UHT）灭菌乳与生乳和巴氏杀菌乳的潜在标记物。该结果为鉴别不同热处理方式的牛奶提供了新的评价指标（Zhang 等，2018）。

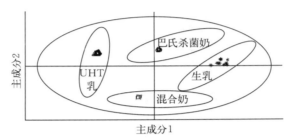

图 7-15　主成分分析生乳、巴氏杀菌乳和超高温灭菌乳中代谢物

二、添加植物性蛋白质对牛奶营养特征的影响

牛奶中加入外源含氮物质会虚增牛奶的表观蛋白质含量。植物性蛋白质来源广泛（主要有豆类、小麦等），且成本低廉，这使得其成为可能的掺假物。植物来源蛋白质的违规添加可造成消费欺骗，同时会对过敏人群引起严重的过敏反应。因此，检测牛奶中掺假的植物性蛋白质有着非常重要的意义。为了揭示潜在的掺假植物性蛋白质的标记分子，有研究利用二维凝胶电泳分离了大豆蛋白、豌豆蛋白和小麦蛋白掺假牛奶及纯牛奶的蛋白质，比较分析了不同比例掺假植物源蛋白质的牛奶与纯牛奶的二维凝胶图谱，发现呈现在凝胶图谱中的植物源蛋白点可作为掺假物的标记物。分离这些差异的蛋白点，还原烷基化后酶切经质谱鉴定，结果发现在 4% 的大豆蛋白、豌豆蛋白和小麦蛋白的掺假样品中分别有 12 个、10 个和 3 个非牛奶蛋白点（图 7-16 和表 7-4）。这些蛋白质分别为大豆中的 β-伴大豆球蛋白和大豆球蛋白、豌豆中的豆球蛋白、豌豆球蛋白和伴球蛋白，以及小麦蛋白中的 β-淀粉酶和丝氨酸蛋白酶抑制剂。依据二维凝胶电泳图谱中检测的植物源蛋白点，确定该方法检测植物性蛋白质的检出限为 4%（Yang 等，2018b）。

对牛奶与大豆蛋白、豌豆蛋白、小麦蛋白和大米蛋白采用凝胶电泳分离结合质谱分析发现，高速离心后的样品经一维凝胶电泳分离可在 1% 的掺假水平（掺假蛋白占总蛋白的含量）检测到植物源蛋白的电泳条带，经质谱鉴定为大豆中 β-伴大豆球蛋白和大豆球蛋白、豌豆中豆球蛋白和豌豆球蛋白等。液相色谱串联质谱鉴定结果结合多元变量统计分析发现，纯牛奶与大豆蛋白、豌豆蛋白、小麦蛋白和大米蛋白的蛋白质组成差异明显（图 7-17）。大豆蛋白掺假牛奶样品中大豆球蛋白、β-伴大豆球蛋白和种子成熟蛋白 PM31 等，豌豆蛋白掺假样品中豌豆球蛋白、伴球蛋白、豆球蛋白、豌豆球蛋白前体和 P54 蛋白等，小麦蛋白掺假样品 α-淀粉酶抑制剂、二聚 α-淀粉酶抑制剂、γ-醇溶蛋白、高分子质量和低分子质量麦谷蛋白等可作为潜在的标记物分子（Yang 等，2019）。

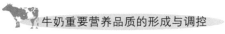

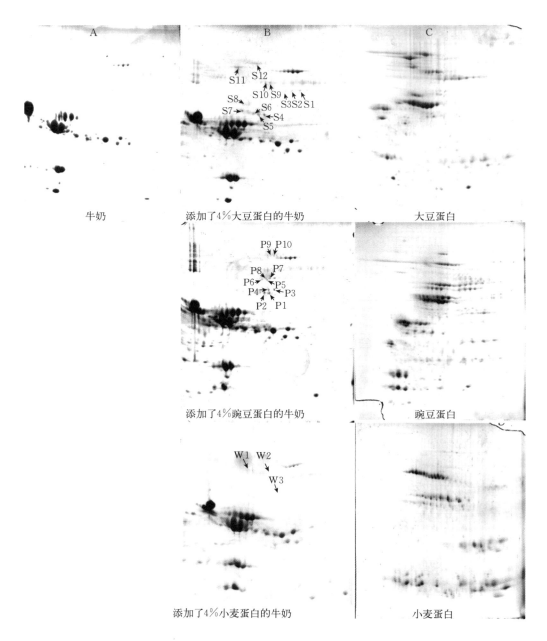

图 7-16　大豆蛋白、豌豆蛋白和小麦蛋白及其掺假牛奶与纯牛奶蛋白质的二维凝胶电泳图谱
注：S，大豆蛋白；P，豌豆蛋白；W，小麦蛋白。

表 7-4　牛奶中添加植物性蛋白质差异蛋白点的鉴定

蛋白点	蛋白质名称	登录号	分子质量（ku）	等电点	得　分
S1	β-伴大豆球蛋白 β 亚基	F8WQS1	50.01	6.14	644
S2	β-伴大豆球蛋白 β 亚基	F7J077	50.47	5.88	592
S3	β-伴大豆球蛋白 β 亚基	Q50JD8	48.36	5.67	483

（续）

蛋白点	蛋白质名称	登录号	分子质量（ku）	等电点	得 分
S7	大豆球蛋白 G2	A0A0B2PSP9	59.64	5.79	350
S8	大豆球蛋白 A3B4 亚基	Q7GC77	58.61	5.52	132
S9	β-伴大豆球蛋白 α 亚基	Q94LX2	70.55	5.12	628
S10	β-伴大豆球蛋白 α 亚基	O22120	63.18	4.92	725
S11	β-伴大豆球蛋白 α 亚基	A0A0B2Q6W9	70.52	5.09	262
S12	β-伴大豆球蛋白 α 亚基	Q4LER	72.47	5.50	233
P1	豆球蛋白 A	P15838	59.63	6.21	295
P2	豆球蛋白 A	Q9T0P5	59.15	6.16	137
P3	豆球蛋白 A	P15838	59.63	6.21	305
P4	豆球蛋白 A	P15838	59.63	6.21	241
P5	P54 蛋白	O49927	55.03	6.05	445
P6	P54 蛋白	O49927	55.03	6.05	521
P7	豌豆球蛋白	P13918	52.26	5.39	211
P8	豌豆球蛋白	P13918	52.26	5.39	670
P9	伴豌豆球蛋白	Q9M3X6	72.13	5.50	427
P10	伴豌豆球蛋白	Q9M3X6	72.13	5.50	643
W1	β-淀粉酶	W5EKI0	61.36	5.00	938
W2	β-淀粉酶	W5C8P9	57.11	5.29	368
W3	丝氨酸蛋白酶抑制剂 3	C0LF32	43.23	5.56	1 010

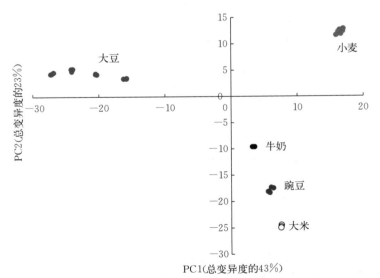

图 7-17 大豆蛋白、豌豆蛋白、大米蛋白和小麦蛋白与纯牛奶蛋白质的主成分

参考文献

Cunsolo V, Fasoli E, di Francesco A, et al, 2017. Polyphemus, odysseus and the ovine milk proteome [J]. Journal of Proteomics, 152: 58 - 74.

Cunsolo V, Fasoli E, Saletti R, et al, 2015. Zeus, Aesculapius, Amalthea and the proteome of goat milk [J]. Journal of Proteomics, 128: 69 - 82.

D'Amato A, Bachi A, Fasoli E, et al, 2009. In - depth exploration of cow's whey proteome via combinatorial peptide ligand libraries [J]. Journal of Proteome Research, 8: 3925 - 3936.

Liao Y, Weber D, Xu W, et al, 2017. Absolute quantification of human milk caseins and the whey/casein ratio during the first year of lactation [J]. Journal of Proteome Research, 16: 4113 - 4121.

Lu J, Zhang S, Liu L, et al, 2018. Comparative proteomics analysis of human and ruminant milk serum reveals variation in protection and nutrition [J]. Food Chemistry, 261: 274 - 282.

Tacoma R, Fields J, Ebenstein D B, et al, 2016. Characterization of the bovine milk proteome in early - lactation Holstein and Jersey breeds of dairy cows [J]. Journal of Proteomics, 130: 200 - 210.

Tian H, Zheng N, Li S, et al, 2017. Characterization of chiral amino acids from different milk origins using ultra - performance liquid chromatography coupled to ion - mobility mass spectrometry [J]. Scientific Reports, 7: 46289.

Uniacke - Lowe T, Huppertz T, Fox P F, 2010. Equine milk proteins: chemistry, structure and nutritional significance [J]. International Dairy Journal, 20: 609 - 629.

Yang J, Zheng N, Soyeurt H, et al, 2019. Detection of plant protein in adulterated milk using nontargeted nano - high - performance liquid chromatography - tandem mass spectroscopy combined with principal component analysis [J]. Food Science and Nutrition, 7: 56 - 64.

Yang J, Zheng N, Wang J, et al, 2018a. Comparative milk fatty acid analysis of different dairy species [J]. International Journal of Dairy Technology, 71: 544 - 550.

Yang J, Zheng N, Yang Y, et al, 2018b. Detection of plant protein adulterated in fluid milk using two - dimensional gel electrophoresis combined with mass spectrometry [J]. International Journal of Dairy Technology, 55: 2721 - 2728.

Yang Y, Bu D, Zhao X, et al, 2013a. Proteomic analysis of cow, yak, buffalo, goat and camel milk whey proteins: quantitative differential expression patterns [J]. Journal of Proteome Research, 12: 1660 - 1667.

Yang Y, Zheng N, Wang W, et al, 2016b. N - glycosylation proteomic characterization and cross - species comparison of milk fat globule membrane proteins from mammals [J]. Proteomics, 16: 2792 - 2800.

Yang Y, Zheng N, Yang J, et al, 2014. Animal species milk identification by comparison of two - dimensional gel map profile and mass spectrometry approach [J]. International Dairy Journal, 35: 15 - 20.

Yang Y, Zheng N, Zhao X, et al, 2015. Proteomic characterization and comparison of mammalian milk fat globule proteomes by iTRAQ analysis [J]. Journal of Proteomics, 116: 34 - 43.

Yang Y, Zheng N, Zhao X, et al, 2016. Metabolomic biomarkers identify differences in milk produced by Holstein cows and other minor dairy animals [J]. Journal of Proteomics, 136: 174 – 182.

Yang Y, Zheng N, Zhao X, et al, 2017. N – glycosylation proteomic characterization and cross – species comparison of milk whey proteins from dairy animals [J]. Proteomics, 17 (9). Doi. org/10. 1002/pmic. 201600434.

Yang Y, Zheng N, Zhao X, et al, 2018c. Changes in bovine milk fat globule membrane proteins caused by heat procedures using a label – free proteomic approach [J]. Food Research International, 113: 1 – 8.

Yang Y X, Wang J Q, Yuan T J, et al, 2013b. Impact of region on the composition of milk fatty acids in China [J]. Journal of the Science of Food and Agriculture, 93: 2864 – 2869.

Zhang Y D, Li P, Zheng N, et al, 2018. A metabolomics approach to characterize raw, pasteurized, and ultra – high temperature milk using ultra – performance liquid chromatography – quadrupole time – of – flight mass spectrometry and multivariate data analysis [J]. Journal of Dairy Science, 101: 9630 – 9636.

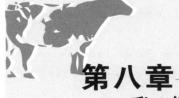

第八章
乳成分前体物生成与
利用的调控网络

第一节 乳成分前体物生成与利用的代谢通路

乳成分前体物的生成与利用决定了牛奶品质。本节分析来自饲料中的碳水化合物、脂肪和蛋白质从瘤胃到小肠、血液及肝脏、脂肪组织，最后到乳腺的物质代谢通路，形成了奶牛 TMR 日粮养分诊断及乳成分前体物利用的计算系统。

一、碳水化合物的物质代谢通路

外源淀粉及纤维物质经过瘤胃及小肠的代谢与转化后，产生的葡萄糖及挥发性脂肪酸等进入肝脏代谢，代谢中间产物，如酮体、乙酸及葡萄糖再次分别进入肌肉组织、脂肪组织及乳腺组织，而进入乳腺组织的酮体、乙酸与能量物质互作生成短链脂肪酸，而流入乳腺的葡萄糖则成为合成乳糖的原料，而乳糖的合成是合成乳最稳定的驱动力（图8-1）。因此，乳中的乳糖含量最稳定，一般在 4.8% 左右。

二、蛋白质的物质代谢通路

外源蛋白质及非蛋白氮经过瘤胃及小肠的代谢与转化后，产生的氨基酸进入肝脏，一部分进入尿素再循环，一部分成为生糖的氨基酸，大多数通过肝脏经血液循环进入肌肉等组织，最主要的是进入乳腺组织，并作为乳蛋白质的合成原料，90% 的乳蛋白质是通过氨基酸从头合成的（图8-2）。因此，通过血液进入乳腺组织的氨基酸的数量及模式决定了乳蛋白质的合成量，进而决定了牛奶的品质。

三、脂肪的物质代谢通路

外源脂肪类物质（三酰甘油、磷脂及糖脂）在瘤胃转化为糖及游离脂肪酸，游离脂肪酸继续转化为磷脂和饱和脂肪酸，然后进入小肠，在肠细胞的作用下，转化为富含三

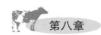

酰甘油的脂蛋白，通过血液循环进入脂肪组织，通过脂肪组织转化为甘油和脂肪酸，经血液进入肝脏，合成富含三酰甘油的脂蛋白，会同来自淋巴管的富含三酰甘油的脂蛋白进入乳腺，分解为脂肪酸，作为合成长链脂肪酸的原料（图 8-3）。因此，通过血液进入乳腺组织的酮体、乙酸（来自碳水化合物）数量及富含三酰甘油的脂蛋白的数量及其组成决定了乳脂肪（短链＋长链）的合成量，乳脂肪比例变化较大，影响牛奶的品质和功能。

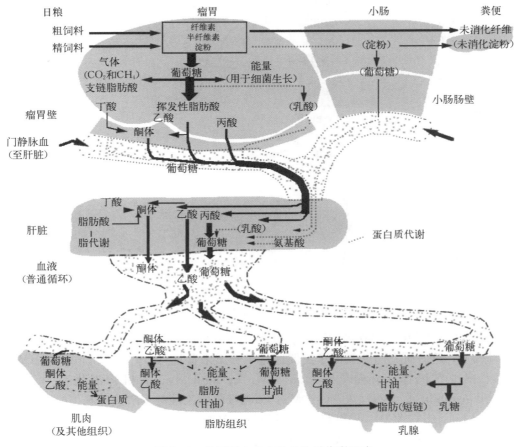

图 8-1　外源碳水化合物的物质代谢通路

针对不同日粮模式下乳成分前体物代谢通路，通过大范围的非参数估计，利用 VPF6.0 数据库管理系统，基于 Wood 模式模型（$ax^b e^{-cx}$，x 代表泌乳日粮）对任意指定奶牛 TMR 日粮的养分全面诊断及代谢中间产物利用的计算系统，可基本反映不同生产性能的奶牛血液中乳成分前体物（非酯化脂肪酸、挥发性脂肪酸乙酸/丁酸、氨基酸、葡萄糖）的浓度随泌乳天数的变化规律参数。在此基础上，笔者研究团队研究提出了通过日粮的可发酵有机物（fermentable organic matter，FOM）预测从瘤胃到血液中的 VFA 流量模型、从小肠到血液组织的氨基酸流量定量模型、饲料中脂肪酸与转化定量模型、乳蛋白质合成的机理模型、乳脂肪产量及浓度的计算模型，实现了从饲料主要养分物质到乳蛋白质及乳脂肪的预测。

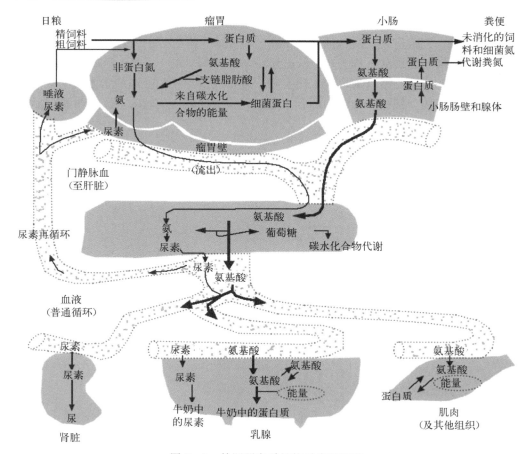

图 8-2 外源蛋白质的物质代谢通路

1. 通过日粮的可发酵有机物预测从瘤胃到血液中的 VFA 流量 在总结前人研究结果的基础上，笔者研究团队提出了主要通过干物质采食量（dry matter intake，DMI，kg）、日粮中有机物（organic matter，OM，kg/kg DM）、有机物消化率（organic matter digestibility，OMD，kg/kg DM），预测吸收的乙酸与丁酸或羟基丁酸（acetate combined butyrate，ACB）从瘤胃到血液的流量（$ACB_{RU} \rightarrow ACB_{BL}$）[式（8-1）]，以及吸收的丙酸（propionate，PRO）从瘤胃到血液的流量（$PRO_{RU} \rightarrow PRO_{BL}$）[式（8-2）]。

$$ACB_{RU} \rightarrow ACB_{BL} \; (\text{mol/d}) = 0.7[1.1 \times DMI \times OM \times OMD \times (-17.4OMD + 20.6)]$$

$$(8-1)$$

$$PRO_{RU} \rightarrow PRO_{BL} \; (\text{mol/d}) = 0.8[1.1 \times DMI \times OM \times OMD \times (2.2OMD + 0.2)]$$

$$(8-2)$$

2. 从小肠到血液组织的氨基酸流量定量模型（$AA_{IN} \rightarrow AA_{BL}$）

第一步：计算出来自非降解蛋白质提供的 AA 的产生量模型（AA_{BP}，mol/d）。

$$AA_{BP} = DMI \times CP \times 1.11 \times (1 - CPd) \times 10^3 \qquad (8-3)$$

式中，CP 为粗蛋白质含量；CPd 为粗蛋白质降解率。

第二步：估算出微生物蛋白质提供的 AA 流量（AA_M，g/d）。

$$AA_M = 0.145 \times RFOM \qquad (8-4)$$

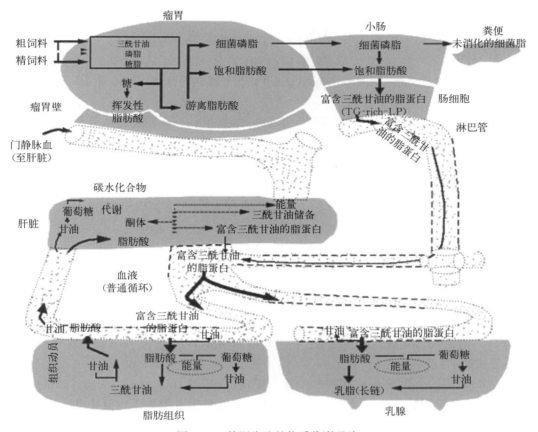

图 8 - 3 外源脂肪的物质代谢通路

式中，瘤胃可发酵有机物质的数据（$RFOM$，g/d）估算如下：

$$RFOM = OMD \times DMI \times 10^3 - AA_{BP} - EE \times DMI \times 103 - ST_{BP}$$

式中，ST_{BP} 为过瘤胃的淀粉；EE 为粗脂肪。

第三步：估算小肠到血液组织的氨基酸流量定量模型（$AA_{IN} \rightarrow AA_{BL}$）。

$$AA_{IN} \rightarrow AA_{BL} = 0.70 \times (0.8 \times 0.8 \times AA_M + 0.85 \times AA_{BP})/110 \quad (8-5)$$

3. 饲料中脂肪酸与转化定量模型 计算日粮中过瘤胃脂肪酸（FA_{BP}，g/d）的产生量，以及在小肠只能够经由三酰甘油提供的 FA 进入血液中的脂肪酸流量（$FATG_{IN} \rightarrow FATG_{BL}$，mol/d），需要从分析饲料的特性入手。

$$FA_{BP} = DMI \times 1\,000 \times (0.84 + 83 \times FA)/100 \quad (8-6)$$

$$FATG_{IN} \rightarrow FATG_{BL} = 0.75 \times (FA_{BP}/270) \quad (8-7)$$

4. 乳蛋白质合成的机理模型 假设从血液进入乳腺的 AA 流量遵循质量作用定律（mass action law），即上述的摄取 AA 速率随泌乳的进程延伸而下降，而且该速率随奶牛的泌乳潜力即 POT 而变化，并给出了 AA 从血液中进入乳腺组织的流量预测模型。

$$AA_{BL} \rightarrow AA_{UD} = 94.8 \times POT \times \exp\{-0.004/[1 + (POT/6.4) \times 2.3]\} \times$$
$$AA_{BL} \times t/(t + 0.1 \times POT) \quad (8-8)$$

式中，$POT=1，2，3，4，5$，代表泌乳牛的泌乳潜力，数字越大，表示泌乳性能越好；t 为泌乳天数（$0\sim305$ d）；AA_{BL} 为血液中 AA 的浓度（mmol/mL），$AA_{BL}=at^be^{-a}$。

$$MPY=110\times10^3\times0.95\times AA_{BL}{\rightarrow}AA_{UD} \qquad (8-9)$$

$$MPC=10^3\times MPY/RMY \qquad (8-10)$$

式中，MPY 为乳蛋白质产量（kg/d）；MPC 为乳蛋白质浓度（g/kg）；RMY 为产奶量（kg/d）。

5. 乳脂肪产量及浓度的计算模型 构成三酰甘油（TG）的脂肪酸分为短链脂肪酸（$4\sim16$C）STG_{MI} 和长链脂肪酸（$16\sim18$C）LTG_{MI}。含短链脂肪酸的牛奶 TG（$SFATG_{MI}$）与来自于从血液中除去的 ACB 流量，以及与泌乳潜力 POT 呈现曲线变化的摄取速率相关〔式（$8-11$）至式（$8-13$）〕：

$$ACB_{BL}{\rightarrow}ACB_{UD}=[0.000\,77\times POT/(0.33+POT)]\,[ACB_{BL}]\times MBF$$
$$(8-11)$$

$$ACB_{UD}{\rightarrow}SFATG_{MI}=(1-K_{ACBUDOX})ACB_{BL}{\rightarrow}ACB_{UD} \qquad (8-12)$$

$$K_{ACBUDOX}=0.4+(0.1\times POT-0.1)\times\exp(-0.07\times t) \qquad (8-13)$$

式中，$[ACB_{BL}]$ 为血液中 ACB 浓度（$ACB_{BL}=at^be^{-a}$，mmol/L），MBF 为乳腺血液流量（L/d），t 为泌乳天数。

一般情况下，可以假设 STG_{MI} 的摩尔质量为 600 g，以及每摩尔的 FA（平均碳数量为12）由 6 mol 的 ACB 转换而来。则乳短链脂肪酸 TG 的产量（$MSTGY$，kg/d）的估算公式如下：

$$MSTGY=600\times10^3\times(ACB_{UD}{\rightarrow}SFATG_{MI}/6)/3 \qquad (8-14)$$

牛奶中长链脂肪酸的三酰甘油（$LFATG_{MI}$）同时来自派生于血液中 TG 水解产生的 FA（$FATG_{BL}{\rightarrow}FA_{UD}$）和来自血浆中的游离脂肪酸 NEFA（$NEFA_{BL}{\rightarrow}FA_{UD}$），即

$$FATG_{BL}{\rightarrow}FA_{UD}=(0.000\,51\times POT)/(POT+10.41)\times[FATG_{BL}]\times MBF$$
$$(8-15)$$

$$NEFA_{BL}\rightarrow FA_{UD}=(5.8+0.1\times POT)\times10^{-4}/[1+10\times$$
$$\exp-5.6-19.8POT)]\times[NEFA_{BL}]\times MBF$$
$$(8-16)$$

式中，$[FATG_{BL}]$ 和 $[NEFA_{BL}]$ 分别为血液中 $FATG$ 和 $NEFA$ 的物质的量浓度（mmol/L）。

$$FATG_{BL}=at^be^{-a}$$
$$NEFA_{BL}=at^be^{-a}$$

一般情况下，可假定从乳腺中除去的 FA 有 80% 结合到乳脂肪（$FA_{UD}{\rightarrow}LFATG_{MI}$），剩余 20% 被氧化（$FA_{UD}{\rightarrow}OX$），即有

$$FA_{UD}{\rightarrow}LFATG_{MI}=0.8\times(FATG_{BL}{\rightarrow}FA_{UD}+NEFA_{BL}{\rightarrow}FA_{UD}-FA_{UD}{\rightarrow}NEFA_{BL})$$
$$(8-17)$$

式中，$FA_{UD}{\rightarrow}NEFA_{BL}$ 的流量被认为占 $FATG_{BL}{\rightarrow}FA_{UD}$ 流量的 10%，因此有：

$$FA_{UD}{\rightarrow}LFATG_{MI}=0.8\times(0.9\times FATG_{BL}{\rightarrow}FA_{UD}+NEFA_{BL}{\rightarrow}FA_{UD})$$
$$(8-18)$$

一般情况下，可以假设 LTG_{MI} 的摩尔质量为 800 g，则有乳长链脂肪酸 TG 的产量

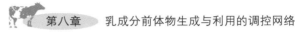

（$MLTGY$，kg/d）的估算公式如下：

$$MLTGY=800\times10^3\times FA_{UD}\rightarrow LFATG_{MI}/3 \tag{8-19}$$

因此，每天总的乳脂肪产量 MFY（kg/d）为

$$MFY=MSTGY+MLTGY \tag{8-20}$$

最后可计算得到牛奶中乳脂肪的比例（MFC，%），即

$$MFC=10^4\times MFY/RMY$$

第二节　乳成分前体物生成与利用的神经内分泌调控

以生长轴、下丘脑-垂体-肾上腺轴和催乳素系统为核心，笔者研究团队筛选出了 2 种饲料模式下主要区别的神经内分泌因子及乳脂肪乳蛋白质前体物，揭示了关键神经内分泌因子（GH、IGF-1、PRL）和细胞因子（脂联素、IFN-γ、TGF-β1）对乳脂肪和乳蛋白质前体物生成与利用的调控作用及相关的信号转导机制，以及乳成分关键前体物（乙酸、β-羟基丁酸、酪氨酸、精氨酸）在乳生成过程中反馈调节作用及其分子机制，绘制了调控乳脂和乳蛋白质合成的营养与激素相互作用网络和物质代谢通路。

一、关键神经内分泌因子及细胞因子的信号转导机制

神经内分泌因子及细胞因子是调控乳前体物生成的重要调节因子。以 2 种不同日粮饲喂下的中国荷斯坦奶牛作为试验对象［一组粗饲料为玉米秸秆（corn straw，CS）；一组粗饲料为苜蓿干草和全株玉米青贮混合料（mixed forage，MF）］，通过对乳成分前体物、关键乳成分浓度及其神经内分泌分子相关性研究，确定调节乳脂肪和乳蛋白质前体物生成与利用的关键神经内分泌因子及细胞因子。结果表明，MF 组乳蛋白质含量、IGF-1、GH 及 PRL 的浓度显著高于 CS 组（$P<0.05$），而脂联素、IFN-γ 和 TGF-β1 的浓度显著低于 CS 组（$P<0.05$）；IGF-1、GH 及 PRL 浓度与乳蛋白质率呈正相关（$r>0$，$P<0.05$），IFN-γ 和 TGF-β1 浓度与乳蛋白质率呈负相关（$r<0$，$P<0.05$），而脂联素浓度与乳蛋白质率无显著相关性（$P>0.05$）；血液中 NEFA 和乙酸的含量与乳脂肪含量强相关，相关系数分别为 0.94 和 0.89；β-羟基丁酸（β-hydroxy butyric acid，BHBA）与乳脂肪含量负相关，相关系数为 -0.54；三酰甘油和乳脂肪含量无相关性。

以原代培养肝细胞和脂肪细胞为模型，研究发现生长激素（growth factor，GH）在肝脏能够激活 Janus 激酶——信号转导子和转录激活子（JAK2/STAT5）信号通路，使 STAT5 磷酸化水平增加，促进肝细胞 IGF-1 的表达、合成和分泌。而 IGF-1 激活 PI3K-Akt 信号通路，PI3K 表达水平增加，Akt 磷酸化水平增加，从而促进 SREBP-1c 表达，进而增加脂合成基因表达和 VLDL 组装相关基因的表达，增强肝细胞 TG 的合成和转运，为乳脂肪合成提供更多的乳脂肪前体物。此外，GH 也可激活 JAK2-STAT5 通路，STAT5 磷酸化水平的增加抑制 PPARα 的表达，PPARα 降低肝细胞脂氧化基因的表达，进一步抑制脂氧化作用，减少对乳脂肪前体物的消耗。综上所述，

GH 抑制肝细胞的脂氧化作用，减少对乳脂肪前体物的消耗；GH 促进脂肪合成，并且促进肝细胞内的 TG 以 VLDL 的形式输出肝脏，为乳脂肪的合成提供更多的前体物（图 8 - 4）。

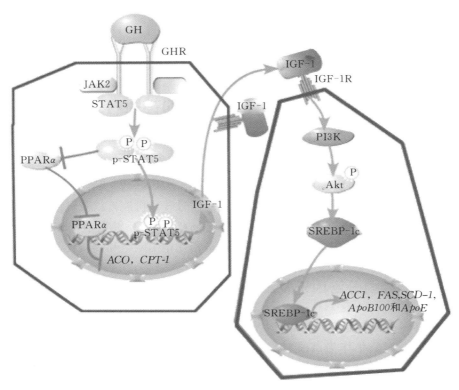

图 8 - 4　GH 调节肝细胞脂代谢的信号机制

（资料来源：Li 等，2012，2013）

　　分解的脂肪组织是乳脂肪前体物——长链非酯化脂肪酸（NEFA）的重要来源，且脂肪组织是生长轴作用的重要靶组织。通过体外培养脂肪细胞，添加不同浓度的 GH 结果显示，GH 可激活 JAK2/STAT5 信号通路，促进 JAK2 的表达，增加 STAT5 的入核，促进脂肪细胞细胞因子脂联素（adiponectin，ADPN）的表达和合成，ADPN 以自分泌和旁分泌的形式促进脂肪细胞脂蛋白酯酶和酯酰辅酶 A 氧化酶等的表达，促进脂肪组织蓄积的脂肪分解，使 NEFA 增加，而 NEFA 是重要的乳脂肪前体物，将脂肪蓄积的脂类转移进入血液，为乳脂肪合成提供更多的前体物（图 8 - 5）。

　　对催乳素调控脂代谢的分子机制——催乳素系统研究发现，在 PRL 作用下肝细胞 PI3K 的表达水平增加，Akt 磷酸化水平增加，且 Akt 的下游调节脂肪合成和转运的转录因子 SREBP - 1c 的表达和转录活性显著增加，SREBP - 1c 所调节的脂肪合成基因和 VLDL 组装基因表达水平显著增加，增加了肝细胞的脂肪合成和转运作用，说明 PRL 激活 PI3K/Akt 信号通路促进了肝细胞脂肪合成和转运作用，为乳脂肪的合成提供了更多的前体物（TG）。在脂肪细胞中，PRL 能激活 JAK2/STAT 5 信号通路，抑制 SREBP - 1c 的表达和入核，进一步抑制脂肪合成和脂滴包被蛋白基因的表达；此外，还可抑制脂肪分解

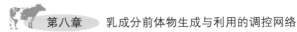

基因 *HSL* 的表达，从而促进脂肪细胞的分解。PRL 可显著增加脂肪细胞 PRLR 的 mRNA 和蛋白质表达水平及 STAT 5 的蛋白磷酸化水平，随后发现 *SREBP‐1c* 的 mRNA 和蛋白质表达水平及入核量在 PRL 处理组均低于对照组，而 *PPARγ2* 的表达和入核量在各组没有显著差异，脂合成关键酶 FAS 和 ACC 及脂滴包被蛋白 Perilipin A 在 PRL 中高浓度组显著降低，以上结果说明 PRL 可抑制脂肪组织的脂合成作用。随后进一步检测了脂分解关键酶 HSL 的表达水平，发现 PRL 能显著促进 HSL 的表达，促进脂肪细胞的脂肪分解作用。以上结果表明，PRL 能激活 JAK2/STAT 5 信号通路，抑制脂肪生成作用，促进脂肪组织 TG 的脂解作用，为乳脂肪合成提供 NEFA 等前体物。

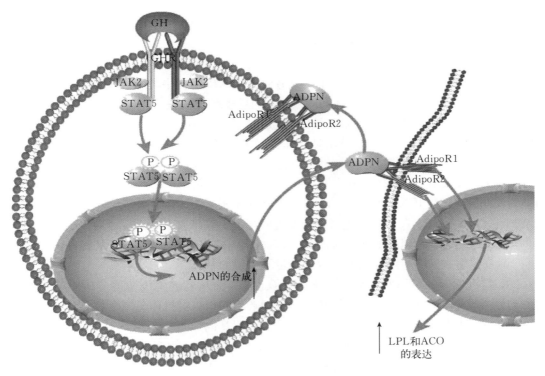

图 8‐5　GH 调节脂肪细胞脂代谢的分子机制

　　糖皮质激素（glucocorticoid, GC）是下丘脑‐垂体‐肾上腺轴（hypothalamic‐pituitary‐adrenal axis，HPA）上的重要激素。向体外培养的奶牛脂肪细胞和肝细胞中添加地塞米松（dexamethasone，DXM）发现，在脂肪细胞中，DXM 主要通过上调细胞糖皮质激素受体（glucocorticoid receptors，GR）的表达水平激活核转录因子 SREBP‐1c，从而使下游脂合成相关基因的表达水平升高，脂分解相关基因的表达水平降低，促进脂肪蓄积；在肝细胞中，DXM 主要通过上调细胞 GR 的表达水平激活核转录因子 SREBP‐1c、碳水化合物反应元件结合蛋白（carbohydrates response element binding protein，ChRBP）和过氧化物酶体增殖物激活受体 α（peroxisome proliferator‐activated receptor α，PPARα），促进它们的表达和入核，从而使下游脂合成相关基因的表达水平升高，脂氧化相关基因的表达水平降低，最终使肝细胞中 TG 含量升高。在 DXM 作用下，肝细胞中载脂蛋白的表达水平也升高，从而使肝细胞培养液中极低密度脂蛋白（very low density lipoprotein，VLDL）含量升高。以上结果表明，DXM 能够促进肝细胞脂肪合成，增加肝细胞中 TG 的含量，并促进肝脏 VLDL 的组装和分泌，为乳脂肪的合成提供前体物。

脂联素（ADPN）是脂肪细胞分泌的细胞因子，在奶牛脂肪代谢平衡和乳脂肪前体物的分配过程中起重要作用。在体外培养的肝细胞中，添加不同浓度的 ADPN 促进了肝细胞表面的脂联素受体 1 和脂联素受体 2 的表达，促进腺苷酸活化蛋白激酶 α（AMPKα）磷酸化，并增加其活性，激活的 AMPKα 促进调节脂氧化的转录因子 PPARα 的表达和转录活性，进而促进脂氧化基因的表达，促进肝细胞的脂氧化作用；激活的 AMPKα 抑制调节脂合成的转录因子 SREBP－1c 和碳水化合物反应元件（ChREBP）的表达和转录活性，进而抑制脂合成基因的表达，降低肝细胞的脂肪合成作用。

二、细胞因子对低质粗饲料的响应

针对已经筛选到的关键调控因子，笔者研究团队应用奶牛乳腺上皮细胞（BMECs）模型试验。结果显示，PRL、GH 与 IGF－1 剂量依赖性促进了 CSN2 mRNA 的表达；而 PRL 与 GH 对 ACACA mRNA 的相对表达量影响较小，IGF－1 剂量依赖性促进了 ACACA 的 mRNA 表达。该结果在对吉林省奶牛乳样和血液样品的检测过程中得以证实。重组人肝细胞生长因子（hepatocyte growth factor，HGF）与转化生长因子－β1（transforming growth factor-β1，TGF－β1）剂量依赖性能抑制 CSN2 和 ACACA mRNA 的表达。在 IFN－γ 作用下，CSN2 mRNA 相对表达量显著下降，但不呈剂量依赖性；ACACA mRNA 相对表达量在低浓度时增高，高浓度时无显著影响。由此表明，动物试验筛选的调控因子的调控作用确实，这些在体外再次确证了筛选的神经内分泌因子的调节作用，为进行泌乳的人工调控奠定了一定的基础。

1. 秸秆粗饲料可诱发多种炎性细胞因子上调　为从营养免疫角度分析影响乳蛋白质合成的因素，用基因表达谱芯片技术探索饲喂不同粗粮对机体免疫学相关分子事件的影响。共筛选出 1 615 个差异表达基因，其中下调基因数量多于上调基因数量。此外，与秸秆组比较，苜蓿组有 154 个 GO 与 69 个信号通路发生改变（图 8－6）。16 个子网络可归并为 5 个主要功能：①信号通路，模式识别受体，成纤维细胞生长因子受体，细胞因子介导的信号转导途径；②细胞凋亡，细胞凋亡过程；③细胞过程，细胞迁移和循环；④细胞信号，蛋白质的 N 连接糖基化，细胞脂质代谢过程，小核苷酸分解代谢过程；⑤基因表达，mRNA 加工，对 DNA 损伤刺激的反应，RNA 聚合酶 Ⅱ 启动子的转录。p53 信号通路在两组中均发挥功能，但在 CS 组中功能更强，而癌症通路在 CS 组上调最为显著。有趣的是，细胞因子相关通路包括趋化因子信号转导途径，Toll 样受体信号转导通路，JAK－STAT 信号转导途径，TGF－β 信号转导途径和细胞因子-细胞因子受体相互作用等在 CS 组也显著上调。重要的促炎性细胞因子、白细胞介素和受体的基因均显著上调，这与血清中细胞因子的检测结果一致。为了检验基因芯片结果的准确性，在基因芯片结果中选取细胞因子相关基因应用荧光定量 PCR 进行验证。结果显示，2 个试验组中 8 个基因表达量有差异，经比较其相对表达率，并与芯片结果进行比较，可以确认芯片与荧光定量 PCR 比较基因表达差异趋势完全符合。由此推断，秸秆粗饲料更易致炎性细胞因子的产生，由此导致机体长期处于炎性因子刺激状态，不仅

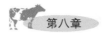

影响了乳蛋白质的合成，甚至给机体的健康带来了隐患。

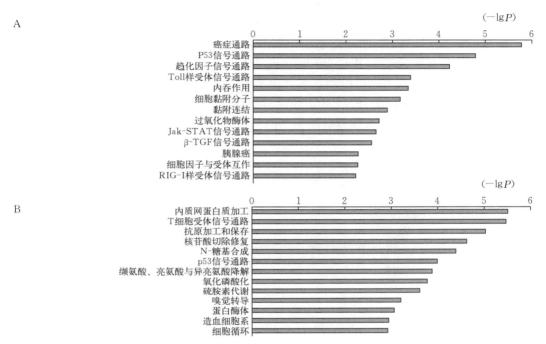

图 8 - 6　秸秆饲料下奶牛外周血单核细胞转录组主要差异基因的信号通路直方图

注：A，前 15 位上调的通路；B，前 15 位下调的通路；X 轴，P 值的负对数；Y 轴，部分分类和通路名称。

2. IFN - γ 通过促进精氨酸消耗活化 eIF2α/GCN2 信号通路诱导奶牛乳腺上皮细胞自噬，降低乳蛋白质的合成，促进细胞迁移与侵袭　秸秆粗饲料能够诱导干扰素 γ（IFN - γ）的表达。IFN - γ 是一种常见的促炎性细胞因子，在许多免疫反应和疾病进展中发挥重要的调节作用。为了进一步确定 IFN - γ 表达上调对乳蛋白质的影响及机制和其对机体健康的作用，以原代奶牛乳腺上皮细胞（BMECs）为模型探索 IFN - γ 对其增殖、分泌能力及易感性的影响及其调控机制。首先，验证 IFN - γ 能否诱导直接自噬的发生。免疫荧光检测显示，秸秆粗饲料在体内诱导更高水平 IFN - γ，与此同时，乳腺组织内乳腺上皮细胞自噬水平升高。在体外试验证实，受体 IFNGR1/2 介导 IFN - γ 诱导自噬稳态，电镜观察确证了该结果，进一步检测显示 IFN - γ 诱导完整的自噬流。其次，探讨了 IFN - γ 诱导 BMECs 自噬的分子机制。由于 mTORC1 可感应机体氨基酸与 ATP 的代谢并可以通过 I 类 PI - 3K / PKB 途径整合激素信号而成为自噬途径的候选"守门员"。通过检测 mTOR 与 4E - BP1 磷酸化情况，笔者所在团队发现 IFN - γ 在 BMECs 中并不能激活 mTOR 信号通路。为进一步探索 IFN - γ 在 BMECs 诱导自噬的机制，用质谱法检测 IFN - γ 处理 BMECs 后的胞核与胞质蛋白的差异蛋白发现，eIF2α 发生了特异性的表达，筛选发现 IFN - γ 特异性激活 eIF2α/GCN2 信号通路。检测游离氨基酸浓度显示，IFN - γ 加速了精氨酸消耗，活化了氨基酸感受器 GCN2。应用 RNA 干扰技术进一步证实，IFN - γ 诱导的自噬是由 GCN2 介导的。由此表明，IFN - γ 可通过促进精氨酸消耗，活化 eIF2α/GCN2 信号通路，诱导奶牛乳腺上皮细

胞自噬。再次，乳蛋白中β-酪蛋白（CSN2）含量高且稳定，而乙酰辅酶 A 羧化酶α
（ACACA）是脂肪酸合成的限速酶，这两者常被作为 BMECs 泌乳能力的检测指标。
为进一步明确 IFN‐γ 诱导自噬对乳脂肪、乳蛋白质合成的影响，体外添加 IFN‐γ 处
理并检测 CSN2、ACACA 的转录情况，结果显示 CSN2、ACACA 的表达显著下降但
并不呈现剂量依赖性降低。Western blotting 分析显示，CSN2 蛋白水平也显著下降。
酶联免疫吸附试验（ELISA）检测证实，细胞培养上清液中 CSN2 含量降低。TG 试
剂盒检测显示，TG 含量在 IFN‐γ 处理后显著下调。当分别使用自噬抑制剂与激活
剂时 CSN 与 TG 含量分别呈现显著增加与降低现象（图 8‐7）。

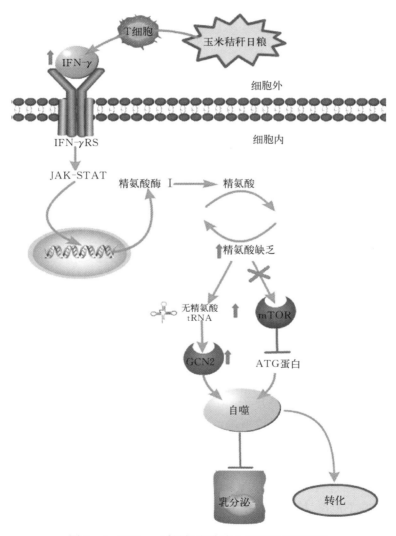

图 8‐7　IFN‐γ 诱导奶牛乳腺上皮细胞自噬模型

**3. TGF‐β1 通过 ERK1/2 信号通路抑制乳腺上皮细胞的增殖和泌乳，促进成纤维细胞
的增殖和生存**　分析高低蛋白质组中 TGF‐β1 含量的差异显著性及 TGF‐β1 含量与乳蛋
白质率的相关性结果显示，低乳蛋白质率组牛奶中 TGF‐β1 含量显著高于高乳蛋白质率

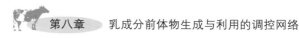

组,即牛奶中 TGF-β1 含量与乳蛋白质率呈极显著负相关关系。体外试验表明,在一定生理范围内,TGF-β1 显著抑制了奶牛乳腺上皮细胞的增殖,并显著下调了奶牛乳腺上皮细胞酪蛋白基因 *CNS2* mRNA 的表达。在乳腺上皮细胞中,TGF-β1 能够显著上调 ERK1/2 mRNA 的相对表达量,而且 PD98059 的添加能够显著抑制 TGF-β1 的抑制增殖和抑制酪蛋白合成的作用。综上所述,TGF-β1 是影响乳蛋白质率的关键因子,其能够抑制乳腺上皮细胞的增殖和泌乳。ERK1/2 信号通路在 TGF-β1 调节乳腺细胞增殖中扮演着不可或缺的角色,参与调节 TGF-β1 抑制乳腺上皮细胞增殖信号转导(图 8-8)。

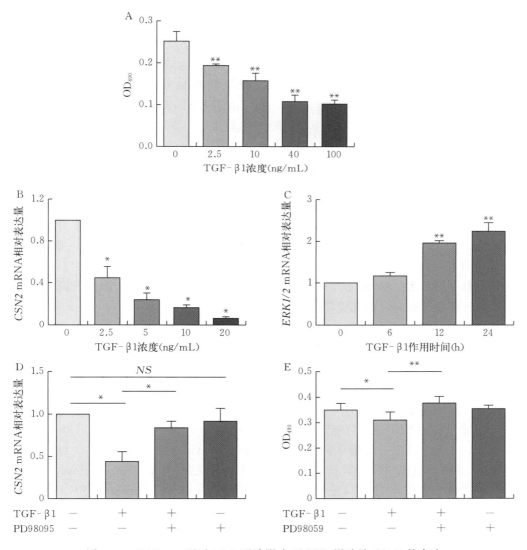

图 8-8 TGF-β1 通过 ERK 通路影响 BMECs 增殖及 *CSN2* 的表达

注:A,TGF-β1 剂量依赖性抑制 BMECs 增殖;B,TGF-β1 剂量依赖性抑制 *CSN2* 表达;C,TGF-β1 剂量依赖性促进 *ERK1/2* 表达;D,ERK 的抑制剂 PD98059 抑制 TGF-β1 对乳腺上皮细胞乳蛋白质合成的抑制作用;E,ERK 的抑制剂 PD98059 抑制 TGF-β1 对乳腺上皮细胞增殖的抑制作用。A～C 中,* 表示与 0 处理组相比差异显著($P<0.05$),** 表示与 0 处理组相比差异极显著($P<0.01$);D～E 中,* 表示差异显著($P<0.05$),** 表示差异极显著($P<0.01$)。

4. 氨基酸与细胞因子互作影响乳蛋白质和乳脂肪的合成 为确证氨基酸与细胞因子联合作用对乳蛋白质含量的直接影响，笔者所在团队利用建立的奶牛乳腺上皮细胞模型开展试验的结果表明，经适宜浓度的蛋氨酸（30 μg/mL）处理后，*CSN2* mRNA 在乳腺上皮细胞中的表达量显著升高（约为对照组的 3.5 倍），蛋氨酸分别与 TGF－β1、IFN－γ 共同刺激乳腺上皮细胞后，*CSN2* mRNA 的表达量也显著上升；适宜浓度的赖氨酸（60 μg/mL）单独刺激乳腺上皮细胞后能够促进 *CSN2* mRNA 的表达，而分别与 TGF－β1、IFN－γ 共同刺激后表达量与对照组无显著差异。另外试验表明，5 ng/mL 浓度的 TGF－β1 及 IFN－γ 均能显著下调乳腺上皮细胞 *CSN2* mRNA 的表达量。综上所述，当蛋氨酸、赖氨酸分别与 TGF－β1、IFN－γ 联合作用于乳腺上皮细胞后，这种抑制作用不显著。与对照组相比，试验组蛋氨酸单独作用，以及蛋氨酸分别与 TGF－β1、IFN－γ 共同作用，ACACA 在奶牛乳腺上皮细胞中的表达量均与对照组存在显著差异，相对表达量高于对照组；与之相反的是，赖氨酸单独作用时奶牛乳腺上皮细胞 *ACACA* mRNA 的表达量上升，而与 TGF－β1 共同作用时 *ACACA* mRNA 的表达量下降，与 IFN－γ 共同作用时 *ACACA* mRNA 的表达量上升。试验表明，5 ng/mL 浓度的 TGF－β1能下调乳腺上皮细胞 *ACACA* mRNA 的表达量，5 ng/mL IFN－γ 对 *ACACA* mRNA 的表达有上调作用。结果表明，与适宜浓度蛋氨酸共同作用，TGF－β1 对乳脂肪合成有抑制作用，赖氨酸对这 2 种因子调节乳脂肪合成无显著影响。

研究发现，在不同饲粮模式下，IFN－γ 及 TGF－β1 在牛奶及血清中的水平存在差异，缬氨酸、精氨酸、赖氨酸和组氨酸都可以使 IFN－γ 及 TGF－β1 浓度升高，一般在 3 h 时 IFN－γ 浓度显著升高，6 h 和 12 h 均达到差异极显著；TGF－β1 一般在 6 h 和 12 h 显著升高，在 24 h 和 36 h 达到差异极显著；其他氨基酸组无显著差异。表明体外添加精氨酸、赖氨酸、缬氨酸和组氨酸可以使 IFN－γ 及 TGF－β1 浓度升高，一般在 24 h、36 h 极显著升高，而其他氨基酸组无显著差异。

三、乳成分前体物对神经内分泌网络的反馈调节作用

在腺垂体细胞（dairy cow anterior pituitary cells，DCAPCs）中，添加乙酸、丙酸、丁酸 3 种短链脂肪酸（short－chain fatty acids，SCFAs），刺激相应的时间后取细胞或上清液，利用 ELISA、荧光定量 PCR 及 Western blotting 等技术检测相应的指标。结果发现，乙酸、丙酸、丁酸 3 种 SCFAs 可以与 DCAPCs 中的 GPR41/43 结合，活化抑制型 G 蛋白 α 亚基（Gαi），抑制细胞内腺苷酸环化酶（adenylate cyclase，AC）活性，降低胞内 cAMP 含量，导致细胞内蛋白激酶 A（protein kinases，PKA）活性降低，进而降低 cAMP 反应元件结合蛋白（cAMP response element binding protein，CREB）磷酸化水平，最终抑制 *GH* 和 *PRL* 基因转录。而磷酸化的 CREB 可能通过调节细胞内垂体特异性转录因子－1（pituitary－specific transcription factor－1，Pit－1）活性，间接抑制 *GH* 和 *PRL* 基因的转录。用 100 ng/L 剂量的百日咳毒素（Pertussis toxin，PTX）预处理 DCAPCs 2 h 可部分逆转 SCFAs 的上述作用，证实 SCFAs 可以通过 cAMP/PKA/CREB 通路调节牛 *GH* 和 *PRL* 基因的表达。此外，SCFAs 可降低 DCAPCs 的细胞活性，这也可能是导致 GH 和 PRL 分泌量减少的原因之一。

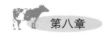

1. BHBA 对腺垂体细胞 GH、PRL 合成和分泌的影响及其分子机制 为了研究 BH-BA 对腺垂体细胞（DCAPCs）GH、PRL 合成和分泌的影响及其分子机制，在 DCAPCs 中添加 BHBA，刺激相应的时间后取细胞或上清液，利用 ELISA、荧光定量 PCR 及 Western blotting 等技术检测相应的指标。结果发现 BHBA 可以通过与 DCAPCs 细胞膜上的受体 GPR109A 结合，激活 Gαi 蛋白，抑制 AC 的酶活性，下调胞内 cAMP 含量，降低 PKA 活性和 CREB 磷酸化水平，最终抑制 *GH* 的转录，并通过抑制 Pit-1 的合成来间接降低 GH 和 PRL 的表达。此外，BHBA 可以刺激 MCT1 的表达，活化低糖或无糖培养的 DCAPCs 中 AMPK 分子，并可能通过抑制 mTOR 功能减少 *GH* 和 *PRL* mRNA 的翻译，导致 GH 和 PRL 的分泌量减少（图 8-9）。

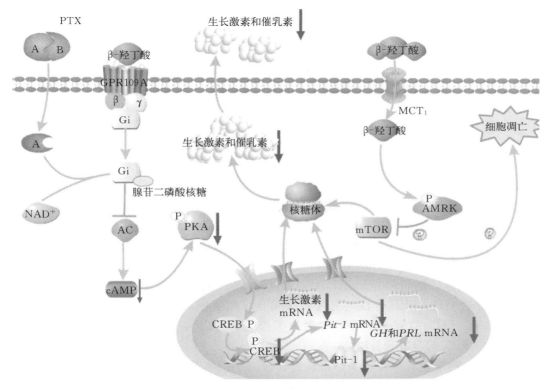

图 8-9 BHBA 通过 cAMP/PKA/CREB 和 AMPK 通路调节 DCAPCs GH 和 PRL 的合成

（资料来源：Fu 等，2015）

2. BHBA 对下丘脑神经细胞中生长激素释放激素合成和释放的影响及其分子机制 为了研究 BHBA 对下丘脑神经细胞中 GHRH 合成和释放的影响及其分子机制，在下丘脑神经细胞中添加 BHBA，刺激相应的时间后取细胞或上清液，利用 ELISA、荧光定量 PCR 及 Western blotting 等技术检测相应的指标。结果发现，BHBA 在下丘脑神经细胞中，与细胞膜上的 GPR109A 受体结合，激活 ERK 信号通路，使 ERK 的磷酸化水平升高，磷酸化的 ERK 进入细胞核后，能抑制转录调控因子 Gsh-1 的转录水平，从而使 GHRH 的合成和释放减少（图 8-10）。

3. 精氨酸和酪氨酸对腺垂体细胞 GH、PRL 合成和分泌的影响及其分子机制 为

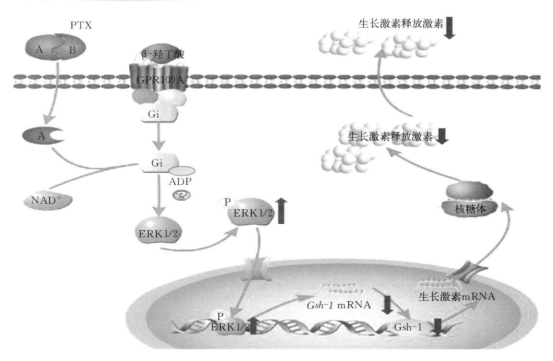

图 8-10　BHBA 调节下丘脑神经细胞中 GHRH 合成的信号通路

(资料来源：Fu 等，2015)

了研究精氨酸和酪氨酸对腺垂体细胞 GH、PRL 合成和分泌的影响及其分子机制，笔者所在团队在 DCAPCs 中添加精氨酸或酪氨酸，刺激相应的时间后取细胞或上清液，利用 ELISA、荧光定量 PCR 及 Western blotting 等技术检测相应的指标。结果发现，精氨酸可在一氧化氮合成酶（nitric oxide synthase，NOS）的催化作用下生成 NO，促进细胞外 Ca^{2+} 内流，进而调节 DCAPCs 中 GH 和 PRL 的合成与分泌，且 $50\sim75$ mg/L 的精氨酸促进 GH、PRL 合成与分泌效果最佳。酪氨酸可在酪氨酸羟化酶（tyrosine hydroxylase，TH）的催化作用下代谢为多巴胺，并以自分泌或旁分泌的方式抑制 DCAPCs 中 PRL 的合成和分泌。

4. BHBA 对下丘脑神经细胞中催乳素释放因子、催乳素抑制因子的基因表达和蛋白质分泌的影响及机制　为研究 BHBA 对下丘脑神经细胞中催乳素释放因子（prolactin releasing factor，PRF）、催乳素抑制因子（prolactin inhibitor factor，PIF）的基因表达和蛋白质分泌的影响及机制，笔者所在团队利用不同浓度的 BHBA(0、0.01 mmol/L、0.05 mmol/L、0.5 mmol/L、1 mmol/L、2 mmol/L）处理下丘脑神经细胞 24 h 后发现，BHBA 能浓度依赖性和时间依赖性地抑制 PRF 和 PIF 的基因表达。同时，用 BHBA（2 mmol/L）处理下丘脑神经细胞 1 h 也能抑制 PRF 和 PIF 的分泌。BHBA 是 GPR109A 受体的天然配体。为了研究 BHBA 是否通过这个受体来抑制 *PRF* 和 *PIF* 的基因表达和蛋白质分泌，笔者所在团队首先用 Gi 蛋白抑制剂百日咳毒素（PTX）预处理下丘脑神经细胞后显示，PTX 能阻断 BHBA 对 PRF 和 PIF 的基因表达和蛋白质分泌的抑制效应，表明 BHBA 通过激活 GPR109A 受体抑制 PRF 和 PIF 的基因表达和蛋白质的分泌。进一步研究发现，BHBA 能激活 ERK1/2、p38 和 JNK MAPKs 信号通

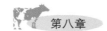

路。利用这 3 条通路的特异性抑制剂发现，ERK 抑制剂能阻断 BHBA 对 PRF 和 PIF 的基因表达和蛋白质分泌的抑制效应。以上结果表明，BHBA 通过 GPR109A/ERK1/2 通路抑制 PRF 和 PIF 基因表达和蛋白质分泌。

5. BHBA 对下丘脑神经细胞中促肾上腺皮质激素释放激素、生长抑素的基因表达和蛋白质分泌的影响 为研究 BHBA 对下丘脑神经细胞中促肾上腺皮质激素释放激素 (corticotropin releasing hormone，CRH)、生长激素抑制素 (somatostatin，SST) 的基因表达和蛋白质分泌的影响及机制，笔者所在团队利用不同浓度的 BHBA (0、0.05 mmol/L、0.5 mmol/L、1 mmol/L、2 mmol/L) 处理下丘脑神经细胞 24 h 后，取细胞和培养上清液，分别利用荧光定量 PCR 和 ELSIA 检测 CRH、SST 的基因表达和蛋白质分泌情况。结果表明，BHBA 对 SST 的基因表达和蛋白质分泌呈现出低浓度促进、高浓度抑制，而对 CRH 的基因表达和蛋白质分泌则呈现出浓度依赖性抑制的现象。

6. 精氨酸对下丘脑神经细胞中 PRF、PIF 的基因表达和蛋白质分泌的影响及机制 为研究精氨酸对下丘脑神经细胞中 PRF、PIF 的基因表达和蛋白质分泌的影响及机制，笔者所在团队利用不同浓度的精氨酸 (0、1 μmol/L、10 μmol/L、100 μmol/L) 处理下丘脑神经细胞 4 h。结果显示，精氨酸能浓度依赖性地增加 PRF 的基因表达和蛋白质分泌，抑制 PIF 的基因表达和蛋白质分泌。为了研究一氧化氮 (NO) 通路是否介导精氨酸的这种效应，笔者所在团队又分别用一氧化氮清除剂 (PTIO)、一氧化氮供体 (SNP)、总一氧化氮合成酶抑制剂 (L-NMME)、内皮性一氧化氮合成酶抑制剂 (L-NAME)、诱导型一氧化氮合成酶抑制剂 (L-刀豆氨酸) 和神经型一氧化氮合成酶抑制剂 (亚精胺) 预处理下丘脑神经细胞，结果显示，PTIO 能抑制精氨酸的这种效应，SNP 能增强精氨酸的这种效应，L-NMME 和亚精胺能抑制这种效应，而 L-NAME 和 L-刀豆氨酸对这种效应没有影响。以上结果表明，精氨酸在下丘脑神经细胞中通过 nNOS/NO 途径调节 PRF、PIF 的基因表达和蛋白质分泌。

7. 精氨酸对下丘脑神经细胞中 *GHRH*、*SST* 和 *CRH* 的基因表达影响 为研究精氨酸对下丘脑神经细胞中 *GHRH*、*SST* 和 *CRH* 的基因表达影响，笔者所在团队利用不同浓度的精氨酸 (0、0.1 g/mL、0.2 g/mL) 处理下丘脑神经细胞 4 h。结果显示，精氨酸能浓度依赖性地增加 *GHRH* 和 *CRH* 的基因表达，抑制 *SST* 的基因表达。

8. 乙酸对下丘脑神经细胞中 *GHRH*、*SST*、*CRH* 和 *PIF* 的基因表达影响 为研究乙酸对下丘脑神经细胞中 *GHRH*、*SST*、*CRH* 和 *PIF* 的基因表达影响，笔者所在团队利用不同浓度的乙酸 (0、0.01 mmol/L、0.1 mmol/L、0.5 mmol/L、1 mmol/L、2 mmol/L) 处理下丘脑神经细胞 24 h；收集细胞提取细胞总 RNA，利用 RT-PCR 的方法检测 *GHRH*、*SST*、*CRH* 和 *PIF* 的基因表达变化，结果表明，乙酸浓度在 0.5 mmol/L 时能显著增加 *GHRH*、*CRH*、*PIF* 和 *SST* 的基因表达。

四、乳成分合成中营养与神经内分泌的互作网络

整合研究结果和相关文献资料，初步形成了调控乳脂肪和乳蛋白质合成的营养与激素相互作用网络 (图 8-11)，为全面认知乳脂肪和乳蛋白质合成关键物质代谢的神经

内分泌调节机制提供了参考。

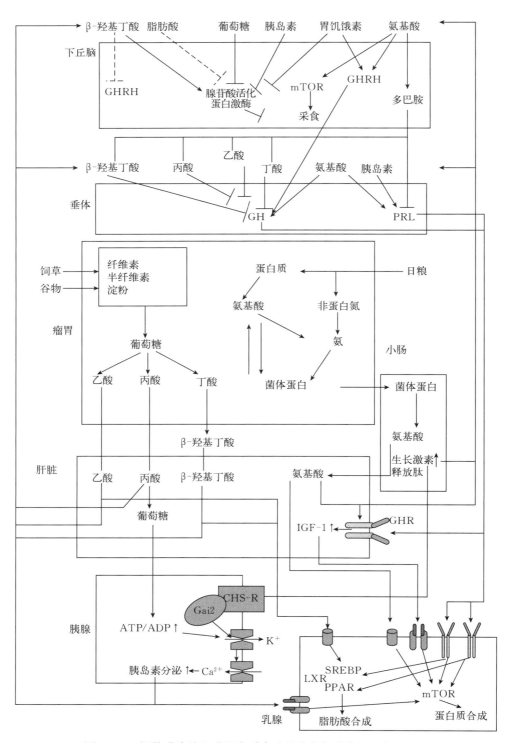

图 8-11　调控乳脂肪和乳蛋白质合成的营养与激素相互作用网络

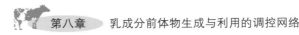

第三节　乳成分前体物的信号调控作用

氨基酸和脂肪酸是乳成分重要前体物，不仅提供用于乳成分合成的底物原料，而且能作为调控因子影响乳成分的合成。肝脏和乳腺是乳成分前体物转化与利用的重要场所，两者之间存在着必然的关联。

一、氨基酸对乳蛋白质关键通路的调控

赖氨酸（Lys）、蛋氨酸（Met）是乳蛋白质合成的限制性氨基酸，其组成与比例对乳蛋白质的合成至关重要。在乳腺上皮细胞中，单独添加 Lys 或 Met 时，酪蛋白的生成依赖于 Lys 或 Met 的浓度，当 Lys 浓度为 1.2 mmol/L 时，酪蛋白的生成量达到顶峰，为 2.5 μg/L；而当 Met 浓度为 0.5 mmol/L 时，酪蛋白的生成量达到顶峰，为 2.7 μg/L。单独添加一种氨基酸，将无法突破这一酪蛋白产量。为了确定 Lys 和 Met 混合添加（Lys 和 Met）的效果，笔者研究团队进行了混合添加的试验。结果证实，当 Lys 添加浓度为 1.2 mmol/L、而 Met 添加浓度为 0.4 mmol/L 时，酪蛋白产生量达到了混合添加的峰值，为 2.9 μg/L。但除此之外，研究同样发现，当混合添加 Lys 和 Met 的浓度不合理时，酪蛋白的生成量甚至会低于仅添加一种氨基酸时。

由此得出结论，对于酪蛋白的生成而言，Lys 和 Met 单独添加及二者混合添加，尤其是 Lys 和 Met 的添加比例极其重要。乳腺上皮细胞的数量和活力是乳蛋白质生成的另一决定因素，Lys、Met 的浓度水平、组成及比例均能影响乳腺上皮细胞增殖。研究结果同样表明，Lys 和 Met 单独添加及二者混合添加能够促进乳腺上皮细胞增殖，从而有助于酪蛋白的生成。乳腺上皮细胞数量的增加依赖于氨基酸的添加量。低剂量的 Lys（0.05～0.4 mmol/L）或者 Met（0.025～0.2 mmol/L）对于细胞增殖没有显著影响，而高剂量的 Lys（6.4～25.6 mmol/L）或者 Met（6.4～12.8 mmol/L）则会降低细胞的增殖能力。当 Lys 与 Met 混合添加比例为 3∶1 时（混合添加酪蛋白产生量最高），细胞的增殖效果显著，且高于 Lys 单独添加时的细胞增殖量。因此，对于乳腺上皮细胞的增殖而言，Lys 和 Met 单独添加及二者混合添加的量和混合添加的比例极其重要。

此外，Lys 和 Met 单独添加及二者混合添加能够改变 JAK2 - STAT5 及 mTOR 信号通路主要调节因子 mRNA 的表达、蛋白质的表达及信号分子蛋白的激活。

奶牛乳腺上皮细胞中赖氨酸、蛋氨酸配比模式和葡萄糖水平影响乳蛋白质的合成及关键基因的表达。乳蛋白质的合成需要大量的氨基酸和能量。为了进一步研究不同 Lys/Met 的配比模式和葡萄糖水平对泌乳奶牛乳腺上皮细胞中乳蛋白质合成的影响，试验以泌乳奶牛乳腺上皮细胞为研究对象，根据葡萄糖水平（高葡萄糖水平，H；低葡萄糖水平，L）及赖氨酸、蛋氨酸平衡性（平衡，balance，B；不平衡，unbalance，U），分为 4 组（HB、HU、LB 和 LU），分别采用 ELISA（酶联免疫吸附试验）、MTT（四唑盐比色）、PCR 的方法检测了总酪蛋白含量，细胞增殖和基因表达量。结果显示，与低糖组相比，高糖组的酪蛋白含量和细胞增殖水平显著提高。赖氨酸和蛋氨

酸平衡组的酪蛋白含量也显著高于其失衡组。

高糖组中 *CSN1S2*、*CSN2*、*LALBA*、*STAT 5*、*ELF5*、*mTOR*、*CSN1S1* 基因的表达显著高于低糖组。赖氨酸蛋氨酸平衡组中 *CSN1S2*、*CSN2*、*LALBA*、*JAK2*、*STAT 5*、*ELF5*、*mTOR*、*CSN1S1*、*CSN3* 基因的表达显著高于其失衡组，而 *EIF4EBP1* 显著下调。该研究揭示，赖氨酸、蛋氨酸平衡配比和高糖组合，能更显著促进奶牛乳腺上皮细胞增殖，并调节乳蛋白质转录和翻译关键基因的表达，最终促进乳蛋白质的合成。

亮氨酸或组氨酸通过改变哺乳动物雷帕霉素靶蛋白信号通路基因的表达，进而影响奶牛乳腺上皮细胞中酪蛋白的合成。为了确定亮氨酸和组氨酸作为乳蛋白质前体物影响乳腺上皮细胞酪蛋白生成的机制，笔者研究团队以永生化奶牛乳腺上皮细胞系为模型，单一添加不同浓度的亮氨酸或组氨酸后，使用 RT‐PCR 方法检测酪蛋白和哺乳动物雷帕霉素靶蛋白（mTOR）信号通路相关基因的表达。结果表明，分别添加不同浓度亮氨酸或组氨酸培养细胞 12 h 和 24 h，细胞增殖趋势一致；与阴性对照组相比，分别添加 0.15～5.40 mmol/L 亮氨酸或 0.15～9.60 mmol/L 组氨酸，永生化奶牛乳腺上皮细胞的数量均增加。与阴性对照组相比，当用 0.45～10.80 mmol/L 亮氨酸 6 h 时，αS1‐酪蛋白（*CSN1S1*）、αS1‐酪蛋白（*CSN1S2*）和 κ‐酪蛋白（*CSN3*）基因的表达均显著上调（$P < 0.05$）。当添加 0.15～4.80 mmol/L 组氨酸 6 h 时，*CSN1S1*、β‐酪蛋白（*CSN2*）和 *CSN3* 基因的表达均显著上调（$P < 0.05$）。当亮氨酸浓度为 1.35 mmol/L 时，mTOR 信号通路相关基因 mTOR、mTOR 调控蛋白（Raptor）、mTOR 复合物 1 中的绑定蛋白（GβL）、信号下游因子真核翻译起始因子 4E 结合蛋白 1（4EBP1）和真核细胞翻译延伸因子 2（*eEF2*）基因表达量最高。而核糖体 S6 蛋白激酶（*S6K1*）基因的表达量随着亮氨酸浓度的增加而减少。当添加组氨酸时，下游信号因子 4EBP1、eEF2、真核翻译起始因子 4E（*EIF4E*）和核糖体蛋白 S5（*RPS6*）基因的表达量随着组氨酸浓度的增加而增加，*mTOR* 基因的表达量随着组氨酸浓度的增加而减少。在试验组中，GβL 基因的表达量在组氨酸浓度达到 4.80 mmol/L 时最高；*S6K1* 基因的表达量在组氨酸浓度达到 1.20 mmol/L 时最高。综上所述，在乳腺上皮细胞中，亮氨酸和组氨酸能通过 mTOR 信号通路促进酪蛋白合成相关基因的表达。

亮氨酸和组氨酸通过改变 mTOR 信号通路蛋白磷酸化，进而调控酪蛋白的合成。当在永生化奶牛乳腺上皮细胞中用 0.45～10.80 mmol/L 亮氨酸处理 6 h 时，4 种酪蛋白的表达量及 mTOR（Ser2481）、Raptor（Ser792）、真核翻译起始因子 4E（eIF4E，Ser209）和真核细胞翻译延伸因子（eEF2，Thr56）的磷酸化表达量均显著上调（$P < 0.01$）。而当亮氨酸浓度在 10.80 mmol/L 时，真核翻译起始因子 4E 结合蛋白 1（4EBP1，Thr37）的磷酸化表达被抑制；在 5.40～10.80 mmol/L 时，核糖体蛋白 S6（RPS6，Ser235/236）的磷酸化被抑制。当用 0.15～9.60 mmol/L 组氨酸处理 6 h 时，αS2‐酪蛋白、β‐酪蛋白、κ‐酪蛋白的表达，以及 mTOR（Ser2481）、Raptor（Ser792）、核糖体 S6 蛋白激酶（S6K1，Thr389）、4EBP1（Thr37）、eIF4E（Ser209）和 eEF2（Thr56）的磷酸化表达量均显著上调（$P < 0.01$）。而当组氨酸浓度在 9.60 mmol/L 时，αS1‐酪蛋白的表达量降低；在 0.15 mmol/L 和 9.60 mmol/L 时，GβL 被抑制；在 4.80～9.60 mmol/L 时，RPS6 磷酸化被抑制。线性回归模型显示，当添加亮氨酸时，αS1‐酪蛋白的表达与 mTOR、S6K1 和 eEF2 的磷酸化表达成显著的正相关（$P < 0.01$）；当添加组

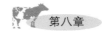

氨酸时，β-酪蛋白和 κ-酪蛋白均与 eEF2 磷酸化表达成显著的正相关（$P<0.01$）。

二、硬脂酸对乳脂肪合成关键通路的调控

硬脂酸是外源添加的对三酰甘油合成贡献最大的十八碳脂肪酸。乳脂肪是乳成分的重要组成部分，其中 97％是三酰甘油。十八碳脂肪酸是乳脂肪的重要组成部分，为了确定硬脂酸、油酸、亚油酸、亚麻酸对三酰甘油合成的贡献能力，笔者以乳腺上皮细胞为模型，采用 L16（45）正交试验设计，研究不同配比硬脂酸、油酸、亚油酸、亚麻酸对三酰甘油合成的影响，结果表明，外源添加硬脂酸对于三酰甘油的合成具有最大贡献。

利用乳腺上皮细胞模型，通过检测乳腺上皮细胞内乳脂肪含量，脂肪酸摄取、转运、活化、从头合成关键酶基因，以及转录调节、酯化等方面相关酶基因的 mRNA 表达水平，揭示了乳脂肪前体物硬脂酸对乳脂肪合成的调控作用。结果表明，硬脂酸能够对泌乳奶牛乳腺上皮细胞乳脂肪合成、乳蛋白质翻译和转录及糖代谢相关代谢通路和调控因子产生影响，最终影响乳成分。硬脂酸主要可以增加细胞中长链脂肪酸的含量，降低中短链脂肪酸的含量，促进细胞内 TG 的聚积；提升细胞内长链脂肪酸的摄取、转运、活化过程，以及 TG 合成关键酶的表达，抑制脂肪酸从头合成关键酶基因的表达；上调长链脂肪酸利用关键转录因子 PPARG、PPARGC1A 的表达，抑制脂肪酸从头合成关键转录因子 SREBF1、SCAP 的表达。并进一步使用蛋白免疫印迹方法，从蛋白质表达水平进行了检测。在此基础上，构建了硬脂酸调控乳脂肪合成的关键基因调控网络，其中 PPARG 和 SREBP1 是该网络中的关键调控分子。

为了进一步研究 miRNA 是否对硬脂酸调控乳脂合成网络具有调控作用，笔者研究团队首先研究了奶牛不同泌乳阶段（产犊前 30 d、产犊后 7 d、产犊后 30 d 乳腺活体取样）与奶牛乳腺细胞生长和脂类代谢相关的近 20 种 miRNA 的表达情况。结果表明，miRNA 对相关的多种功能基因转录的调控功能与泌乳阶段有关，多数 miRNA 于奶牛泌乳期的表达都显著高于干奶期，其中 miR-221、miR-223 和 miR-33b 在泌乳 30 d 能够高表达，可能在乳腺组织也具有调控脂肪基因表达的功效。

笔者研究团队使用 Trizol 法和聚丙烯酰胺凝胶电泳提取并分离乳腺上皮细胞中的 miRNA，分离的小分子 RNA 经过扩增后开始测序。通过茎环结构及 PCR 验证试验确定新 miRNA 的存在。为了确定新 miRNA 在不同组织间的分布，通过茎环 RT-PCR 和 PCR 产物测序方法检测了泌乳中期荷斯坦奶牛乳腺、肝脏、脂肪组织、脾脏、回肠及肾脏中新 miRNA 的表达情况。通过生物学分析，Solexa 测序共获得 12 323 451 个序列，其中有效序列 11 979 706 个，9 428 122 个序列属于 miRNA，并对其进行了分类注释。后续分析表明，β-mir-184 表达丰度最高，388 个定位于典型茎环结构的小分子能够匹配到已知的 miRNA 茎环中；同时，38 个定位于新茎环结构的 miRNA 被确定为新的 miRNA。新 miRNA 中的一种，β-U21 是泌乳中期奶牛乳腺中特有的，7 个新 miRNA，包括 β-U21 在内，表现出组织分布的局限性。

在此基础上，笔者研究团队采用高通量芯片技术，对牛中已知的 600 余个 miRNA 进行了检测。结果显示，硬脂酸能够改变 12 个 miRNA 的表达；借助 Targetscan 数据库（http：www.targetscan.org/）对其靶位点进行预测，结合前期 miRNA 的试验结

果，表明 $\beta-miR-194$ 可能以 $EIF4EBP2$、$PPARG$、$STAT5$ 为靶位点，参与蛋白质翻译和乳脂代谢过程的调控；$\beta-miR-181a/b$ 可能以 $ACSL1$ 为靶位点，参与脂类代谢过程的调控。

根据上述研究的结果，$miR-181a$ 及 $ACSL1$、$miR-194$ 及 $STAT5$ 在应答硬脂酸时呈现明显相反的表达趋势；同时，笔者研究团队使用 TargetScan 和 PicTar 这 2 个权威靶基因预测软件对 $miR-181$ 及 $miR-194$ 的靶基因进行预测，也表明 $ACSL1$ 和 $STAT5$ 这 2 个与乳成分合成密切相关的基因，可能是其靶基因。为了确定 $miR-181a$ 及 $miR-194$ 能否通过直接调控 $ACSL1$ 及 $STAT5$ 的表达从而参与乳成分的合成，继续采用 mimic 及 inhibitor 介导的超表达和抑制方法，对其调控关系进行确定。结果表明，$miR-181a$ 在超表达时能够显著抑制 $ACSL1$ 的表达，而当其被抑制时 $ACSL1$ 的表达量上调（$P<0.05$）；当 $miR-194$ 超表达时，$STAT5$ 的表达量受到抑制，而当 $miR-194$ 被抑制时，$STAT5$ 的表达量上调（$P<0.05$）。证明 $miR-181a$ 和 $miR-194$ 能够通过对其靶基因的调控，参与到乳成分的生成中。

三、肝脏和乳腺之间的信息传递

基因组表达差异揭示了肝脏和乳腺物质代谢的特征及信号传递。以前面所述 CS、MF 组日粮饲喂奶牛后，用活体取样方法采集奶牛肝脏（共 2 组，$n=5$）和乳腺样本（共 2 组，$n=5$），用基因芯片方法对其中的编码基因进行检测，并使用配对 T 检验方法进行统计分析，去除日粮的影响，获得肝脏和乳腺两个乳生成重要器官本身 mRNA 表达的差异。为了更好地了解差异基因背后的生物学本质，采用 GO、KEGG、Ingenuity Pathway Analysis 等生物信息学数据库对差异表达基因进行聚类分析。结果表明，与乳腺相比，肝脏中差异表达基因（different expressed genes，DEG）主要呈现较强的物质代谢（尤其是与脂类相关的）和免疫应答能力，而乳腺中的 DEG 则有更显著的蛋白质合成与分泌、增殖和分化、信号通路和先天免疫系统能力。大量的内源性化合物、细胞因子和转录因子，能够调控两个组织之间的 DEG。与乳腺相比，肝脏转录组表明，肝脏处于大量配体依赖性核受体、内源性化学物、脂肪酸和细菌衍生成分的调控之下。与肝脏相比，乳腺的转录组处于大量生长因子和 miRNA 的潜在调控之下。经由电脑模拟的两个器官间的交联分析表明，两个器官间存在脂类代谢、免疫系统适应及增殖/分化方面的大规模互惠调控。转录组分析揭示，在初产的泌乳中期奶牛中，与乳腺相比，肝脏代谢活动更为旺盛，而乳腺具有更强的蛋白质合成、信号通信及增殖能力。肝脏的转录组受日粮及细菌相关成分的高度调控，而乳腺的转录组则更多地受激素、生长因子和 miRNA 的调控。

此外，对饲喂两种不同日粮的奶牛进行肝脏活体取样，检测 28 个与肝脏葡萄糖代谢相关的限速酶的基因表达，以期鉴定出肝脏葡萄糖代谢对不同粗饲料资源应答的差异。试验结果表明，混合粗饲料日粮引起肝脏糖异生路径中 PEPCK 和 G6P 显著上调。其他葡萄糖代谢路径基因的表达没有显著差异。G6P 具有较高的相对 mRNA 丰度百分数，它代表了重要的糖异生酶，也催化糖原分解的最后一步反应，充分强调了它在反刍

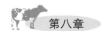

动物肝脏葡萄糖代谢中的重要作用。在肝脏葡萄糖转运载体中，GLUT2 的相对表达丰度是最高的。以上研究结果表明，奶牛对不同的粗饲料资源，肝脏糖异生路径和糖原分解路径中的基因都具有较高的 mRNA 丰度百分数，不同的粗饲料日粮对奶牛肝脏其他葡萄糖代谢路径和葡萄糖转运蛋白基因的表达没有影响。

参考文献

Chen H，Zhang L，Li X W，et al，2013. Adiponectin activates the AMPK signaling pathway to regulate lipid metabolism in bovine hepatocytes [J]. The Journal of Steroid Biochemistry and Molecular Biology，138：445-454.

Fu S P，Li S N，Wang J F，et al，2014. BHBA suppresses LPS-induced inflammation in BV-2 cells by inhibiting NF-κB activation [J]. Mediators of Inflammation. Doi. org/10. 1155/983401.

Fu S P，Liu B R，Wang J F，et al，2015. β-hydroxybutyric acid inhibits growth hormone-releasing hormone synthesis and secretion through the GPR109A/ERK1/2signaling pathway in the hypothalamus [J]. Journal of Neuroendocrinology，138：445-454.

Fu S P，Wang J F，Xue W J，et al，2015. Anti-inflammatory effects of BHBA in both *in vivo* and *in vitro* Parkinson's disease models are mediated by GPR109A Dependent Mechanisms [J]. Journal of Neuroinflammatio，12：9.

Fu S P，Wang W，Liu B R，et al，2015. β-hydroxybutyric sodium salt inhibition of growth hormone and prolactin secretion via the cAMP/PKA/CREB and AMPK signaling pathways in dairy cow anterior pituitary cells [J]. International Journal of Molecular Sciences，16：4295-4280.

Li S N，Wang W，Fu S P，et al，2013. IL-21 modulates release of proinflammatory cytokines in LPS-stimulated macrophages through distinct signaling pathways [J]. Mediators of Inflammation (21)：548073.

Li X，Li X，Bai G，et al，2012. Effects of non-esterified fatty acids on the gluconeogenesis in bovine hepatocytes [J]. Molecular and Cellular Biochemistry，359：385-388.

Li X W，Chen H，Guan Y，et al，2013. Acetic acid activates the AMP-activated protein kinase signaling pathway to regulate lipid metabolism in bovine hepatocytes [J]. PloS ONE，8 (7)：e67880.

Li X W，Li，X B，Chen H，et al，2013. Non-esterified fatty acids activate the AMP-activated protein kinase signaling pathway to regulate lipid metabolism in bovine hepatocytes [J]. Cell Biochemistry and Biophysics，67 (3)：1157-1169.

Wang J F，Fu S P，Li S N，et al，2014. Establishment and characterization of dairy cow growth hormone secreting anterior pituitary cell model [J]. *In Vitro* Cellular and Developmental Biology-Animal，50 (2)：103-110.

Wang J F，Fu S P，Li S N，et al，2013. Short-chain fatty acids inhibit growth hormone and prolactin gene transcription via cAMP/PKA/CREB signaling pathway in dairy cow anterior pituitary cells [J]. International Journal of Molecular Sciences，14 (11)：21474-21488.

Wang J，Zhu X，Chen C，et al，2012. Effect of insulin-like growth factor-1 (IGF-1) on the gluconeogenesis in calf hepatocytes cultured *in vitro* [J]. Molecular & Cellular Biochemistry，362 (1/2)：87-91.

Wang M，Moisa S，Khan M J，et al，2012. MicroRNA expression patterns in the bovine mammary gland are affected by stage of lactation [J]. Journal of Dairy Science，95 (11)：6529 - 6535.

Yin L H，Qin X，Deng Q H，et al，2015. The isolation of pre - adipocytes from dairy cow adipose tissue and the development of pre - adipocytes into mature adipocytes [J]. Pakistan Veterinary Journal，35 (3)：283 - 288.

Zhang Z，Li X，Liu G，et al，2011. High insulin concentrations repress insulin receptor gene expression in calf hepatocytes cultured *in vitro* [J]. Cellular Physiology Biochemistry，27 (6)：637 - 640.

第九章
牛奶品质提升的营养调控技术

营养调控对牛奶品质的提升具有直接、有效的意义，根据乳成分前体物生成与利用规律及其调控机制、代谢异常产物产生及其控制机制，笔者提出了以稳定瘤胃和提高瘤胃乳成分前体物生成量为核心，增加小肠乳成分前体物的供给，提高乳脂肪和乳蛋白质合成的营养调控方法。

第一节　瘤胃稳态调控和代谢异常产物控制技术

一、酸碱缓冲剂稳定瘤胃发酵环境

添加碳酸氢钠、阿卡波糖、丁酸钠，可防止瘤胃 pH 快速下降，维持瘤胃上皮细胞的正常形态和功能。添加碳酸氢钠对 LPS 及生物胺生成的影响及其微生物学机制的结果表明，高精饲料日粮条件下提高培养基缓冲能力有助于提高发酵 pH 和总 VFA 浓度，但是改变日粮的缓冲能力不能降低瘤胃内 LPS 的累积，却有利于降低生物胺浓度。阿卡波糖可减缓高精饲料日粮底物的发酵速度，降低 LPS 浓度，使瘤胃微生物菌群结构保持正常，主要表现为增加了微生物的多样性，抑制了产丁酸菌的过度繁殖及提高了革兰氏阴性菌（拟杆菌门细菌）的丰度（表 9-1）。阿卡波糖抑制发酵作用与 LPS 生成具有底物选择性，能显著抑制以高淀粉原料（如小麦、玉米）为底物的快速发酵与 LPS 生成，而对于以低淀粉含量原料（如甜菜粕）为底物的发酵与 LPS 产生无明显抑制效应。灌注丁酸钠可促进瘤胃上皮生长，进而促进瘤胃上皮对短链脂肪酸（SCFA）的吸收。灌注后瘤胃丁酸浓度提高 110% 并持续 1.5 h，灌注组瘤胃上皮的长度和宽度显著增加，瘤胃上皮细胞总数和各层细胞数显著增加，其表面积增加了 82%，瘤胃 SCFA 吸收率显著升高。

表 9-1　阿卡波糖对瘤胃微生物体外发酵的影响

项　目	阿卡波糖（mg/mL）				SEM	P 值	
	0	0.1	0.2	0.4		阿卡波糖和对照	线性
pH	5.59	6.49	6.51	6.57	0.177	<0.001	<0.001

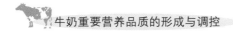

（续）

项　目	阿卡波糖（mg/mL）				SEM	P 值	
	0	0.1	0.2	0.4		阿卡波糖和对照	线性
乳酸（mmol/L）	0.21	0.14	0.13	0.13	0.056	<0.001	<0.001
乙酸（mmol/L）	67.94	61.77	61.88	62.25	1.437	0.001	0.001
丙酸（mmol/L）	29.24	18.24	18.04	18.76	0.539	<0.001	<0.001
异丁酸（mmol/L）	1.38	1.07	1.3	1.55	0.27	0.322	0.37
丁酸（mmol/L）	24.74	8.4	9.24	8.57	0.453	<0.001	<0.001
异戊酸（mmol/L）	1.08	1.67	1.76	1.63	0.083	<0.001	<0.001
戊酸（mmol/L）	1.5	1.78	1.86	1.78	0.067	0.001	0.001
乙酸∶丙酸	2.32	3.39	3.43	3.32	0.048	<0.001	<0.001
总挥发性脂肪酸（mmol/L）	125.88	92.91	94.07	94.55	2.319	<0.001	<0.001
NH₃-N（mmol/L）	5.12	14.36	16.2	15.41	0.844	<0.001	<0.001
脂多糖（U/mL）	12 965	9 238	7 364	8 370	647	<0.001	<0.001

注："SEM"表示平均标准误差。

资料来源：Yin 等（2014）。

二、植物提取物调控瘤胃发酵模式

（一）紫苏、陈皮和艾叶调控瘤胃发酵

以紫苏、陈皮和艾叶为原料，采用常压蒸馏法获得植物提取物，得到的精油澄清透明，具有特殊香味，并对其挥发性物质经行分析，表明这 3 种植物提取物中挥发性物质的含量多。其中，紫苏挥发油中的主要化合物是紫苏醛、桉树脑、柠檬烯、石竹烯、冰片基氯、丁香油酚、芹菜脑、α-荜澄茄油宁烯、α-石竹烯和 1R-α-蒎烯等；陈皮挥发油中的主要化合物是柠檬烯、γ-松油烯、β-月桂烯、α-蒎烯和 β-蒎烯等；艾叶挥发油中的主要化合物是苦艾醇、桉树脑、1R-α-蒎烯、蓝桉醇、3,3,6-三甲基-1,5-庚二烯-4-醇、石竹烯和莰醇等。

在此基础上，试验选择 4 头体重相近、安装有永久性瘤胃瘘管的荷斯坦奶牛，分别在基础日粮（对照组）中添加 600 g/（d·头）的紫苏（试验I组）、陈皮（试验II组）和艾叶（试验III组），采用 4×4 拉丁方设计，共分四期，每期试验共 21 d，包括预试期 7 d 和正试期 14 d。试验结果表明，紫苏、陈皮和艾叶 3 种添加物影响瘤胃内环境，紫苏、陈皮和艾叶均能稳定瘤胃 pH，降低 NH₃-N 浓度，提高 MCP、乙酸和总 VFA 浓度，降低丁酸百分含量。其中，紫苏能提高丙酸和丁酸的浓度，丙酸百分含量和乙酸/丙酸的值；陈皮既可以降低丙酸浓度和丙酸百分含量，也能提高丁酸浓度和乙酸/丙酸的值；艾叶能提高丙酸浓度和丙酸百分含量，同时还可以降低丁酸浓度和乙酸/丙酸的值（表 9-2）。

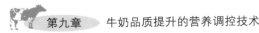

表9-2 紫苏、陈皮和艾叶对奶牛瘤胃发酵的影响

项 目	组 别			
	对照组	试验Ⅰ组	试验Ⅱ组	试验Ⅲ组
pH	6.15±0.13	6.30±0.15	6.20±0.18	6.22±0.17
氨氮（mg/100 mL）	11.59±1.08a	10.61±1.07b	10.31±1.12b	10.05±1.05b
瘤胃微生物蛋白质（mg/mL）	0.99±0.07b	1.10±0.07a	1.13±0.06a	1.03±0.08b
挥发性脂肪酸（mmol/L）	93.62±2.29	97.65±1.77b	95.19±2.13ab	98.56±1.96b
乙酸（mmol/L）	62.41±1.14b	65.70±1.18ab	63.67±1.18ab	66.46±1.01a
丙酸（mmol/L）	18.79±0.73	19.74±0.77	18.80±0.94	20.04±0.86
丁酸（mmol/L）	12.18±0.84	12.17±1.22	12.29±0.93	12.06±1.08

注：同行上标不同小写字母表示差异显著（$P<0.05$），相同小写字母表示差异不显著（$P>0.05$）。

（二）茶皂素调控瘤胃发酵

茶皂素是茶叶渣中的重要提取物。以湖羊为实验动物，采用2×2因子试验设计，共分4组，即①具虫基础料组，具虫湖羊，饲喂基础日粮；②具虫茶皂素组，具虫湖羊，在日粮中添加茶皂素；③驱虫基础料组，驱虫湖羊，饲喂基础日粮；④驱虫茶皂素组，驱虫湖羊，饲喂的日粮中添加茶皂素。茶皂素添加量为3 g/（只·d），试验期21 d。结果表明，添加茶皂素和驱除原虫一样可以降低瘤胃液 pH、氨态氮浓度，提高微生物蛋白质产量，改善乙酸和丙酸的比值，效果显著（表9-3）。添加茶皂素可以显著抑制原虫生长。茶皂素对纤维分解菌（真菌）、白色瘤胃球菌、黄色瘤胃球菌和溶纤维丁酸弧菌没有不良作用，但显著抑制了产琥珀酸丝状杆菌的生长。而驱原虫显著抑制了甲烷菌的数量，对真菌、产琥珀酸丝状杆菌的生长也有明显的抑制作用。但驱原虫促进了溶纤维丁酸弧菌的生长。添加茶皂素和驱原虫对纤维分解菌不同反应的原因有待进一步研究。

表9-3 茶皂素和驱虫对湖羊瘤胃发酵参数的影响

项 目	具原虫组		驱原虫组		SEM	影 响		
	—	+	—	+		原虫	茶皂素	互作
pH	6.61a	6.48b	6.41bc	6.36c	0.03	**	*	NS
氨氮（mg/100 mL）	12.05a	10.50b	8.29c	7.97c	0.28	**	**	**
微生物蛋白质（mg/mL）	0.70c	0.81b	0.90a	0.95a	0.04	**	**	NS
挥发性脂肪酸（mmol/L）	63.47a	61.54ab	59.50b	60.91ab	1.04	NS	NS	NS
乙酸（%）	70.89a	68.43b	67.05b	66.29b	0.74	**	**	NS
丙酸（%）	20.45b	22.73b	26.47a	27.52a	0.73	**	NS	NS
丁酸（%）	8.66a	8.85a	6.49b	6.20b	0.17	**	NS	NS
乙酸:丙酸	3.49a	3.02b	2.56c	2.43c	0.11	**	*	NS

注："—"表示不添加茶皂素，"+"表示添加茶皂素；"*"表示$P<0.05$，"**"表示$P<0.01$；"NS"表示无显著差异；同行上标不同小写字母表示差异显著（$P<0.05$）；"SEM"为平均标准误差。

进一步采用 PCR‑DGGE 方法研究茶皂素对瘤胃原虫的影响，结果表明，具虫基础料组和具虫茶皂素组瘤胃液中原虫 DGGE 图谱的条带数和多样性指数存在显著差异，具虫茶皂素组的条带数显著少于具虫基础料组；添加茶皂素后，原虫多样性指数由具虫基础料组的 1.004 显著下降到具虫茶皂素组的 0.888。（图 9‑1）

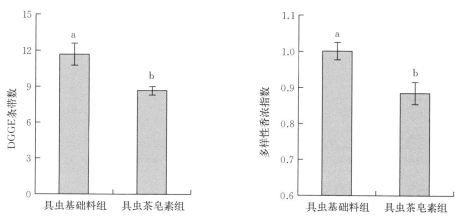

图 9‑1　瘤胃原虫 DGGE 图谱的条带数和多样性指数

注：不同小写字母表示差异显著，$P<0.05$。

（三）植物精油调控瘤胃发酵

通过体外培养法研究了辣椒油、丁香酚和八角茴香油对瘤胃发酵的影响。试验采用单因子设计，3 种植物精油的添加水平为：0（对照）、30 mg/L、50 mg/L、100 mg/L 和 300 mg/L，每个试验组设 3 个重复。试验结果显示（表 9‑4），植物精油类型及互作对总挥发性脂肪酸浓度未产生显著影响，但植物精油添加水平对总挥发性脂肪酸浓度产生了极显著的影响。添加 300 mg/L 的丁香酚和 30 mg/L、50 mg/L 的八角茴香油，显著升高了总挥发性脂肪酸浓度，而其他浓度下的 3 种植物精油均未降低总挥发性脂肪酸浓度。添加辣椒油升高了乙酸的摩尔比例，降低了丙酸的摩尔比例，乙酸与丙酸比例有所升高；添加 300 mg/L 的丁香酚和八角茴香油改变了瘤胃发酵模式，降低了乙酸摩尔比例，升高了丙酸和丁酸的摩尔比例，乙酸与丙酸比例有所降低；而添加其他浓度的丁香酚和八角茴香油，没有改变瘤胃发酵模式。

表 9‑4　植物精油对挥发性脂肪酸的影响

项　目		水平（mg/L）					SEM	P 值		
		0	30	50	100	300		类型	水平	互作
挥发性脂肪酸（μmol/mL）	辣椒油	24.4ᵃ	23.9ᵃ	24.8ᵃ	24.8ᵃ	22.7ᵃ	0.62	NS	**	NS
	丁香酚	24.4ᵇᶜ	22.9ᶜ	24ᵇᶜ	25.6ᵃᵇ	27.0ᵃ				
	八角茴香油	24.4ᶜ	26.7ᵃ	26.2ᵃᵇ	24.8ᵇᶜ	24.7ᵇᶜ				
物质的量比例（%）										
乙酸	辣椒油	68.3ᵇ	69.2ᵃᵇ	70.4ᵃ	69.7ᵃᵇ	70.1ᵃᵇ	0.60	**	**	**

（续）

项 目		水平（mg/L）					SEM	P 值		
		0	30	50	100	300		类型	水平	互作
	丁香酚	68.3a	69.7a	69.1a	68.1a	63.4b				
	八角茴香油	68.3ab	68.3ab	69.5a	69ab	67.8b				
丙酸	辣椒油	28.3	27.4ab	26.3b	27.1a	26.6ab	0.53	**	**	**
	丁香酚	28.3b	27.3b	27.9b	28.8b	32.9a				
	八角茴香油	28.3ab	28.5ab	27.4b	28.7ab	29.1a				
丁酸	辣椒油	3.37a	3.34a	3.29a	3.3a	3.31a	0.21	NS	*	NS
	丁香酚	3.37ab	3.08b	3.03b	3.1b	3.73a				
	八角茴香油	3.37a	3.23a	3.12a	2.29a	3.15a				
乙酸/丙酸	辣椒油	2.41b	2.52ab	2.68a	2.58ab	2.64ab	0.06	**	**	**
	丁香酚	2.41a	2.56a	2.48a	2.36a	1.94b				
	八角茴香油	2.41ab	2.4ab	2.54a	2.4ab	2.33ab				
pH	辣椒油	6.76a	6.65c	6.74ab	6.76a	6.69bc	0.020	*	**	**
	丁香酚	6.76a	6.74a	6.76a	6.61b	6.70a				
	八角茴香油	6.76ab	6.72ab	6.73ab	6.76ab	6.79a				
氨态氮（mg/100mL）	辣椒油	10.6a	9.9ab	11a	8.3c	8.8bc	0.65	**	**	**
	丁香酚	10.6a	9.1b	9.4b	10.7a	10.5ab				
	八角茴香油	10.6a	10.4a	10.1a	9.8a	9.6a				
支链脂肪酸（μmol/mL）	辣椒油	1.36a	1.14a	1.16a	1.11a	0.81b	0.09	**	*	*
	丁香酚	1.36a	1.02b	1.22ab	1.38a	1.25ab				
	八角茴香油	1.36a	1.35a	1.37a	1.5a	1.37a				

注："＊"表示 $P<0.05$，"＊＊"表示 $P<0.01$，"NS"表示无显著差异。同行上标不同小写字母表示差异显著（$P<0.05$），相同小写字母表示差异不显著（$P>0.05$）

瘤胃发酵液 pH 为 6.6～6.8 时，植物精油的类型对 pH、氨态氮浓度产生了显著影响，挥发油的添加水平和互作对 pH 产生了极显著影响。添加辣椒油降低了氨态氮浓度，尤其是添加 100 mg/L、300 mg/L 的辣椒油使氨态氮浓度降低了 21.3％、16.5％。除添加 30 mg/L 的丁香酚使氨态氮浓度降低 13.4％外，添加其他浓度的丁香酚和八角茴香油基本没有改变氨态氮浓度。植物精油的添加水平及互作对支链脂肪酸浓度的产生影响显著，植物精油的类型对支链脂肪酸浓度产生了极显著影响。添加 300 mg/L 的辣椒油使支链脂肪酸浓度显著降低 40.6％。除添加 30 mg/L 的丁香酚使支链脂肪酸浓度降低 25.2％外，添加其他浓度的丁香酚和八角茴香油对支链脂肪酸浓度基本无影响。

上述研究结果表明，添加 100 mg/L、300 mg/L 丁香酚和 30 mg/L、50 mg/L 八角茴香油即能抑制甲烷产生，而产气量无显著差异，总挥发性脂肪酸显著升高，对饲料消化率没有负面影响，存在很大的开发前景。

三、饲用微生物调控瘤胃发酵模式

使用酪蛋白平板和羧甲基纤维素钠（CMC－Na）平板初筛法，从不同纳豆产品中分别初筛得到 9 株纳豆枯草芽孢杆菌菌株。并以此为出发菌株，通过从纳豆中分离、筛选并经鉴定具有高产蛋白酶、纤维素酶纳豆枯草芽孢杆菌 10 株，蛋白酶活力和纤维素酶活力分别达到 20.20 U/mL 和 57.16 U/mL，其蛋白酶和纤维素酶可在 6 代内保持较高活性（图 9－2）。

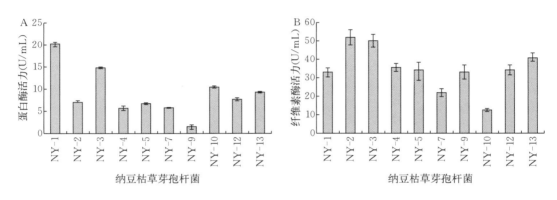

图 9－2　高分泌蛋白酶（A）和纤维素酶（B）纳豆枯草芽孢杆菌筛选

通过 Plackett－Burman 试验，优化筛选培养基、初始含水量、氮源、碳源、无机盐、pH 培养时间和接种量等因素，以芽孢的数量和营养细胞的产酶能力作为衡量芽孢杆菌制剂质量优劣的重要指标，得到了纳豆枯草芽孢杆菌的固体发酵优化条件，即麸皮含量、初始含水量和培养时间的最佳水平分别为 79.96％、49.36％和 119.48 h。在上述最佳条件下，芽孢产量对数的最大值为 9.66 CFU/g，菌体蛋白质含量为 4.77 mg/g。

在获得固体优化发酵工艺的基础上，笔者研究团队探讨了纳豆枯草芽孢杆菌（BSN2）对奶牛瘤胃发酵和瘤胃微生物的影响，初步揭示了 BSN2 对奶牛生产性能发挥促进作用的机理。将 4 头体重 550 kg 左右、泌乳中期、安装有永久性三位点瘘管的健康荷斯坦奶牛，采用自体试验前后配对试验设计，分成 4 个处理阶段。①试验期第 1～7 天，饲喂基础日粮＋60 g 豆粕培养基，为饲喂 BSN2 前期，即对照组；②试验期第 8～21 天，饲喂基础日粮＋1.0×10^{11} CFU/d BSN2，为 BSN2 处理期，即处理组；③试验期第 22～28 d，饲喂基础日粮＋60 g 豆粕培养基，BSN2 为停喂期，即停喂组。试验期间 BSN2 添加物撒在全混合日粮上面，以保证奶牛个体完全采食 BSN2 固体发酵物。研究结果表明（表 9－5），BSN2 培养物可以促进瘤胃发酵。BSN2 显著提高瘤胃 VFA 总量，达 47.35％，停喂 7 d 后 VFA 总量虽然有所下降，但仍然显著高于处理前期，达 28.96％。BSN2 处理期，瘤胃中丙酸和戊酸的相对含量分别比处理前提高 6.42％和 6.58％，而乙酸的相对含量和乙酸/丙酸比例则有明显的降低。说明 BSN2 对瘤胃发酵碳水化合物代谢和氮代谢有影响作用，并且在停饲 7 d 后，此菌对瘤胃微生物发酵依然持续发挥作用。另外，24 h DM 降解率显示 BSN2 处理期，瘤胃 DM 降解率提高

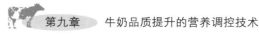

2.52%，表明 BSN2 有促进瘤胃 DM 降解率的趋势。但是 BSN2 对 NDF 24 h 降解率有降低作用，这可能与其对瘤胃微生物区系的影响有关。

表 9 - 5　BSN2 对奶牛瘤胃发酵的影响作用

项　目	处理[1,2]			SEM[3]	P　值
	处理前	处理期	停饲期		
pH	6.64[a]	6.46[b]	6.66[a]	0.06	<0.01
氨氮（mg/dL）	9.22[a]	12.70[b]	10.17[c]	0.56	<0.01
总挥发性脂肪酸（mmol/L）	86.53[a]	127.50[b]	111.59[c]	2.14	<0.01
挥发性脂肪酸（mol/100 mol）					
乙酸	66.86[a]	65.57[b]	65.62[b]	0.49	<0.01
丙酸	20.55[a]	21.87[b]	21.50[b]	0.17	<0.01
丁酸	11.81	11.74	12.15	0.41	0.23
戊酸	0.76[ab]	0.81[a]	0.73[b]	0.04	0.03
乙酸：丙酸	3.23[a]	3.02[b]	3.05[b]	0.04	<0.01

注：1. 处理前＝基础日粮＋60 g 豆粕；处理期＝基础日粮＋1.0×10^{11} CFU/d BSN2；停喂期＝基础日粮＋60 g 豆粕。

2. 同行上标不同小写字母表示差异显著（$P < 0.05$）。

3. "SEM" 为平均标准误差。

BSN2 对瘤胃发酵的影响主要取决于其对瘤胃微生物区系的影响。BSN2 具有促进瘤胃细菌和原虫生长的作用，提高总细菌数和原虫对数值达 15.04% 和 11.96%，总细菌数量从 10^{10} 个上升到 10^{11} 个，提高 1 个数量级。瘤胃淀粉分解菌和蛋白质分解菌数量在饲喂 BSN2 后明显增加 11.8% 和 16.2%，并且在停喂 7 d 后依然保持相当数量，没有明显的下降。为了进一步研究 BSN2 对不同种类瘤胃微生物的影响，通过实时定量 PCR 方法对 6 种非纤维分解菌（包括布氏普雷沃氏菌、普雷沃氏菌短杆菌、牛链球菌、嗜淀粉瘤胃杆菌、反刍兽新月单胞菌和埃氏巨球形菌）、4 种纤维分解菌（包括溶纤维丁酸弧菌、琥珀酸丝状杆菌、黄色瘤胃球菌和白色瘤胃球菌）、总细菌和原虫纤毛虫数量进行检测。结果表明，虽然 BSN2 显著降低了 NDF 的降解率，但是纤维分解菌中的溶纤维丁酸弧菌、黄色瘤胃球菌和白色瘤胃球菌数量显著提高了 7.0%、4.5% 和 9.6%，而琥珀酸丝状杆菌数量在 BSN2 处理前后没有明显区别。BSN2 处理期，瘤胃中属于蛋白质分解菌的 3 种主要的普雷沃氏菌中，布氏普雷沃氏菌和普雷沃氏短杆菌数量显著提高了 18% 和 10%，但栖瘤胃普雷沃氏菌数量则没有明显变化。2 种典型的淀粉分解菌——牛链球菌和嗜淀粉瘤胃杆菌数量分别增加了 25.5% 和 14.6%。埃氏巨球形菌作为乳酸利用菌，数量在 BSN2 处理期显著增加了 8.9%。另外，在实时定量 PCR 检测方法下，瘤胃总细菌数量和原虫纤毛虫数量在 BSN2 处理期得到显著提高，这与传统培养方法所得试验结果一致（表 9 - 6）。停喂 BSN2 期，与处理相比较，荷斯坦奶牛瘤胃的各种细菌数量和原虫数量虽然有所下降，但没有明显差别，说明停喂 BSN2 后仍然保持处理效应，这与传统方法所检测微生物的变化规律相符。

表 9 - 6　BSN2 对奶牛瘤胃细菌和原虫数量的影响

菌　种	处理组[1,2]			SEM[3]	P 值
	处理前	处理期	停饲期		
用传统培养方法检测的微生物数量 (lg CFU/ml)					
淀粉分解菌	6.47[a]	7.23[b]	7.19[b]	0.13	<0.000 1
纤维分解菌	7.03	7.37	7.19	0.11	0.13
蛋白分解菌	8.41[a]	9.77[bc]	9.30[c]	0.20	0.000 5
总细菌	10.24[a]	11.78[b]	10.41[a]	0.16	<0.000 1
原虫	5.35[a]	5.99[b]	5.81[c]	0.03	<0.000 1
用实时定量 PCR 方法检测的微生物数量（lg copies/mL）					
琥珀酸丝状杆菌	7.98	7.77	7.82	0.09	0.24
黄色瘤胃球菌	8.87[b]	9.27[a]	9.18[a]	0.07	0.000 8
白色瘤胃球菌	8.88[b]	9.73[a]	9.65[a]	0.1	<0.000 1
溶纤维丁酸弧菌	7.60[b]	8.13[a]	8.09[a]	0.07	<0.001
嗜淀粉瘤胃杆菌	4.79[b]	5.65[c]	5.34[c]	0.09	<0.000 1
牛链球菌	4.95[b]	6.20[a]	6.04[a]	0.08	<0.000 1
反刍兽新月单胞菌	8.64	8.29	8.71	0.13	0.06
埃氏巨球形菌	7.46[b]	8.12[a]	8.03[a]	0.06	<0.000 1
布氏普雷沃氏菌	8.89[b]	10.49[a]	9.96[c]	0.13	<0.000 1
普雷沃氏短杆菌	7.30[b]	8.03[a]	8.11[a]	0.07	<0.000 1
栖瘤胃普雷沃氏菌	8.43	8.54	8.37	0.05	0.1
总细菌	13.93[b]	14.56[a]	14.55[a]	0.05	<0.000 1
原虫纤毛虫	10.53[b]	10.79[a]	10.28[b]	0.08	0.000 1

注：1. 处理前＝基础日粮＋60 g 豆粕；处理期＝基础日粮＋1.0×10[11] CFU/d BSN2；停喂期＝基础日粮＋60 g 豆粕。

2. 同行上标不同小写字母表示差异显著（P＜0.05）。

3. n＝4，每个处理组有 4 个重复。

　　因此，BSN2 能增加某些瘤胃细菌和原虫的数量，改善瘤胃发酵，尤其是提高了瘤胃 VFA 浓度和丙酸比例（表 9 - 7）。试验结果表明，BSN2 可能具有潜在的促进奶牛生产性能的作用，可作为奶牛益生菌饲喂，饲喂有效剂量为 1.0×10[11] CFU/（头·d）。

　　米曲霉培养物能选择性地刺激瘤胃特定微生物，调节微生物区系，提高粗纤维及其他营养物质的消化率。通过奶牛饲喂试验发现，日粮添加米曲霉培养物比对照组增加奶产量 1.2 kg。体外研究发现，酵母培养物可改变饲料在瘤胃内的发酵模式，增加瘤胃内 VFA 浓度，促进氨态氮的利用，增加 MCP 含量。在奶牛上的试验发现，添加酵母培养物可显著提高乳糖含量，并有提高乳蛋白质含量、乳蛋白质产量和 3.5% 脂肪校正乳

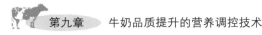

的趋势。通过纳豆枯草芽孢杆菌培养物对泌乳早期奶牛瘤胃发酵及泌乳性能的研究结果表明，奶牛日粮中添加6g或12g纳豆枯草芽孢杆菌的固体发酵物，可降低乙酸含量，而提高丙酸含量及乙酸/丙酸的值，增加奶牛产奶量。

表9-7 瘤胃发酵模式

项 目	处理组			SEM	P 值	
	对照	DFM1	DFM2		一次	二次
pH	6.15	6.23	6.39	0.13	0.21	0.81
氨态氮（mg/dL）	15.5	19.3	16.3	1.69	0.75	0.11
总挥发性脂肪酸（mmol/L）	100.6	101.2	100.8	7.03	0.99	0.95
挥发性脂肪酸（mol/100 mol）						
乙酸	64.2	62.7	62.1	0.73	<0.05	0.62
丙酸	23.9[b]	26.3	26.9[a]	0.86	0.02	0.37
异丁酸	0.55	0.44	0.43	0.05	0.16	0.45
丁酸	8.01	6.80	7.11	0.92	0.50	0.50
异戊酸	1.60	1.79	1.43	0.16	0.46	0.19
戊酸	1.70	1.92	1.82	0.08	0.28	0.09

资料来源：Peng 等（2012）。

四、不饱和脂肪酸调控瘤胃发酵模式

奶牛日粮中添加不饱和脂肪酸有助于改善牛奶脂肪酸组成，但添加量过高则会影响瘤胃发酵。因此，笔者所在团队系统研究了日粮植物油源性的亚油酸、亚麻酸和鱼油源性的二十二碳六烯酸与二十碳五烯酸对参与瘤胃纤维分解和不饱和脂肪酸氢化相关细菌的影响。首先以安装有瘤胃瘘管奶牛为材料，以奶牛基础日粮（60：40 粗精比）不添加植物油（对照组，C）和添加4%豆油（S）、4%亚麻油（L）或2%豆油+2%亚麻油（SL）为处理组，采用4×4拉丁方试验设计，结果表明日粮不饱和脂肪酸对瘤胃发酵的负面影响与瘤胃微生物的数量有关。与对照组相比，日粮中添加植物油不影响瘤胃pH，但显著降低了瘤胃液总挥发性脂肪酸的含量，增加了瘤胃液氨态氮浓度，显著降低了纤维分解菌、原虫的数量，增加了蛋白质分解菌（$7.01×10^8$）的数量，其中白色瘤胃球菌（*Ruminococcus albus*）的数量降低40%。与豆油相比，添加亚麻油显著降低了溶纤维丁酸弧菌（*Butyrivibrio fibrisolvens*）、琥珀酸丝状杆菌（*Fibrobacter succinogene*）和黄色瘤胃球菌（*Ruminococcus flavefaciens*）的数量（表9-8）。

在研究十八碳不饱和脂肪酸对瘤胃发酵和瘤胃微生物数量影响的基础上，试验进一步分析了鱼油源性的不饱和脂肪酸对瘤胃微生物的作用。以安装有瘤胃瘘管牛为材料，以基础日粮（60：40 粗精比）不添加油（对照组，C）和添加3%葵花油和1%鱼油（S3F1）、2.5%的葵花油和1.5%的鱼油（S2.5F1.5），或2%豆油+2%葵花油（S2F2）为处理组，采用4×4拉丁方试验设计。结果表明，日粮中添加二十碳以上的PUFA抑制了瘤胃关键微生物的生长而改变了纤维的消化和生物氢化过程。瘤胃液中脂解厌氧弧杆菌（*A. lipolytica*）的数量（$5.38×10^5$ 拷贝和 $3.62×10^5$ 拷贝）在加油后增加，尤其是在 S2F2 组更为明显。与对照组相比，琥珀酸丝状杆菌（*F. succinogenes*）和溶纤维丁酸弧菌（*B. fibrisolvens*）的数量分别降低了 74%（1.06×10^5 拷贝和 4.01×10^5 拷贝）和 39%（5.16×10^7 拷贝和 8.42×10^7 拷贝），但黄色瘤胃球菌（*R. flavefaciens*）和白色瘤胃球菌（*R. albus*）的数量不因鱼油的增加而变化（表 9-9）。

表 9-8　日粮添加豆油和亚麻油对瘤胃发酵和微生物数量的影响

项　目	日　粮					P　值			
	对照组	4%豆油	4%亚麻油	2%豆油+2%亚麻油	SEM	对照组和加油组	4%豆油和4%亚麻油	2%豆油+2%亚麻油和4%豆油+4%亚麻油
pH	6.43	6.41	6.34	6.38	0.03	0.09	0.06	0.63
总挥发性脂肪酸（mmol/L）	110	104	105	106	4.26	$P<0.05$	0.81	0.61
挥发性脂肪酸（%）								
乙酸	69.4	70.2	69.7	69.6	0.69	0.07	0.57	0.73
丙酸	19.5	19.6	20.4	20.2	0.28	$P<0.05$	$P<0.05$	0.15
丁酸	9.4	9.2	9.0	8.9	0.25	$P<0.05$	0.29	0.47
戊酸	1.1	1.0	1.0	1.0	0.03	0.17	0.33	0.89
氨态氮（mmol/L）	4.4	5.5	5.5	5.8	0.09	$P<0.05$	0.71	$P<0.05$
滚管培养法检测的细菌								
淀粉分解细菌（$\times10^7$CFU/mL）	8.28	10.60	7.62	11.00	1.04	0.22	$P<0.05$	0.13
活菌总数（$\times10^9$CFU/mL）	6.19	5.89	5.06	5.69	0.77	0.52	0.50	0.84
蛋白质分解菌（$\times10^8$CFU/mL）	6.08	6.81	6.80	7.41	0.40	$P<0.05$	0.98	0.16
纤维分解细菌（$\times10^8$CFU/mL）	4.66	3.30	2.82	3.63	0.49	$P<0.05$	0.27	0.14
原虫（$\times10^4$ 个/mL）	12.92	9.92	8.17	9.04	1.11	$P<0.05$	0.23	0.99
实时定量 PCR 法检测的细菌（每纳克 DNA 中的拷贝数）								
溶纤维丁酸弧菌（$\times10^8$）	3.31	3.12	2.04	3.03	0.227	$P<0.05$	$P<0.05$	$P<0.05$
白色瘤胃球菌（$\times10^7$）	9.51	5.05	5.69	5.89	0.90	$P<0.05$	0.59	0.61
琥珀酸丝状杆菌（$\times10^5$）	7.95	4.83	0.48	2.64	2.06	$P<0.05$	0.13	0.99
黄色瘤胃球菌（$\times10^9$）	2.08	1.99	1.50	1.87	0.16	0.11	$P<0.05$	0.50

表 9-9　日粮添加豆油和鱼油对瘤胃发酵的影响

项　目	对照组	处理组			SEM	P　值				
		S3F1	S2.5F1.5	S2F2		处理	时间	处理×时间	线性	二次
pH	6.69	6.71	6.61	6.71	0.05	0.36	<0.01	0.99	0.12	0.40
乙酸（mol/L）	63.35[a]	57.79[b]	54.72[bc]	52.1[c]	1.54	<0.01	0.52	0.88	0.13	0.02
丙酸（mmol/L）	15.65[bc]	18.46[ac]	19.80[a]	21.06[a]	1.05	<0.01	0.27	1.00	0.39	0.16
丁酸（mmol/L）	10.17[a]	8.47[b]	7.68[b]	7.52[b]	0.39	<0.01	<0.01	0.85	0.05	0.12
乙酸/丙酸	4.05[a]	3.21[b]	2.93[b]	2.74[b]	0.15	<0.01	0.11	0.57	0.21	0.09
总挥发性脂肪酸（mmol/L）	89.17	84.70	82.2	80.70	2.4	0.07	0.17	1.00	0.46	0.36

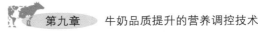

五、有机酸调控瘤胃发酵模式

应用体外法及实时定量 PCR 方法研究在日粮中添加饱和脂肪酸即硬脂酸（stearic acid，SA）、油酸（oleic acid，OA）、亚油酸（linoleic acid，LA）和亚麻酸（linolenic acid，LNA）的基础上，添加不同水平的苹果酸（MA）对瘤胃发酵模式与瘤胃主要功能菌群的影响。苹果酸的添加水平分别为：0、5 mmol/L（MA5）、10 mmol/L（MA10），以不添加苹果酸和脂肪酸作为对照组。试验结果表明，添加硬脂酸后对脂解厌氧弧杆菌和产琥珀酸丝状杆菌的数量产生了显著影响，脂解厌氧弧杆菌的数量减少了95.8%，产琥珀酸丝状杆菌的数量增加了 52.5%；添加 5 mmol/L 苹果酸处理组的脂解厌氧弧杆菌数量减少了 91.2%，添加 10 mmol/L MA 处理组的减少了 94.8%，而MA10 组比 MA5 组该菌数量减少了 41.3%；添加不饱和脂肪酸和苹果酸后，丙酸浓度随着脂肪酸不饱和度的增加显著升高，总产气量显著降低，其他 VFA 均随着脂肪酸不饱和度的增加显著降低；添加不饱和脂肪酸 LA 与 LNA 的甲酸甲烷杆菌数量显著增加；白色瘤胃球菌与黄色瘤胃球菌数量比 CK 组显著增加；而脂解厌氧弧杆菌和溶纤维丁酸弧菌数量比 CK 组却显著下降；联合添加苹果酸和不饱和脂肪酸组中，只有在添加 10 mmol/L 苹果酸的 OA 组的甲酸甲烷杆菌数量明显减少（表 9-10 和表 9-11）。

表 9-10　日粮添加硬脂酸和不同水平苹果酸对瘤胃纤毛虫、甲烷菌及其他细菌数量的影响

微生物种类	不同试验处理下细菌数量的对数			SEM	P 值
	SA	SA+MA5	SA+MA10		
纤毛虫	5.472 2	5.147 0	5.700 0	0.465 6	0.89
甲酸甲烷杆菌	7.317 4	7.499 4	6.815 3	0.604 5	0.80
黄色瘤胃球菌	6.962 6	6.530 8	6.212 0	0.560 6	0.46
白色瘤胃球菌	8.486 7	8.433 3	7.821 1	0.440 5	0.74
脂解厌氧弧杆菌	11.374 6[a]	9.424 9[b]	9.121 7	0.062 4	<0.001
溶纤维丁酸弧菌	10.806 7	9.868 3	9.979 3	0.445 2	0.73
产琥珀酸丝状杆菌	8.623 1[a]	8.760 5[a]	8.965 5	0.074 5	0.03

注：同行上标不同小写字母表示差异显著（$P<0.05$）。

表 9-11　日粮添加不同饱和度的脂肪酸和不同水平的苹果酸对瘤胃发酵参数的影响

项目	CK			OA		
	MA0	MA5	MA10	MA0	MA5	MA10
pH	6.51	6.46	6.42	6.39	6.41	6.38
氨氮（mg/dL）	17.35	17.23	15.99	16.00	15.75	15.45
乙酸（mg/dL）	62.99	64.04	65.41	64.00	62.84	63.20
丙酸（mg/dL）	16.71[c]	20.12[d]	23.02[c]	18.71[bc]	22.37[cd]	27.09[b]
丁酸（mg/dL）	13.72[abc]	14.19[ab]	14.34[a]	14.53[a]	14.65[a]	14.65[a]
总挥发性脂肪酸（mg/dL）	96.86[bc]	101.83[b]	106.26[a]	101.03[b]	108.64[a]	108.64[a]
乙酸/丙酸	3.77[a]	3.18[b]	2.84[c]	3.42[b]	2.80[cd]	2.33[d]
总气体产量（mL/g）	144.80[ab]	150.34[a]	152.44[a]	126.10[ab]	151.67[a]	151.67a
甲烷产量（mmol）	0.57[a]	0.44[b]	0.29[c]	0.44[b]	0.38[b]	0.28[c]

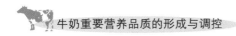

（续）

项　目	LA			LNA		
	MA0	MA5	MA10	MA0	MA5	MA10
pH	6.49	6.42	6.39	6.46	6.45	6.45
氨氮（mg/dL）	18.10	15.29	14.24	13.93	14.65	14.88
乙酸（mg/dL）	59.43	56.37	61.81	58.20	54.92	57.95
丙酸（mg/dL）	23.62[bc]	25.88[b]	28.02[a]	20.48[cd]	25.80[b]	32.76[a]
丁酸（mg/dL）	12.79[cd]	13.37[bcd]	12.30[d]	11.64[dc]	9.85[c]	9.63[c]
总挥发性脂肪酸（mg/dL）	99.83[bc]	104.81[a]	105.52[a]	93.56[c]	93.71[c]	103.81[b]
乙酸/丙酸	2.62[cd]	2.38[d]	2.01[c]	2.84[cd]	2.13[de]	1.76[e]
总气体产量（mL/g）	97.2[c]	97.10[c]	107.86[b]	104.24[c]	93.15[c]	104.50[c]
甲烷产量（mmol）	0.29[c]	0.23[d]	0.18[c]	0.30[c]	0.24[c]	0.11[f]

注：同行上标不同小写字母表示差异显著（$P<0.05$），相同小写字母表示差异不显著（$P>0.05$）。CK，对照组；OA，油酸组；LA，亚油酸组；LNA，亚麻酸组；FA，脂肪酸组；MA，苹果酸组；MA0，无添加苹果酸；MA5，添加 5 mmol/L 苹果酸；MA10，添加 10 mmol/L 苹果酸。

第二节　以促进瘤胃乳成分前体物生成量
为核心的营养调控方法

调控日粮能氮平衡与同步释放，能促进瘤胃乳蛋白质前体物的生成，进而提高乳蛋白质的合成量。针对以玉米秸秆为粗饲料时日粮可代谢蛋白质不足的情况，以优化瘤胃乳成分前体物微生物蛋白质合成为目标，以微生物蛋白质合成所需的能量水平和能量释放速率为切入点。动物试验中，在同一能量水平下，通过饲喂蒸汽压片玉米和普通玉米，以改变能量载体物质在瘤胃的释放速率。结果发现，随着日粮能量水平的增加，乳产量、乳蛋白质率、乳蛋白质产量随之增加，但乳脂肪率并无显著影响（表 9-12）。饲喂高能组日粮的奶牛具有较高的微生物蛋白质产量、全肠道消化率，饲喂慢速释放能量日粮的奶牛有较高的乳产量、乳蛋白质产量和微生物蛋白质含量。因此，通过调控能量水平和降解速率可提高瘤胃微生物蛋白质的合成，进而提高乳蛋白质的合成量，提高乳蛋白质率。

表 9-12　日粮能量水平与释放速度对乳成分的影响

项　目	LE		HE		SEM	P 值		
	GC	SFC	GC	SFC		NE	GP	NE×GP
干物质采食量（kg/d）	18.5	17.5	20.4	21.7	0.34	<0.01	0.72	<0.01
指标								
产奶量（kg/d）	23.3	25.8	27.4	28.2	0.33	<0.01	0.73	0.06
4%乳脂肪校正乳（kg/d）	23.8	26.3	29.0	29.0	0.37	<0.01	<0.01	0.01
能量校正乳（kg/d）	25.6	28.3	31.2	31.2	0.38	<0.01	<0.01	0.01

（续）

项 目	LE		HE		SEM	P 值		
	GC	SFC	GC	SFC		NE	GP	NE×GP
乳蛋白质量（kg/d）	0.72	0.79	0.84	0.88	0.01	<0.01	<0.01	0.34
乳脂肪量（kg/d）	1.00	1.07	1.15	1.11	0.02	0.02	0.64	0.15
乳糖量（kg/d）	1.15	1.25	1.33	1.35	0.02	<0.01	0.04	0.22
成分								
乳蛋白质（%）	3.04	3.14	3.15	3.19	0.03	0.01	<0.01	0.55
乳脂肪（%）	4.26	4.23	4.31	4.12	0.07	0.51	0.34	0.43
乳糖（%）	4.90	4.89	4.93	4.95	0.01	<0.01	0.70	0.40
乳总固形物（%）	13.3	13.2	13.3	13.0	0.11	0.20	0.78	0.93
体细胞数（×10³ 个/mL）	113	162	175	149	20.7	0.73	0.35	0.08
效率								
产奶量/干物质采食量	1.33	1.47	1.38	1.31	0.04	0.05	0.21	<0.01
乳脂肪校正乳/干物质采食量	1.33	1.49	1.45	1.33	0.05	0.10	0.45	<0.01
ECM/DMI	1.45	1.61	1.58	1.43	0.05	0.08	0.38	<0.01

注：LE，低能量 TMR；HE，高能量 TMR；GC，玉米粉；SFC，蒸汽压片玉米；NE，日粮水平的主要影响；GP，饲料加工方法的主要影响；NE×GP，日粮能量水平和饲料加工方法的相互作用。

资料来源：Zhou 等（2015）。

调控日粮碳水化合物平衡，能优化瘤胃乳脂肪前体物乙酸的生成，提高乳脂肪率。以优化瘤胃发酵和乳脂肪前体物生成为核心，以调控日粮碳水化合物平衡（NDF：淀粉比例）为切入点。以日粮中性洗涤纤维与淀粉比例表示日粮碳水化合物组成，通过改变日粮中燕麦草、玉米青贮以及玉米的比例设计 4 种 NDF：淀粉比例日粮（0.86、1.18、1.63、2.34）。试验结果表明，随着日粮 NDF：淀粉的增加，奶牛产奶量、乳蛋白质含量和产量、乳糖含量和产量显著降低，瘤胃乳脂肪前体物乙酸含量升高，乳脂肪含量显著升高，乳脂肪产量呈先升高后降低的二次曲线变化（表 9-13）。

表 9-13 饲喂不同 NDF：淀粉日粮的奶牛产奶量和乳成分变化

项 目	不同中性洗涤纤维和淀粉比例的日粮				SEM	P 值		
	0.86	1.18	1.63	2.34		处理	一次	二次
干物质采食量（kg/d）	23.2[a]	21.7[ab]	20.1[bc]	18.3[c]	0.61	<0.01	<0.01	0.73
产奶量（kg/d）	33.2[a]	33.0[a]	31.4[b]	28.3[c]	0.13	<0.01	<0.01	<0.01
乳脂肪校正乳[3]（kg/d）	33.2[a]	32.5[ab]	32[ab]	29.2[c]	0.12	<0.01	<0.01	<0.01
能量校正乳（kg/d）	34.2[a]	34.1[a]	33.4[b]	30.2[c]	0.07	<0.01	<0.01	<0.01
乳脂肪乳蛋白质校正乳（kg/d）	32.2[a]	32.2[a]	31.4[a]	28.5[c]	0.42	<0.01	<0.01	<0.01
产奶效率	1.42[b]	1.51[a]	1.52[a]	1.51[a]	0.01	<0.01	<0.01	<0.01

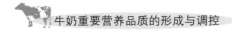

（续）

项 目	不同中性洗涤纤维和淀粉比例的日粮				SEM	P 值		
	0.86	1.18	1.63	2.34		处理	一次	二次
乳成分（%）								
乳蛋白质	3.20[a]	3.11[a]	3.06[bc]	3.02[c]	0.047	<0.01	<0.01	0.45
乳脂肪	3.72[b]	3.92[a]	4.16[a]	4.25[a]	0.094	<0.01	<0.01	0.48
乳糖	4.99[a]	4.97[a]	4.96[a]	4.87[b]	0.031	<0.01	<0.01	0.13
乳成分产量（kg/d）								
乳蛋白质	1.06[a]	1.02[b]	0.96[c]	0.85[d]	0.015	<0.01	<0.01	<0.01
乳脂肪	1.23[ab]	1.29[ab]	1.29[ab]	1.20[b]	0.029	<0.01	0.57	<0.01
乳糖	1.65[a]	1.63[a]	1.63[a]	1.39[c]	0.010	<0.01	<0.01	<0.01

注：同行上标不同小写字母表示差异显著（$P<0.05$）。

资料来源：Zhao 等（2015）。

以氨化稻草作为粗饲料，菜籽粕和玉米为精饲料，氨化稻草与菜籽粕和玉米按不同的比例进行组合。研究发现，随着菜籽粕添加比例的增加，瘤胃可降解氮/可消化有机物（RDN/DOM）的值呈增加趋势，而产气量和有机物消化率呈减少趋势。各个组合都产生了正的组合效应，组合效应值随着 RDN/DOM 的增加而增加，RDN/DOM 达到28.7 g/kg后，随着 RDN/DOM 的增加组合效应值反而下降了。pH 没有受到菜籽粕补饲比例的影响。氨态氮随着菜籽粕比例的增加而增加，而总挥发性脂肪酸随着菜籽粕比例的增加而减少。纤维素酶活性随着 RDN/DOM 的增加而增加。RDN/DOM 达到24.2 g/kg后，随着 RDN/DOM 的增加组合效应值反而下降了。微生物蛋白质产量和组合效应存在相同的变化趋势。结果表明，能氮平衡影响了组合效应的发生，以及微生物蛋白质的合成和能量的利用；微生物蛋白质合成的增加，纤维素分解菌活力的增强可能是组合效应产生的原因。

以压力传感式体外培养体系为平台，研究苜蓿和稻草不同比例组合对瘤胃发酵影响的结果显示，随苜蓿在组合中水平的增加，产气量、产气速率、微生物蛋白质、总挥发性脂肪酸和甲烷产量显著增加，但各组合间乙酸、丙酸、丁酸的摩尔比均无显著差异，羧甲基纤维素酶活性变化趋势与产气量一致，白色瘤胃球菌和产琥珀酸丝状杆菌数量显著增加，同时观察到黄色瘤胃球菌与白色瘤胃球菌之间存在明显的此消彼长的关系；对产气量和微生物蛋白质进行分析发现，苜蓿和稻草以 20∶80 混合时组合效应最大。这可能是由于苜蓿所含蛋白质及果胶类物质为微生物的前期发酵提供了养分，显著增加了纤维发酵优势菌——产琥珀酸丝状杆菌的数量。当苜蓿与稻草产生最大组合效应时（20∶80）的混合物再与不同比例青贮玉米组合，总挥发性脂肪酸和产气量随青贮玉米比例的提高而提高，但同时也极显著增加甲烷产量。饲粮中青贮玉米的含量对乙酸、丁酸的比例无显著影响，但单独青贮玉米较 0 和 25% 青贮玉米混合物显著增加了丙酸的比例。青贮玉米比例的增加显著增加了白色瘤胃球菌、黄色瘤胃球菌的数量，但产琥珀酸丝状杆菌的数量显著下降。经分析发现，青贮玉米与苜蓿稻草（20∶80）混合物在产气

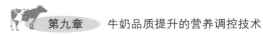

量、微生物蛋白质上均表现为负效应，这可能是由于对产琥珀酸丝状杆菌和真菌的生长产生了抑制作用（图 9-3）。这些结果表明，粗饲料组合对瘤胃发酵的影响可能主要是通过对纤维分解菌的影响。

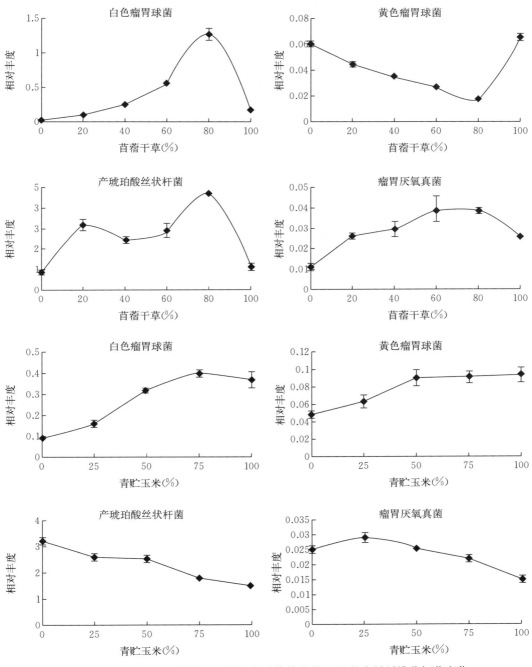

图 9-3　青贮玉米、苜蓿和稻草组合时体外培养 24 h 的瘤胃纤维分解菌变化

第三节　小肠氨基酸平衡模式的调控技术

一、过瘤胃保护赖氨酸和蛋氨酸

针对我国典型日粮条件下赖氨酸和蛋氨酸这两种主要的限制性氨基酸，以丙烯酰胺树脂、羟丙基甲基纤维素、乙基纤维素和氢化植物油为备选保护材料，用于制备过瘤胃赖氨酸和蛋氨酸添加剂，采用瘤胃尼龙袋法测定降解率和移动尼龙袋法测定其在瘤胃降解率和小肠释放率，得到了最佳的蛋氨酸处理组（M5）和赖氨酸处理组（L3）。其中，过瘤胃赖氨酸的瘤胃率和在小肠中的释放率分别为 49.0% 和 100%，过瘤胃蛋氨酸的瘤胃率和在小肠中的释放率分别为 69.5% 和 100%。以基础日粮（C）为依据，分别在基础日粮基础上添加 100 g/d 过瘤胃赖氨酸（RP-Lys 100）和 100 g/d 过瘤胃赖氨酸＋30 g/d 蛋氨酸（RP-Lys＋Met）两个处理组，饲喂效果表明，在荷斯坦成年泌乳母牛日粮中单独添加所研发的过瘤胃保护赖氨酸产品或混合添加所研发的过瘤胃保护赖氨酸产品和蛋氨酸产品，使日产奶量分别提高 2.25% 和 3.97%；使乳脂肪率均提高 0.04 个百分点；使乳蛋白质率分别提高 0.03 和 0.02 个百分点，体细胞数分别下降 20.81% 和 17.25%（表 9-14）。

表 9-14　过瘤胃保护赖氨酸和蛋氨酸产品对荷斯坦奶牛泌乳性能的影响

指　标	对照组	赖氨酸组	赖氨酸＋蛋氨酸组	赖氨酸组－对照组	（赖氨酸组－对照组）/对照组（%）	（赖氨酸＋蛋氨酸组）－对照组	（赖氨酸＋蛋氨酸组－对照组）/对照组（%）
牛奶产量（kg/d）	24.45	25.00	25.42	0.55	2.25	0.97	3.97
乳脂肪率（%）	4.25	4.29	4.29	0.04	0.94	0.04	0.94
乳蛋白质率（%）	3.10	3.13	3.12	0.03	0.97	0.02	0.65
乳糖含量（%）	5.13	5.16	5.18	0.03	0.58	0.05	0.97
乳脂肪产量（kg/d）	1.04	1.07	1.09	0.03	2.88	0.05	4.81
乳蛋白质产量（kg/d）	0.76	0.78	0.79	0.03	0.97	0.02	3.95
乳糖产量（kg/d）	1.25	1.29	1.32	0.04	3.20	0.07	5.60
乳固形物产量（kg/d）	3.26	3.28	3.41	0.02	0.61	0.15	4.60
体细胞数（$\times 10^3$ 个/mL）	39.12	30.98	32.37	－8.14	－20.81	－6.75	－17.25

在泌乳中期荷斯坦奶牛日粮中添加不同配比（Lys∶Met＝2.25∶1、2.50∶1、2.75∶1 和 3.00∶1）的过瘤胃赖氨酸（RP-Lys）和过瘤胃蛋氨酸（RP-Met），结果显示随着 Lys∶Met 的增加，产奶量有上升趋势。当 Lys∶Met 为 3.00∶1 时，乳蛋白质含量和产量均达到最大，乳蛋白质产量提高了 13.8%（表 9-15）。

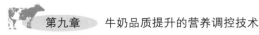

表 9 - 15　不同 Lys∶Met 对奶牛产奶量及乳成分的影响

项　　目	2.25∶1	2.50∶1	2.75∶1	3.00∶1	SEM
产奶量（kg/d）	29.94	29.97	30.33	30.73	0.28
乳脂肪率（%）	3.35[b]	3.38[b]	3.35[b]	3.73[a]	0.06
乳蛋白质率（%）	3.37[b]	3.36[b]	3.45[b]	3.61[a]	0.04
乳蛋白质产量（kg/d）	0.94[b]	0.93[b]	1.01[a]	1.07[a]	0.02
乳糖率（%）	5.04	5.14	5.07	5.03	0.04
总固形物（%）	12.51	12.77	12.51	12.58	0.09
4%乳脂肪校正乳	25.27[b]	25.09[b]	26.27[b]	28.54[a]	0.49

注：同行上标不同小写字母表示差异显著（$P<0.05$）。

二、过瘤胃保护苏氨酸和苯丙氨酸

在 Lys∶Met 为 3.00∶1 基础上，进一步优化奶牛氨基酸平衡供应模式，初步确定了过瘤胃保护苏氨酸（Thr）和苯丙氨酸（Phe）平衡模式。按蛋白质水平（CP，15%和 14%）、苏氨酸∶苯丙氨酸（Thr∶Phe 分别为 1.04∶1、1.2∶1、0.9∶1 和 1.05∶1），设置了高蛋白质对照组（CP 为 15%）和 4 个低蛋白质试验组（CP 为 14%），低蛋白质组添加过瘤胃保护 Thr 和 Phe。结果显示，与对照组相比，将日粮粗蛋白质含量降低 1% 并补加适量的必需氨基酸，不影响奶牛干物质采食量，当 Thr∶Phe 为 1.05∶1 时，补充必需氨基酸不仅可降低日粮粗蛋白质含量，而且可以使泌乳奶牛发挥其最佳的泌乳性能，提高乳蛋白质率和乳蛋白质产量（表 9 - 16）。

表 9 - 16　低蛋白质日粮中添加必需氨基酸对奶牛产奶量及乳成分的影响

项　　目	15% CP 对照组	14% CP，Thr∶Phe				SEM
		1.04∶1	1.2∶1	0.9∶1	1.05∶1	
采食量（kg/d）	21.2	21.2	21.4	20.7	20.9	0.7
产奶量（kg/d）	27.8[b]	29.3[ab]	29.4[ab]	29.3[ab]	30.9[a]	0.66
乳脂肪率（%）	3.67	3.65	3.64	3.65	3.67	0.05
4%乳脂肪校正乳（kg/d）	26.7[b]	27.7[ab]	27.3[ab]	27.4[ab]	28.8[a]	0.6
乳蛋白质率（%）	3.11[c]	3.23[b]	3.27[b]	3.25[b]	3.41[a]	0.04
乳蛋白质量（kg/d）	0.85[c]	0.95[b]	0.97[b]	0.96[b]	1.06[a]	0.02
乳糖率（%）	4.78	4.76	4.84	4.77	4.86	0.03
体细胞数（$\times 10^3$个/mL）	468.8[a]	361.4[b]	369.3[b]	364.0[b]	288.2[c]	25.7
乳固物（%）	13.1	12.8	12.7	13.0	13.0	0.12

注：同行上标不同小写字母表示差异显著（$P<0.05$）。

三、过瘤胃保护 γ-氨基丁酸

γ-氨基丁酸是一种功能性氨基酸，在营养物质代谢过程中起重要作用。为研究过瘤胃保护 γ-氨基丁酸对奶牛生产性能和乳品质的影响，试验将健康非泌乳怀孕经产奶牛 48 头，以胎次、泌乳期、产奶量相近原则随机分为 4 组，每组 12 头。4 组奶牛接受相同基础日粮，各组日粮精饲料中 γ-氨基丁酸的添加剂量分别为：0、30 mg/kg、60 mg/kg 和 90 mg/kg（每千克精饲料中实际添加 γ-氨基丁酸的量分别为 0、87.4 mg/kg、174.8 mg/kg、262.1 mg/kg）。

试验结果显示，添加适量的过瘤胃保护 γ-氨基丁酸可提高奶牛的生产性能，改善乳品质，缓解高产奶牛氧化应激状态，增强机体消除自由基的能力，改善奶牛健康状况。与对照组相比，日粮精饲料中添加 30 mg/kg、60 mg/kg、90 mg/kg γ-氨基丁酸均可显著增加奶牛的采食量；添加 30 mg/kg γ-氨基丁酸可显著提高奶牛的产奶量，而 60 mg/kg 和 90 mg/kg 组对产奶量无显著影响；30 mg/kg 和 60 mg/kg γ-氨基丁酸显著提高了乳蛋白质产量。与对照组相比，添加 60 mg/kg γ-氨基丁酸可显著提高血液中（glutathione peroxidase，GSH - Px）活性，显著降低丙二醛（maleicdialdehyde，MDA）浓度，而添加 30 mg/kg 和 90 mg/kg 对 GSH-px 活性和 MDA 浓度均无显著影响；添加 30 mg/kg γ-氨基丁酸可显著降低 NEFA 浓度（表 9-17）。

表 9-17　日粮中添加 γ-氨基丁酸对奶牛生产性能和乳品质的影响

项　目	对照组	30 mg/kg 组	60 mg/kg 组	90 mg/kg 组
采食量（kg/d）	21.11[b]	21.93[a]	21.97[a]	21.83[a]
奶产量（kg/d）	30.33[b]	31.94[a]	31.32[ab]	30.55[b]
乳蛋白质量（kg/d）	1.08[b]	1.18[a]	1.14[a]	1.07[b]
乳成分比例（%）				
乳脂肪	3.60	3.61	3.64	3.55
乳蛋白质	3.08	3.06	3.10	3.07
尿素氮	14.78	15.03	14.66	14.75
乳糖	4.96[b]	5.03[a]	5.04[a]	4.99[ab]

注：同行上标不同小写字母表示差异显著（$P<0.05$）。

第四节　低质粗饲料优化利用方法

针对农作物秸秆等低质粗饲料细胞壁中酚酸化合物分布特点及其与木质素之间的关系，试验采用 5% 氧化钙碱化处理玉米秸秆。研究发现，碱化处理可以破坏饲料细胞壁的网状交联结构，降低木质素含量，显著提高秸秆干物质和中性洗涤纤维的消

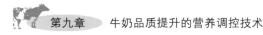

化率。通过对 64 头奶牛分组饲养试验确证发现，随着日粮中碱化秸秆用量由 7％提高至 15％，泌乳奶牛的产奶性能、饲料转化效率、泌乳性能和乳脂肪含量并未出现显著下降，表明农作物秸秆经过碱化处理后可作为泌乳奶牛的粗饲料来源，并可显著降低饲料成本（表 9‐18）。

表 9‐18　碱化秸秆对奶牛产奶性能的影响

项 目	处 理				SEM	P 值		
	CON	RWR	RCS	RCG		处理	阶段	处理×阶段
干物质采食量（kg/d）	18.2	17.6	18.6	18.4	0.46	0.09	0.04	0.94
产奶量（kg/d）	23.2	23.2	24.6	23.6	1.29	0.08	0.02	0.81
4％乳脂肪校正乳（kg/d）	22.7	22.1	22.7	22.7	0.82	0.69	0.15	0.71
乳成分（％）								
乳脂肪	3.93[a]	3.74[ab]	3.57[b]	3.80[a]	0.07	<0.01	0.98	0.55
乳蛋白质	3.22[a]	3.10[b]	3.03[c]	3.06[bc]	0.02	<0.01	<0.01	0.57
乳糖	4.96	4.97	4.96	4.94	0.02	0.89	0.45	0.99
总固形物	12.59[a]	12.28[b]	12.07[b]	12.30[b]	0.08	<0.01	0.13	0.62
产量（kg/d）								
乳脂肪	0.90	0.86	0.87	0.89	0.10	0.45	0.42	0.70
乳蛋白质	0.74	0.72	0.73	0.71	0.09	0.27	0.11	0.59
乳糖	1.14	1.15	1.20	1.15	0.12	0.11	0.06	0.74
乳中尿素氮（mg/dL）	14.2[a]	12.4[c]	13.3[b]	13.5[b]	0.45	<0.01	<0.01	<0.01
饲料转化效率								
产奶量/干物质采食量	1.28	1.34	1.32	1.28	0.13	0.18	0.06	0.57
乳脂肪校正乳/干物质采食量	1.27	1.29	1.23	1.24	0.07	0.31	0.09	0.59
体况评分	2.91	2.95	2.93	2.93	0.03	0.92	<0.01	0.93

注：CON，对照组；RWR，用 15％CaO 处理秸秆＋12％DDGS 替代 15％羊草＋5％玉米＋6％豆粕；RCS，用 12.5％ CaO 处理秸秆＋12％ DDGS 替代 12.5％ 玉米青贮＋6％ 玉米＋5％ 豆粕；RCG，用 7％CaO 处理秸秆＋13％ DDGS 替代 13％ 谷物＋6％ 豆粕。同行上标不同小写字母表示差异显著（P<0.05）。

资料来源：Shi 等（2015）。

通过物理性处理技术——蒸汽爆破，以体外瘤胃产气速率为靶标，笔者研究团队优化获得了蒸汽爆破技术在预处理秸秆时的最优参数：蒸汽压强 1.51 MPa，维压时间 180 s，预浸水分含量 10％。研究发现，蒸汽爆破显著降低了秸秆中半纤维素的含量，提高了纤维素的相对含量。扫描电镜分析发现，蒸汽爆破秸秆的纤维之间出现了中空结构，这种变化将有利于微生物的定植（图 9‐4）。通过体外瘤胃发酵技术发现，蒸汽爆破提高了秸秆发酵的产气速度、木糖等还原糖和 VFA 产量，以及促进了瘤胃微生物发酵。奶牛瘤胃投袋试验发现,蒸汽爆破秸秆的纤维素和半纤维素降解率显著升高,在扫描电镜下蒸汽爆破秸秆表面黏附更多的微生物,并且易快速形成致密的微生物生物膜。因此,蒸汽爆破预处理能破坏玉米秸秆纤维结构,提高瘤胃微生物黏附效率,增强秸秆瘤胃降解率和发酵能力,为奶牛产奶提供更多的能量和营养(Zhao 等,2018)。

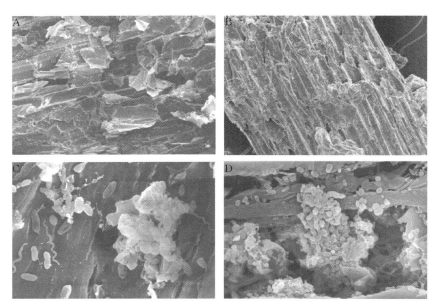

图 9 - 4　蒸汽爆破预处理后秸秆纤维结构与微生物黏附变化

注:A,未处理秸秆(100 μm);B,处理后秸秆(100 μm);C,未处理秸秆微生物生物膜(5 μm);D,处理后秸秆微生物生物膜(10 μm)

➡ 参考文献

熊本海,罗清尧,庞之洪,等,2012. 泌乳奶牛全混合日粮精准计算系统 [J]. 中国农业科学,45
　(14):2948 - 2958.

Peng H,Wang J Q,Kang H Y,et al,2012. Effect of feeding bacillus subtilis natto fermentation
　product on milk production and composition,blood metabolites and rumen fermentation in early
　lactation dairy cows [J]. Journal of Animal Physiology and Animal Nutrition,96(3):506 -
　512.

Shi H T,Li S L,Cao Z J,et al,2015. Effects of replacing wild rye,corn silage,or corn grain
　with CaO - treated corn stover and dried distillers grains with solubles in lactating cow diets on
　performance,digestibility,and profitability [J]. Journal of Dairy Science,98(10):7183 -
　7193.

Yin Y Y,Liu Y J,Zhu W Y,et al,2014. Effects of acarbose addition on ruminal bacterial microbi-
　ota,lipopolysaccharide levels and fermentation characteristics *in vitro* [J]. Asian - Australasian
　Journal of Animal Science,27(12):1726 - 1735.

Zhao M，Bu D，Wang J，et al，2016. Milk production and composition responds to dietary neutral detergent fiber and starch ratio in dairy cows [J]. Animal Science Journal，87（6）：756－766.

Zhao S，Li G，Zheng N，et al，2018. Steam explosion enhances digestibility and fermentation of corn stover by facilitating ruminal microbial colonization [J]. Bioresource Technology，253：244－251.

Zhou X Q，Zhao M，Zhang Y D，et al，2015. Effect of dietary energy source and level on nutrient digestibility，rumen microbial protein synthesis and milk performance in lactating dairy cows [J]. Journal of Dairy Science，98：7209－7217.

第十章

牛奶功能活性品质提升的调控技术

牛奶几乎含有生物活动所需要的全部营养成分，在人类食品中占有着特殊的地位。随着人们对营养、健康和绿色食品的需求日益增加，功能乳制品越来越受到人们的青睐。在许多西方国家，牛乳不仅作为一种天然食品，而且还作为改善特殊人群健康营养成分的载体加以利用，功能食品成为发达国家食品业的主要增长点。功能乳制品是指原料奶生产过程中已经形成的或在加工过程中赋予的具有特定保健功能的乳制品，如共轭亚油酸（CLA）牛奶、牛初乳、免疫乳、脑黄金牛奶、生物活性肽牛奶等（王加启，2006）。在欧盟功能食品中，功能乳制品的所占比例平均为 32%，法国更是高达 52%。在全部乳制品中，功能产品的占比已经超过 20%，其中法国高达 30%。因此，提高牛奶中活性物质，进行功能乳制品的开发成为研究的重点，其市场前景广阔，具有重要的社会效益和经济效益。

SARS、禽流感等重大传染病提醒人类，只有提高免疫能力才能有健康的生命，这使得功能乳制品越来越受到人们的青睐，提高牛奶质量，增加其功能成为 21 世纪国际奶业发展的主导方向之一（王加启，2007）。牛奶中免疫活性蛋白质的功能引起关注，乳腺内免疫活性蛋白质的合成、修饰、转运与分泌的分子机理，将成为今后研究的重点。目前，牛奶中活性蛋白质提高技术主要有利用乳品深加工技术增加牛奶中生物活性肽、利用乳腺反应器等基因工程技术生产乳铁蛋白，以及利用免疫乳生产以提高免疫球蛋白含量，但乳品加工技术不能从源头上提高活性蛋白质含量，转基因技术存在制备效率低等问题。给奶牛选择性地接种免疫抗原，刺激机体发生免疫应答，生产免疫乳，可用于人体保健及某些疾病的预防和治疗。免疫乳天然、健康、安全，是一种新型功能性食品，具有广阔的市场前景和研究价值。

第一节　牛奶中免疫球蛋白和乳铁蛋白的调控

一、牛奶中活性蛋白质含量

（一）牛奶中优质活性蛋白质定量检测技术

建立间接 ELISA 方法，可以检测特异性 IgG 和 IgA 的效价；建立夹心 ELISA 方

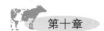

法，可以检测牛乳中总 IgG、IgA、IgM 和 Lf 的绝对含量。大量试验表明，ELISA 方法较为精确、重复性较好，ELISA 板间偏差和板内偏差分别小于 6％和 9％。

通过 SDS-PAGE 和凝胶成像系统可以检测牛乳中多种活性蛋白质含量。笔者所在课题组建立了乳及乳制品中 Lf 和 α-乳白蛋白定量测定的方法，并形成了行业标准。液态奶、奶酪和奶粉的检出限分别为 2.9 mg/100 mL、29 mg/100 g 和 29 mg/100 g，液态奶、奶酪和奶粉的定量限分别为 9.7 mg/100 mL、97 mg/100 g 和 97 mg/100 g（图 10-1）。

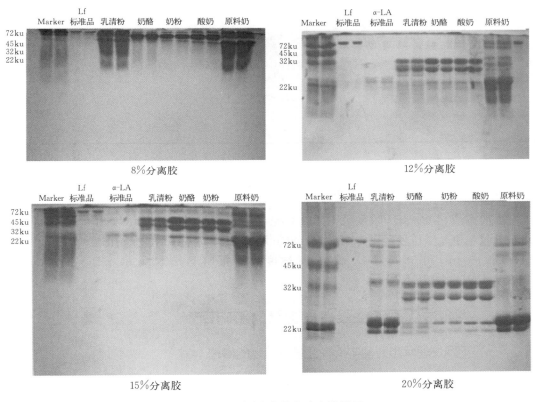

图 10-1　不同浓度分离胶电泳效果

注：Marker 为分子质量标准。

（二）初乳和常乳乳清中 IgG、IgA、IgM 和 Lf 含量比较

初乳、常乳中 IgG、IgA、IgM 和 Lf 绝对含量测定结果见表 10-1。奶牛初乳中活性蛋白质含量变化十分明显，随着分娩日龄的增加而迅速下降，奶牛个体间差异很大。

表 10-1　初乳和常乳乳清中 IgG、IgA、IgM 和 Lf 含量测定结果

乳清种类	IgG（mg/mL）	IgA（mg/mL）	IgM（mg/mL）	Lf（mg/mL）
初乳（$n=36$）				
0	100.7±39.55	7.223±3.506	10.25±3.463	0.724±0.462

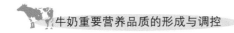

（续）

乳清种类	IgG（mg/mL）	IgA（mg/mL）	IgM（mg/mL）	Lf（mg/mL）
1 d	27.75±23.61	2.261±2.499	2.799±1.601	0.238±0.168
2 d	10.93±11.68	0.697±0.578	1.168±0.772	0.254±0.227
3 d	4.407±4.94	0.509±0.627	0.576±0.296	0.210±0.248
4 d	2.229±2.104	0.276±0.179	0.372±0.106	0.190±0.125
5 d	1.324±0.86	0.23±0.142	0.327±0.083	0.166±0.143
6 d	1.083±0.496	0.211±0.109	0.319±0.093	0.146±0.069
7 d	1.071±0.705	0.224±0.117	0.333±0.096	0.106±0.060
常乳（$n=15$）	0.731±0.162	0.272±0.013	0.229±0.104	0.080±0.021

注："n"为样品数。

（三）常乳中 IgG、IgA、IgM、Lf 含量及分布

正常泌乳牛乳中 IgG 浓度范围为 0.036～1.402 mg/mL，平均浓度为 0.322 mg/mL。常乳中 IgA 和 IgM 浓度范围为 37～957 μg/mL 和 6～195 μg/mL，平均浓度（对数值）分别为 239 μg/mL 和 32 μg/mL。常乳 Lf 浓度范围为 31.8～485.6 μg/mL，平均浓度为 115.4 μg/mL（图 10-2）。

二、牛奶中优质活性蛋白质含量的影响因素

（一）不同生理状态对乳中 IgG 含量及转运的影响

通过检测分析，由表 10-2 可以看出，随着胎次的上升，IgG 含量明显上升。3～8 胎奶牛乳中 IgG 的含量显著高于 1～2 胎牛（$P < 0.05$），其中，4 胎奶牛乳中 IgG 的含量最高，但 5 胎之后却又呈下降趋势。胎次对奶牛乳中 IgG 总量的影响与 IgG 浓度一致，随着胎次的上升，乳中 IgG 总量明显上升。随着产奶天数的增加，IgG 含量呈先下降后上升的规律，但 IgG 总量却呈先上升再下降的趋势。不同产奶阶段对奶牛血清中 IgG 含量没有影响。在泌乳早期，牛奶和血清中 IgG 的比值最高，表明有较多的 IgG 转运进入牛奶。产奶量对 IgG 含量没有显著影响（$P > 0.05$），而产奶量对 IgG 总量存在显著影响（$P < 0.05$），随着产奶量的上升，乳中 IgG 总量上升。乳中 IgG 含量均随着体细胞评分（somatic cell score，SCS）的增加而增加，但差异不显著（$P > 0.05$）。在 SCS>2 的奶牛乳中，IgG 含量显著高于 SCS=0 和 SCS=1 的奶牛（$P < 0.05$），但在 SCS=6（可能隐性乳房炎）的乳中 IgG 含量较高。

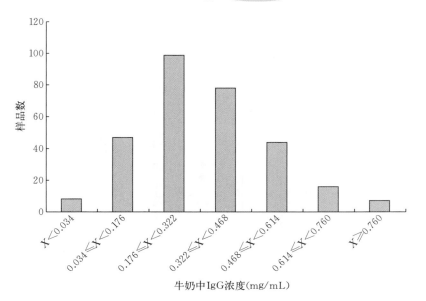

牛奶中IgG浓度(mg/mL)

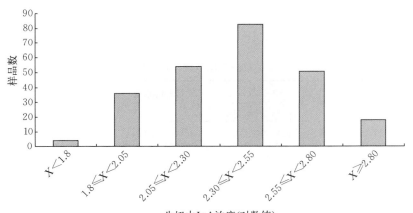

牛奶中IgA浓度(对数值)

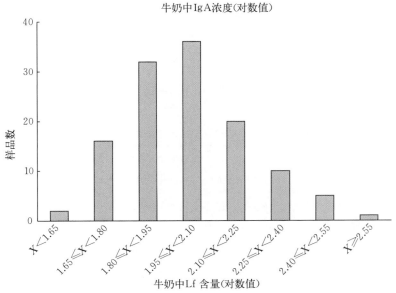

牛奶中Lf含量(对数值)

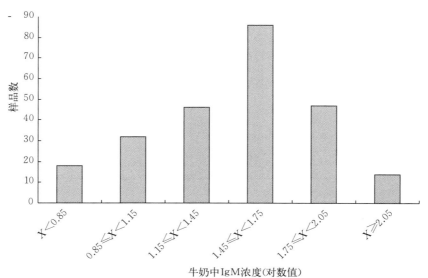

图 10-2　牛奶 Ig 和 Lf 浓度分布

表 10-2　正常泌乳期牛奶和血清中 IgG 浓度

常　乳		样品数量	牛奶 IgG 浓度 （mg/mL）	牛奶 IgG 总量[1] （g）	血清 IgG 浓度 （mg/mL）	血清和乳中 IgG 浓度比值
共计		299	0.322±0.146	7.07±3.00	14.76±7.80	0.039±0.021
胎次	1	104	0.263±0.104[b]	5.16±2.51[c]	13.26±8.39[ab]	0.037±0.018
	2	62	0.301±0.121[b]	6.69±2.73[c]	13.05±7.39[ab]	0.045±0.024
	3	72	0.366±0.153[a]	8.51±3.66[b]	17.18±8.09[a]	0.029±0.019
	4	29	0.428±0.134[a]	10.47±4.18[a]	15.31±8.07[ab]	0.043±0.026
	5～8	32	0.394±0.148[a]	8.28±4.96[b]	11.15±6.74[b]	0.052±0.030
产奶量[2]	Y1	104	0.325±0.162	5.82±2.73[c]	15.26±6.30	0.034±0.015[b]
	Y2	92	0.320±0.130	7.08±2.92[bc]	15.82±8.33	0.043±0.034[ab]
	Y3	70	0.339±0.156	8.67±4.20[ab]	13.12±8.85	0.065±0.025[a]
	Y4	33	0.316±0.109	9.95±4.04[a]	13.75±8.70	0.044±0.020[ab]
泌乳阶段[3]	泌乳早期	27	0.363±0.112[a]	8.85±3.35[a]	12.87±5.02	0.066±0.051[a]
	泌乳高峰期	68	0.352±0.136[ab]	9.32±4.01[a]	15.12±9.14	0.043±0.043[b]
	泌乳中期	142	0.294±0.142[b]	6.00±2.95[b]	15.83±6.11	0.023±0.013[b]
	泌乳晚期	62	0.323±0.149[ab]	5.65±2.80[b]	13.09±3.08	0.033±0.015[b]
体细胞评份[4]	SCS 0	19	0.269±0.119[b]	6.86±3.59	17.00±8.17[ab]	0.044±0.026
	SCS 1	35	0.264±0.113[b]	6.21±3.29	10.54±7.93[b]	0.070±0.039

（续）

常　乳		样品数量	牛奶 IgG 浓度（mg/mL）	牛奶 IgG 总量[1]（g）	血清 IgG 浓度（mg/mL）	血清和乳中 IgG 浓度比值
体细胞评分[4]	SCS 2	72	0.320 ± 0.134^{ab}	7.25 ± 3.80	15.23 ± 7.39^{ab}	0.049 ± 0.023
	SCS 3	69	0.338 ± 0.160^{ab}	7.85 ± 3.24	15.28 ± 7.91^{ab}	0.040 ± 0.036
	SCS 4	47	0.310 ± 0.127^{ab}	6.94 ± 2.79	14.16 ± 7.32^{ab}	0.032 ± 0.021
	SCS 5	28	0.339 ± 0.126^{ab}	7.23 ± 4.10	19.92 ± 9.68^{a}	0.049 ± 0.023
	SCS 6	29	0.387 ± 0.170^{a}	8.25 ± 5.56	14.44 ± 5.98^{ab}	0.038 ± 0.015

注：同列（平均数±标准差）上标不同小写字母表示差异显著（$P<0.05$）。

1. IgG 总量（g）＝IgG 浓度（mg/mL）×产奶量（kg）/1.032（mg/mL），1.032 为牛奶的平均相对密度。

2. 产奶量分类方法：Y1<20 kg；20 kg≤Y2<25 kg；25 kg≤Y3<30 kg；Y4≥30 kg。

3. 泌乳阶段分类方法：泌乳早期，分娩后 15～49 d；泌乳高峰期，产奶 50～109 d；泌乳中期，产奶 110～219 d；泌乳后期，产奶 220 d 到泌乳结束。

4. 体细胞评分分类方法：0≤SCS0<18 000，18 000≤SCS1<36 000，36 000≤SCS2<71 000，71 000≤SCS3<142 000，142 000≤SCS4<283 000，283 000≤SCS5<566 000，566 000≤SCS6<1 132 000。

（二）不同生理状态对乳中 IgA 和 IgM 含量的影响

奶牛不同胎次乳中 IgA 和 IgM 的含量见表 10-3。可以看出，4 胎及其以上奶牛其乳中 IgA 的含量显著高于 1～3 胎奶牛（$P<0.05$），而 3 胎和 4 胎奶牛其乳中 IgM 的含量差异显著（$P<0.05$），其他胎次之间差异均不显著（$P>0.05$）。IgA 含量呈现出泌乳高峰期上升、泌乳中期下降、泌乳末期又上升的趋势，其在泌乳高峰期和泌乳后期显著高于泌乳初期（$P<0.05$）和泌乳中期（$P<0.05$）。IgM 的含量在泌乳早期和泌乳高峰期显著低于泌乳中期（$P<0.05$）和泌乳后期（$P<0.05$）。

表 10-3　常乳中 IgA 和 IgM 含量

常　乳		奶牛数	牛奶中 IgA 的浓度（对数平均数±标准差）	牛奶中 IgM 的浓度（对数平均数±标准差）
总计		284	2.371 ± 0.286	1.499 ± 0.383
胎次	1	97	2.375 ± 0.231^{b}	1.463 ± 0.360^{ab}
	2	62	2.352 ± 0.289^{b}	1.551 ± 0.406^{ab}
	3	68	2.274 ± 0.310^{b}	1.594 ± 0.370^{a}
	4	29	2.431 ± 0.561^{a}	1.379 ± 0.349^{b}
	5～8	28	2.561 ± 0.227^{a}	1.399 ± 0.427^{ab}
泌乳阶段	泌乳早期	27	2.306 ± 0.262^{b}	1.044 ± 0.325^{c}
	泌乳盛期	67	2.475 ± 0.237^{a}	1.201 ± 0.375^{b}
	泌乳中期	133	2.268 ± 0.281^{b}	1.646 ± 0.231^{a}
	泌乳后期	55	2.501 ± 0.276^{a}	1.762 ± 0.268^{a}

（续）

常 乳		奶牛数	牛奶中IgA的浓度（对数平均数±标准差）	牛奶中IgM的浓度（对数平均数±标准差）
日产奶量	Y1	104	2.422±0.285	1.639±0.273a
	Y2	81	2.310±0.306	1.505±0.412ab
	Y3	65	2.396±0.254	1.418±0.396b
	Y4	32	2.323±0.280	1.230±0.388c
体细胞评分	SCS 0	14	2.235±0.160c	1.069±0.289c
	SCS 1	27	2.270±0.164abc	1.357±0.390b
	SCS 2	71	2.290±0.316c	1.416±0.385b
	SCS 3	64	2.315±0.281bc	1.528±0.372ab
	SCS 4	42	2.472±0.275ab	1.575±0.386ab
	SCS 5	24	2.518±0.213a	1.643±0.261a
	SCS 6	29	2.504±0.288a	1.677±0.311a

注：同行上标不同小写字母表示差异显著（$P<0.05$）。

产奶量在 20～25 kg 和大于 30 kg 的奶牛其乳中 IgA 的含量比产奶量在小于 20 kg（$P<0.05$）和 25～30 kg（$P<0.05$）的奶牛低，而乳中 IgM 含量随着产奶量的增加而降低。乳中 IgA 和 IgM 的含量均随着 SCS 的增加而增加，但差异不显著（$P>0.05$）。

（三）不同生理状态对乳中Lf含量的影响

由表 10-4 可以看出，乳中 Lf 的含量在奶牛胎次之间差异不大。但 3 胎、4 胎及 5 胎以上 3 组中的 Lf 含量高于 1 胎与 2 胎组。乳中 Lf 的含量随着泌乳天数的增加呈上升趋势（$P<0.01$），泌乳末期组内 Lf 含量最高，泌乳盛期组内 Lf 含量最低。Lf 的含量与产奶量之间呈负相关，Lf 的含量随着奶牛日产奶量的增加不断降低（$P<0.01$）。另外，在 SCS 0、SCS 1、SCS 2 和 SCS 3 间，Lf 的含量无显著差异。

表 10-4 常乳中 Lf 含量的分析

正常奶牛组		样品数（$n=122$）	乳中Lf含量（对数平均数±标准差）	P 值
胎次	1	63	2.015±0.214	
	2	19	1.939±0.236	
	3	21	2.042±0.231	0.537
	4	8	2.057±0.128	
	≥5	11	2.077±0.297	
泌乳阶段	泌乳盛期	49	1.898±0.121c	
	泌乳中期	45	2.033±0.280b	<0.001
	泌乳晚期	28	2.195±0.203a	

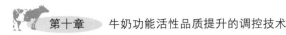

（续）

正常奶牛组		样品数（$n=122$）	乳中 Lf 含量 （对数平均数±标准差）	P 值
日产奶量	Y1	36	2.183 ± 0.248^{a}	<0.001
	Y2	34	1.992 ± 0.228^{b}	
	Y3	33	1.928 ± 0.163^{b}	
	Y4	19	1.894 ± 0.175^{b}	
SCS	SCS 0	12	1.914 ± 0.137	0.084
	SCS 1	20	2.022 ± 0.174	
	SCS 2	50	1.980 ± 0.191	
	SCS 3	40	2.058 ± 0.264	

注：同行上标不同小写字母表示差异显著（$P<0.05$）。

（四）乳中 Ig、Lf 含量及其与生产性能、乳成分的相关系数

牛奶 Ig、Lf 浓度与生产性能、乳成分的表型相关系数见表 10-5。乳中 IgG 浓度与奶牛胎次（$r=0.378$，$P<0.0001$）、泌乳天数（$r=-0.145$，$P<0.05$）、乳糖（$r=-0.223$，$P<0.01$）和 SCS（$r=0.217$，$P<0.0001$）相关显著；乳中 IgA 浓度与胎次（$r=0.209$，$P<0.01$）、泌乳天数（$r=0.130$，$P<0.05$）、乳糖（$r=-0.246$，$P<0.0001$）和 SCS（$r=0.295$，$P<0.0001$）相关显著；乳中 IgM 浓度与泌乳天数（$r=0.345$，$P<0.0001$）、产奶量（$r=-0.192$，$P<0.01$）、乳蛋白质（$r=0.229$，$P<0.01$）、乳糖（$r=-0.236$，$P<0.01$）和 SCS（$r=0.224$，$P<0.001$）相关显著；乳中 Lf 浓度与胎次（$r=0.163$，$P<0.05$）、泌乳天数（$r=0.372$，$P<0.01$）、产奶量（$r=-0.333$，$P<0.01$）、乳蛋白质（$r=0.417$，$P<0.01$）、乳糖（$r=-0.277$，$P<0.01$）和 SCS（$r=0.299$，$P<0.01$）相关显著。

同时，乳中 IgG 浓度与 IgA 浓度呈正相关（$r=0.258$，$P<0.0001$），与 Lf 浓度呈正相关（$r=0.211$，$P<0.01$）；乳中 IgA 浓度与 IgM 浓度呈正相关（$r=0.129$，$P<0.05$），与 Lf 浓度呈正相关（$r=0.147$，$P<0.05$）；乳中 IgM 浓度与 Lf 浓度呈正相关（$r=0.318$，$P<0.0001$）。

（五）影响乳中 IgG 含量的直接因素和间接因素

为进一步分析影响乳中 IgG 浓度和总量的直接因素和间接因素，笔者研究团队根据多元回归分析结果，将相关显著因素进行通径分析，结果见图 10-3。

胎次对乳中 IgG 浓度的通径系数为 $P_{y1,x1}=0.3063$，差异极显著（$P<0.01$），为影响乳中 IgG 浓度的最高正相关因素。乳糖、泌乳天数和 SCS 的通径系数分别为 $P_{y1,x6}=-0.1158$，$P_{y1,x2}=-0.1106$ 和 $P_{y1,x8}=0.1078$，但差异均不显著（$P>0.05$）。因此，胎次为影响乳中 IgG 浓度的直接因素，其他因素为直接作用和间接作用综合的结果。产奶量对乳中 IgG 总量的通径系数为 $P_{y2,x3}=0.4313$（$P<0.01$），为影响乳中 IgG 总量的最高正相关因素。胎次、泌乳天数和乳蛋白质对乳中 IgG 总量的通径系数分别为 $P_{y2,x1}=0.2980$（$P<0.01$）、$P_{y2,x2}=-0.1632$（$P<0.05$）和 $P_{y2,x5}=0.0953$（$P>0.01$）。因此，产奶量和胎次是影响 IgG 总量的直接正相关因素，其他因素为直接作用和间接作用综合的结果。

表 10-5 牛奶 Ig、Lf 浓度与生产性能、乳成分的相关系数矩阵

项目		x1	x2	x3	x4	x5	x6	x7	x8	y1	y2	y3	y4
										乳中 Ig 和 Lf 浓度			
DHI 数据	x1	1.000	-0.085	0.077	0.039	0.001	-0.267**	-0.028	0.201**	0.378**	0.209**	0.023	0.163*
	x2		1.000	-0.576**	0.069	0.458**	-0.247**	0.150*	0.108	-0.145*	0.130*	0.345**	0.372**
	x3			1.000	0.057	-0.487**	0.284**	-0.037	-0.133*	-0.024	-0.116	-0.192**	-0.333**
	x4				1.000	-0.040	-0.132*	0.918**	0.172**	0.015	0.080	-0.069	-0.079
	x5					1.000	-0.065	0.277**	0.239**	0.084	0.040	0.229**	0.417**
	x6						1.000	0.073	-0.396**	-0.223**	-0.246**	-0.236**	-0.277**
	x7							1.000	0.157	0.005	0.058	-0.041	-0.003
	x8								1.000	0.217**	0.295**	0.224**	0.299**
乳中 Ig 和 Lf 浓度	y1									1.000	0.258**	0.127	0.211**
	y2										1.000	0.129*	0.147*
	y3											1.000	0.318**
	y4												1.000

注：x1，胎次；x2，泌乳天数；x3，产奶量；x4，乳脂率；x5，乳蛋白；x6，乳糖；x7，总固形物；x8，体细胞数评分；y1，牛奶 IgG 浓度；y2，牛奶 IgA 浓度；y3，牛奶 IgM 浓度；y4，牛奶 Lf 浓度；"*"表示 $P<0.05$；"**"表示 $P<0.01$。

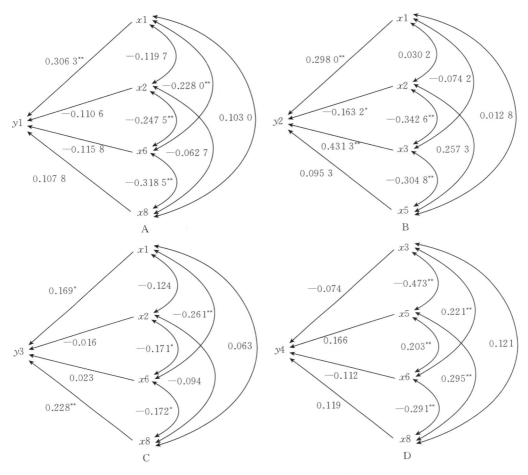

图 10-3　牛奶 IgG 浓度和 IgG 转运总量的通径图

注：$x1$，胎次；$x2$，泌乳天数；$x3$，产奶量；$x5$，乳蛋白质；$x6$，乳糖；$x8$，体细胞数评分；$y1$，牛奶中 IgG 浓度；$y2$，牛奶中 IgG 总量；$y3$，牛奶中 IgA 浓度；$y4$，牛奶中 Ig 浓度；"*"表示 $P<0.05$，"**"表示 $P<0.01$。

对乳中 IgA 和 IgM 浓度进行通径分析发现，SCS（$P_{y3,x8}=0.228$）与乳中 IgA 的浓度呈最强正相关，紧接着是胎次（$P_{y3,x1}=0.169$）、泌乳天数（$P_{y3,x2}=-0.016$）和乳糖（$P_{y3,x6}=0.023$）。乳蛋白质（$P_{y4,x5}=0.166$）与乳中 IgM 的浓度呈最强的正相关，紧接着是 SCS（$P_{y4,x8}=0.119$）、产奶量（$P_{y4,x3}=-0.074$）和乳糖（$P_{y4,x6}=-0.112$）。由此可知，SCS 和乳蛋白质分别是影响乳中 IgA 和 IgM 的最直接的、最强的正相关因素，其他的因素都间接影响乳中 IgA 和 IgM 的含量。

（六）典型相关分析

利用 SAS 程序统计胎次、泌乳天数、产奶量、乳脂肪、乳蛋白质、乳糖、总固形物和 SCS 8 项 DHI 指标，以及 IgG、IgA、IgM 和 Lf 4 项免疫活性蛋白浓度，将 8 项 DHI 数据中重叠进行剔除，对自变量进行选择，将两组的多个指标分别线性组合为少数几个典型变量，并利用典型相关系数来描述每对典型变量之间的关系。典型统计结果表明，DHI 数据与免疫活性蛋白浓度之间存在 4 对典型变量，典型变量构成及典型相关系数见表 10-6。第一对和第二对典型变量的相关系数分别为 0.662 和 0.469，分别刻画了数据信息的 67.3% 和 24.3%，累积信息量为 91.6%。

表 10-6　牛奶 Ig、Lf 浓度（y）与 DHI 数据（x）的典型相关

典型变量	标准化典型变量组合 （典型变量构成）	特征值	典型相关系数	典型相关系数平方	贡献率	累积贡献率	P 值
第一典型变量	$U1=0.106\times x1+0.572\times x2+0.023\times x3-0.012\times x4+0.475\times x5-0.157\times x6-0.367\times x7+0.356\times x8$ $V1=-0.080\times y1+0.162\times y2+0.460\times y3+0.724\times y4$	0.780	0.662	0.438	0.673	0.673	<0.000 1
第二典型变量	$U2=0.721\times x1-0.507\times x2-0.168\times x3-1.246\times x4-0.455\times x5-0.476\times x6+1.340\times x7+0.177\times x8$ $V2=0.899\times y1+0.271\times y2-0.225\times y3-0.081\times y4$	0.281	0.469	0.216	0.243	0.916	<0.000 1
第三典型变量	$U3=-0.077\times x1+0.639\times x2+0.059\times x3-2.162\times x4-1.716\times x5-0.237\times x6+2.550\times x7+0.587\times x8$ $V3=-0.422\times y1+0.936\times y2+0.283\times y3-0.464\times y4$	0.078	0.269	0.072	0.067	0.983	0.083
第四典型变量	$U4=0.149\times x1-0.411\times x2-0.724\times x3+0.271\times x4+0.068\times x5+0.685\times x6+0.357\times x7+0.274\times x8$ $V4=-0.367\times y1+0.364\times y2-0.884\times y3+0.650\times y4$	0.020	0.139	0.019	0.017	1.000	0.554

注：$x1$，胎次；$x2$，泌乳天数；$x3$，产奶量；$x4$，乳脂肪率；$x5$，乳蛋白质；$x6$，乳糖；$x7$，总固形物；$x8$，体细胞评分；$y1$，牛奶 IgG 浓度；$y2$，牛奶 IgA 浓度；$y3$，牛奶 IgM 浓度；$y4$，牛奶 Lf 浓度。

典型变量结构分析结果见表 10-7。在第一典型 x 变量中，第一典型 x 变量 U1 与泌乳天数（$r=0.754$，$P<0.000\,1$）、产奶量（$r=-0.544$，$P<0.001$）、乳蛋白质（$r=0.675$，$P<0.000\,1$）和 SCS（$r=0.526$，$P<0.05$）呈较强的相关，因此第一典型 x 变量 U1 的信息主要来源于泌乳天数、产奶量、乳蛋白质和 SCS。在第一典型 y 变量中，第一典型 y 变量 V1 与 Lf 浓度（$r=0.884$，$P<0.000\,1$）和 IgM 浓度（$r=0.705$，$P<0.000\,1$）呈较强的相关，因此，第一典型 y 变量 V1 主要包含了乳中 Lf 和 IgM 含量的信息。也就是说，第一典型变量可以看作乳中 Lf 和 IgM 浓度的预测指标。

在第二典型 x 变量中，第二典型 x 变量 U2 与胎次（$r=0.843$，$P<0.000\,1$）、泌乳天数（$r=-0.417$，$P<0.01$）和乳糖（$r=-0.459$，$P<0.01$）呈较强的相关，因此，第二典型 x 变量 U2 的信息主要来源于胎次、泌乳天数和乳糖。在第二典型 y 变量中，第二典型 y 变量 V2 与 IgG 浓度（$r=0.937$，$P<0.000\,1$）呈较强的相关，因此第

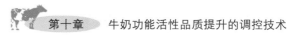

二典型 y 变量 V2 主要包含了乳中 IgG 含量的信息。也就是说，第二典型变量可以看作乳中 IgG 浓度的预测指标。第一和第二典型 y 变量都没有包含乳中 IgA 含量的信息。也就是说，无法对乳中 IgA 浓度进行预测。

表 10-7　原始变量与典型变量之间的相关系数

项目		典型 x 变量				典型 y 变量			
		U 1	U 2	U 3	U 4	V 1	V 2	V 3	V 4
DHI 数据	$x1$	0.181	0.843	−0.070	−0.077	0.120	0.395	−0.019	−0.011
	$x2$	0.754	−0.417	0.257	0.004	0.499	−0.196	0.070	0.001
	$x3$	−0.544	0.174	0.077	−0.433	−0.360	0.082	0.021	−0.060
	$x4$	−0.104	0.131	0.437	0.430	−0.069	0.061	0.118	0.060
	$x5$	0.675	−0.121	−0.454	0.427	0.447	−0.057	−0.122	0.059
	$x6$	−0.416	−0.459	−0.189	0.367	−0.276	−0.215	−0.051	0.051
	$x7$	0.035	0.022	0.274	0.624	0.023	0.010	0.074	0.087
	$x8$	0.526	0.395	0.422	0.294	0.348	0.185	0.114	0.041
牛奶 Ig 和 Lf 浓度	$y1$	0.110	0.439	−0.058	−0.031	0.165	0.937	−0.214	−0.220
	$y2$	0.199	0.233	0.206	0.038	0.300	0.400	0.766	0.275
	$y3$	0.467	−0.061	0.048	−0.094	0.705	−0.129	0.178	−0.674
	$y4$	0.585	0.035	−0.083	0.048	0.884	0.074	−0.308	0.343

注：$x1$，胎次；$x2$，泌乳天数；$x3$，产奶量；$x4$，乳脂率；$x5$，乳蛋白质；$x6$，乳糖；$x7$，总固形物；$x8$，体细胞评分；$y1$，牛奶 IgG 浓度；$y2$，牛奶 IgA 浓度；$y3$，牛奶 IgM 浓度；$y4$，牛奶 Lf 浓度。

典型冗余分析表明，第一和第二典型 y 变量可以分别解释乳中 Lf 和 IgG 浓度变异的 0.349 和 0.287。乳中 IgG、IgA、IgM 和 Lf 浓度与典型变量复相关系数的平方分别为 0.205、0.094、0.218 和 0.344。

三、奶牛基因多态性对活性蛋白质含量的影响

（一）基因多态性分析及分型方法

中国荷斯坦奶牛的血样采自北京大兴区的 4 个奶牛场，从大约 1 600 头奶牛中随机取样 240 头。进行血液 DNA 的提取，根据 GenBank 上的基因序列，用 Oligo 6.0 设计引物（表 10-8），进行 PCR 扩增。将 PCR 产物进行回收纯化，采用 ABI 3 730 全自动测序仪进行双向测序，得到的序列用 DNAMAN 软件进行拼接和比较，并用 BLAST 程序与 GenBank 中已经报道的序列进行比较，再根据原始峰图确定 SNP 位点。

表 10-8　引物设计信息

引物名称	引物序列（5′→3′）	扩增长度（bp）
FCGRT P1	Upper：5′-CATATGACCTAGCAAGTCCA-3′ Lower：5′-CTGGCTGAGTGTCCGTCTCT-3′	1 294

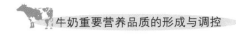

（续）

引物名称	引物序列（5′→3′）	扩增长度（bp）
FCGRT P2	Upper：5′- TGCACCAAATGTCACTAATA -3′ Lower：5′- GATTTCGGTCATTTCCCGGAG -3′	1 087
B2M P	上游：5′- GCTACATGTCCATGTTTGACC -3′ 下游：5′- TCGGTAGGAAGTTGTTTCATC -3′	472
pIgR P1	上游：5′- ACAGACCCCAAAGGCCATCAC -3′ 下游：5′- CTTAGCTGATGGTGCCCATGC -3′	926
pIgR P2	上游：5′- CCAAAATAGGACGCAGGGTTC -3′ 下游：5′- CCTGCAGGTAGGACCTCCAGT -3′	945
pIgR P3	上游：5′- GCAGAAAGCTGCAGGGGTATT -3′ 下游：5′- GGTTTCCCTGACCTGAACTGG -3′	914
pIgR P4	上游：5′- CAGGTAGGACTGGGTGGGATT -3′ 下游：5′- CCAGAGCAGCCCCACTTACTT -3′	967
Lf P	上游：5′- GCCCTCTTTCAAAACTCCAGG -3′ 下游：5′- CATACCTGCACTCACCAAGGG -3′	602

由于 *FCGRT* 基因、*pIgR* 基因的 SNP 位点都为单碱基替换，因此可以用 SNP 分型系统进行基因分型。SNP Stream 分型系统（Beckman - Coulter，美国）采用标签微列阵芯片技术，可以同时对 12 个或 48 个 SNP 位点进行基因分型。由于 *B2M* 基因上存在双碱基缺失，无法利用 SNP Stream 分型系统，因此对 *B2M* 基因和 *Lf* 基因利用直接测序法进行基因分型。先将测序结果与测序峰图利用 SNP 检测软件 Mutation Surveyor 进行碱基突变判定，再根据原始峰图确定 SNP 位点。

基因单倍体型拆分分析使用 Phase 2.1 软件。采用 SAS 9.0 软件的 GLM 程序对单基因型效应、单倍体型组合效应进行最小二乘分析，采用的统计分析模型为：

$$Y=\mu+P+L+G/H+e$$

式中，Y 为个体的 IgG 含量或转运总量观察值；μ 为总体的 IgG 含量或转运总量的最小二乘均值；P 为奶牛的胎次效应；L 为奶牛泌乳阶段的效应；G 或 H 为单个 SNP 基因型或单倍体型组合的固定效应值；e 为随机误差。多重比较采用 Duncan 氏法。

对 20 头奶牛 *FCGRT* 基因的启动区 PCR 产物进行序列分析，分别在 -377 bp、-737 bp、$-1\,156$ bp 和 $-1\,724$ bp 处发现了 4 个 SNP 位点。分别在 *B2M* 基因外显子的 208 bp、425 bp 和 515 bp 处发现了 3 个 SNP 位点，SNP1 和 SNP3 各检测到 3 种基因型，分别命名为 AA、AB 和 BB。其中，SNP1 为 A/C 突变，SNP3 为 A/G 突变。SNP2 在 425 bp 处发现双碱基缺失。在奶牛 *pIgR* 基因的 5′ 侧翼区的 $-3\,128$ bp、$-3\,072$ bp、$-2\,834$ bp、$-2\,348$ bp 和 -515 bp 处发现了 5 个 SNP 位点。在 *Lf* 基因的 -241 bp、-190 bp、-156 bp、-131 bp、-28 bp、$+33$ bp 处发现了 6 个 SNP 位点。

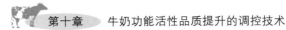

（二）基因多态性与乳中活性蛋白含量相关性分析

1. FcRn α 链 _FCGRT_ 基因启动子 SNP 多态性与乳中 IgG 含量及转运相关性分析 _FCGRT_ 不同单倍体型组合的个体其牛奶和血清中 IgG 的含量差异较大，但是单倍体型组合对牛奶 IgG 含量和牛奶 IgG 转运总量的效应均不显著（$P>0.05$）（表 10 - 9）。

表 10 - 9 奶牛 _FCGRT_ 基因启动子不同单倍体型组合的 IgG 含量分析

单倍体型组合	百分比（%）	牛奶 IgG 含量（mg/mL）	血清 IgG 含量（mg/mL）	牛奶 IgG 转运总量（mg/mL）	牛奶与血液中 IgG 浓度之比
H1H1	7.84	0.306 2	17.08	7.178	0.038 00
H1H2	3.27	0.341 7	21.17	6.506	0.018 56
H1H4	2.61	0.292 5	7.91	7.811	0.068 08
H1H5	0.65	0.543 4	5.06	14.563	0.107 31
H1H6	51.63	0.410 0	15.77	9.234	0.038 65
H2H6	5.23	0.359 7	9.30	7.744	0.068 77
H3H6	1.96	0.315 0	17.65	7.886	0.018 75
H4H6	1.31	0.498 9	16.10	12.538	0.052 47
H5H2	0.65	0.126 4	11.65	3.388	0.010 85
H5H6	1.31	0.445 5	3.79	10.424	0.136 20
H6H6	23.53	0.305 8	20.75	6.285	0.056 88

2. FcRn β 链 _B2M_ 基因外显子 SNP 多态性与乳中 IgG 含量及转运相关性分析 _B2M_ 基因不同单倍体型组合对牛奶 IgG 含量和牛奶 IgG 转运总量的效应显著（$P<0.05$），对血清 IgG 含量和牛奶血液 IgG 浓度比值没有显著影响（$P>0.05$）。单倍体型组合 H1H2 个体占总群的 7.41%，其乳中 IgG 浓度和转运总量显著高于其他单倍体型组合奶牛；单倍体型组合 H3H3 和 H4H4 个体占总群的 3.70% 和 1.06%，但其乳中 IgG 浓度显著低于其他单倍体型组合奶牛（$P<0.05$）。值得注意的是，单倍体型组合 H3H3 奶牛个体正是双碱基缺失纯合的奶牛个体。双碱基缺失纯合个体奶牛乳中 IgG 浓度和转运总量低于全群水平，但血清中 IgG 浓度却高于其他个体，表明双碱基缺失纯合个体的乳腺转运 IgG 效率较低（表 10 - 10）。

表 10 - 10 奶牛 _B2M_ 基因外显子不同单倍体型组合的 IgG 含量分析

单倍体型组合	百分比（%）	牛奶 IgG 含量（mg/mL）	血清 IgG 含量（mg/mL）	牛奶 IgG 转运总量（mg/mL）	牛奶与血液中 IgG 浓度之比
H1H1	44.44	0.361 2[ab]	15.15	8.092[abc]	0.046 08
H1H2	7.41	0.665 6[a]	15.03	15.001[a]	0.052 34
H1H3	26.46	0.339 1[ab]	17.27	7.184[abc]	0.038 28
H1H4	14.29	0.306 3[ab]	14.49	7.100[abc]	0.037 52
H2H3	1.59	0.506 9[ab]	26.73	14.553[ab]	0.069 51
H2H4	1.06	0.272 1[ab]	19.38	5.523[abc]	0.014 04
H3H3	3.70	0.162 3[b]	19.50	3.795[c]	0.008 16
H4H4	1.06	0.104 4[b]	13.61	2.551[c]	0.000 98

注：同列上标不同小写字母表示差异显著（$P<0.05$）。

3. *pIgR* 基因 5′侧翼区 SNP 多态性与乳中 IgA 和 IgM 含量相关性分析　不同单倍体型组合的个体其牛奶和血液中 IgA 和 IgM 的含量差异较大，但是单倍体型组合对 IgA 和 IgM 的效应不显著，有些单倍体型组合（如 H3H6 和 H5H6 等）个体的 IgA 或 IgM 含量与其他单倍体型组合的差异较大，可能是由于其个体较少而个体差异又较大所引起的（表 10-11）。

表 10-11　奶牛 *pIgR* 基因 5′侧翼区的不同单倍体型组合的 IgA 和 IgM 含量分析

单倍体型组合	百分比（%）	牛奶 IgA 含量（mg/mL）	牛奶 IgM 含量（mg/mL）	血液 IgA 含量（mg/mL）	血液 IgM 含量（mg/mL）
H1H1	12.83	0.428±0.048	0.059±0.014	0.202±0.025	4.332±1.091
H1H4	36.90	0.361±0.037	0.072±0.011	0.214±0.019	5.534±0.862
H1H5	2.14	0.385±0.105	0.092±0.031	0.221±0.049	2.361±0.295
H1H6	8.02	0.392±0.061	0.068±0.018	0.217±0.031	3.949±0.598
H2H4	4.81	0.404±0.066	0.068±0.019	0.188±0.037	2.805±0.616
H3H6	1.07	0.584±0.118	0.037±0.015	0.269±0.068	1.707±0.758
H4H4	14.97	0.359±0.049	0.051±0.014	0.174±0.026	3.335±0.887
H4H5	5.35	0.434±0.063	0.072±0.019	0.204±0.034	3.421±0.926
H4H6	12.83	0.357±0.049	0.046±0.015	0.177±0.028	2.826±0.538
H5H6	1.07	0.134±0.039	0.042±0.013	0.246±0.038	2.137±0.965

4. *Lf* 基因启动子 SNP 多态性分析与乳中 Lf 含量及转运相关性分析　以奶牛的泌乳月参数作为协变量对 *Lf* 基因型的作用进行最小二乘分析发现，单倍体型组合与乳中 SCS 及 Lf 含量没有显著相关性（表 10-12）。

表 10-12　奶牛 *Lf* 基因的启动子区域不同单倍体型组合的 SCS 和 Lf（对数）含量分析

单倍体型组合	百分比（%）	SCS（LSM±SE）	Lf [lg（LSM±SE）]
H1H1	33.06	2.696±0.263	2.060±0.057
H1H5	9.09	2.848±0.496	2.108±0.111
H1H6	3.31	3.263±0.820	2.146±0.166
H1H3	8.26	2.633±0.518	2.053±0.105
H1H4	29.75	2.788±0.277	2.187±0.059
H3H4	5.79	2.018±0.735	2.044±0.167
H4H5	3.31	3.998±0.945	2.180±0.192
H4H4	7.44	2.479±0.549	2.077±0.111

5. *B2M* 基因多态性对乳中 IgG 含量的通径分析　*B2M* 基因单倍体型组合对 IgG 含量的通径分析见图 10-4。可见 *B2M* 基因单倍体型组合对 IgG 含量的通径系数为 0.155 6（$P<0.05$），胎次、产奶阶段、乳糖、SCS 和 *B2M* 基因单倍体型组合描述 IgG 变异的信息由 30% 提高到约 40%。

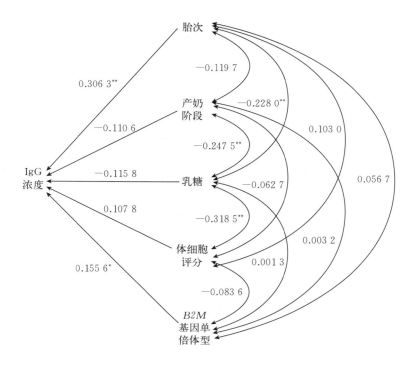

图 10-4　牛奶 IgG 浓度与胎次、泌乳阶段、乳糖、SCS 和 B2M 基因单倍体型组合的通径图

注：* $P<0.05$，** $P<0.01$。

（三）基因多态性与 FcRn 表达的影响

1. B2M 基因单倍体型组合对 FcRn mRNA 表达的影响　选择体况健康的中国荷斯坦奶牛 40 头，活体采集乳腺组织并迅速放入液氮中冷冻保存。利用试剂盒提取乳腺组织 RNA，利用 B2M 引物对提取的乳腺组织 DNA 进行 PCR 扩增，测序结果进行分析，并将测序峰图与 GenBank 上公布的序列进行比对，发现了 3 个 SNPs 位点，分别命名为 SNP1、SNP2 和 SNP3（图 10-7）。其中，SNP1 为 G→T，SNP2 为双碱基缺失，SNP3 为 T→C。B2M 基因的 3 个 SNPs 可以组成 4 个单倍体型组合：GG-缺失-TT；GG-AT-TC；GG-AT-TT；GT-缺失-TT，分别命名为 H1、H2、H3 和 H4。单倍体型组合 H1 和 H4 为双碱基缺失个体，单倍体型组合 H2 和 H3 为无缺失个体。

采用 $2^{-\triangle\triangle Ct}$ 方法对 FcRn mRNA 表达量进行相对定量分析，4 种单倍体型组合的 FcRn mRNA 相对表达丰度如图 10-5 所示。单倍体型组合 H4 的 FcRn mRNA 相对表达丰度显著高于其余 3 种（$P<0.05$），其他 3 种单倍体型组合之间无显著差异（$P<0.05$）。双碱基缺失个体（H1 和 H4）mRNA 表达量与无缺失个体（H2 和 H3）之间差异不显著（$P<0.05$）（图 10-5 和图 10-6）。

2. FCGRT 基因 SNP 单倍体型对 FcRn mRNA 表达的影响　采集健康中国荷斯坦奶牛乳腺组织，提取基因组 DNA 后，利用 FCGRT 基因引物（正向：5′-CATATGAC-CTAGCAAGTCCA-3′；反向：5′-CTGGCTGAGTGTCCGTCTCT-3′）PCR 后对 PCR 产物进行测序，以检测 FCGRT 启动子单核苷酸多态性。根据奶牛 FCGRT 基因启动子区 2 个单个核苷酸多态性（SNPs）位点 C-1116T 和 C-756A，构建出 3 种单倍体型（C-C、C-A 和 T-A）。结果表明，目的基因和内参基因引物的特异性良好，条带清晰、无拖尾。

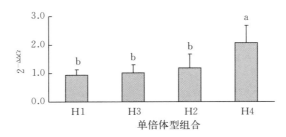

图 10-5   *B2M* 基因不同单倍体型组合的 *FcRn* mRNA 相对表达丰度

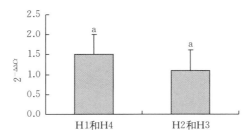

图 10-6   *B2M* 双碱基缺失个体与无缺失个体的 *FcRn* mRNA 相对表达丰度

选择上述单倍体型乳腺组织样品，利用试剂盒提取乳腺组织 RNA，反转录成 cDNA 后，通过 real-time PCR 检测 *FcRn* mRNA 的表达。不同单倍型中国荷斯坦奶牛乳腺内 *FcRn* mRNA 表达水平明显不同。*FCGRT* 基因启动子单倍体型 C-C 奶牛乳腺中 *FcRn* mRNA 的表达量最高，显著高于单倍体型 T-A 和 C-A（$P<0.05$）（图 10-7）。单倍体型 C-A 乳腺组织 *FcRn* 的表达量显著高于单倍体型 T-A（$P<0.05$）。*FCGRT* 基因启动子 SNP 对 *FcRn* mRNA 的表达量有一定影响，可能会进一步影响乳腺中 *FcRn* 的表达及其对 IgG 的转运。

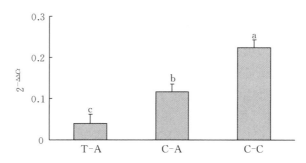

图 10-7   奶牛乳腺 *FcRn* 基因 mRNA 的相对表达
注：不同小写字母表示差异显著（$P<0.05$）。

3. *FcRn* 基因 SNP 单倍体型对乳腺 FcRn 蛋白表达的影响   根据前期对 *FCGRT* 和 *B2M* 基因的 SNP 单倍体型分析结果，选择相应单倍体型的奶牛个体，利用组织

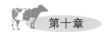

裂解液抽提乳腺组织总蛋白质，利用 Bradford 法测定蛋白质浓度。调整到相同蛋白质浓度后，进行 SDS‐PAGE 分析；以 β‐actin 作为内参蛋白，再进行 Western blotting 分析；利用 Bio‐Rad 扫描仪扫描图像后进行光密度值扫描。结果表明，设定一抗浓度为 1∶1 000、二抗浓度为 1∶5 000 时，能得到清晰单一的 Western blotting 图像。

FcRn α 链（*FCGRT*）基因 3 种单倍体型组合能影响 FcRn 蛋白的表达，其中单倍体型 C‐C 的 FcRn 蛋白表达量最高，显著高于单倍体型 T‐A 和 C‐A（$P<0.05$），而单倍体型 T‐A 和 C‐A 之间 FcRn 蛋白质表达量差异不显著（图 10‐8）。

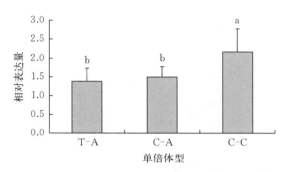

图 10‐8　*FCGRT* 基因单倍体型 FcRn 蛋白的表达

4. *B2M* 基因 SNP 单倍体型对乳腺 FcRn 蛋白表达的影响　FcRn β 链（*B2M*）基因 4 种单倍体型组合能影响 FcRn 蛋白的表达，其中单倍体型组合 H3 的 FcRn 蛋白的表达量最高，显著高于其他 3 种单倍体型组合（$P<0.05$）。而与单倍体型 H1、H2 和 H4 相比，FcRn 蛋白的表达量差异不显著（图 10‐9）。该结果与前期发现 H4 单倍体型 *FcRn* mRNA 丰度最高不一致，说明 *B2M* 单倍体型对 FcRn 蛋白表达的影响可能发生在转录后修饰过程。

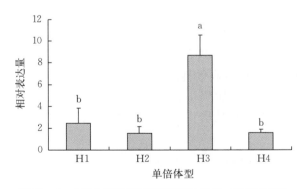

图 10‐9　*B2M* 基因不同单倍体型 FcRn 蛋白的表达

四、免疫刺激对牛奶中活性蛋白质的影响

（一）抗原缓释剂的制备

以脂肪酶抗原（lipase）和佐剂皂苷（quil A）按特定比例制成免疫刺激复合物

(ISCOMs)，ISCOMs 以不同浓度的聚乳酸交酯胶囊包被制作成埋植抗原缓释剂（anti-gen release device，ARD）。3 种 ARD 均委托澳大利亚 Agri - BIOTECH 公司（Perth，Western Australia）进行制作。3 种 ARD 抗原组成及性状见表 10 - 13。以埋植枪给免疫组的 5 头牛埋植 ARD，埋植位点在奶牛左侧髂内淋巴结处，每头奶牛埋植 3 种不同 ARD。埋植枪（Synovex；Fort Dodge，Baulkham Hills，New South Wales，Australia）及埋植位点见图 10 - 10。

表 10 - 13 ARD 的抗原组成及性状

性　状	ARD$_1$	ARD$_2$	ARD$_3$
ISCOMs 组成	脂肪酶抗原：佐剂皂苷（3：1）	脂肪酶抗原：佐剂皂苷（3：1）	脂肪酶抗原：佐剂皂苷（3：1）
脂肪酶抗原含量（mg/剂）	0.76	0.76	0.76
抗原释放时间	埋植当天	埋植后 14 d	埋植后 28 d
ARD 长度（mm）	6.2	10.0	10.0
ARD 直径（mm）	2.3	5.0	5.0

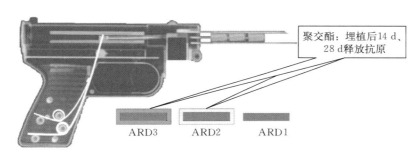 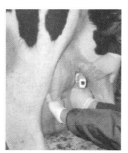

聚交酯：埋植后14 d、28 d释放抗原

图 10 - 10 埋植枪及埋植位点示意图

（二）ARD 埋植对奶牛的安全性评价

笔者研究团队选择 40 头奶牛进行 ARD 免疫乳试验，研究 ARD 对奶牛细胞免疫的影响规律，对 ARD 安全性及高效性进行评价，为含高水平特异性抗体的免疫乳生产提供依据。结果表明，埋植后奶牛食欲正常，埋植伤口愈合程度好，没有明显的发炎症状，埋植手术不会引发乳房炎。埋植手术后奶牛产奶量、乳成分没有明显的波动。

试验组埋植 ARD 后白细胞、中性粒细胞、淋巴细胞数量明显升高，其变化规律与 3 种 ARD 的释放一致。

（三）奶牛乳腺埋植 ARD 对牛奶中活性蛋白质含量的影响

埋植后 9 d 便可检测到乳清中特异性抗 Lipase 的抗体，其抗体含量变化见图 10 - 11，其应答规律与 3 种 ARD 的释放一致，17～40 d 水平较高，此后特异性抗体水平一直下降。可见，抗体高水平可以维持 30 d 以上，40 d 后抗体水平下降速度很快。

ARD 埋植后血清和乳中总 IgG 浓度和总量变化见图 10 - 12。血清中总 IgG 浓度在

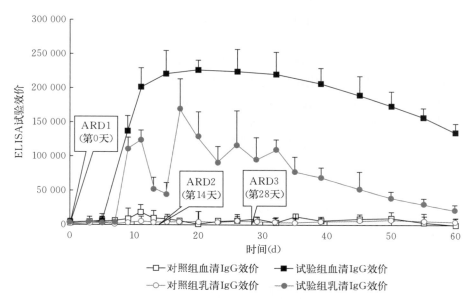

图 10-11 奶牛埋植 ARD 后血清和乳清中特异性抗体的变化

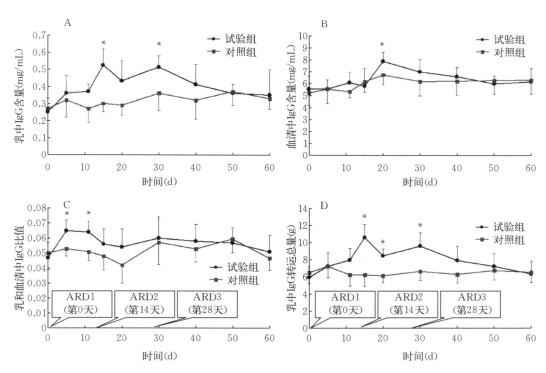

图 10-12 ARD 埋植后乳中 Ig 含量（A）、血清中 IgG 含量（B）、乳和血清中 Ig 比值（C）和乳中 IgG 转运总量（D）

注：＊表示试验组与对照组之间差异显著（$P < 0.05$）。

埋植后 11 d 和 20 d 升高,并且在 20 d 与对照组相比差异显著($P<0.05$)。乳中总 IgG 浓度(图 10 - 12A)在埋植后 11 d 和 20 d 显著高于对照组($P<0.05$);乳中和血清中 IgG 浓度比值(图 10 - 12 C)在 5 d 和 11 d 显著高于对照组($P<0.05$)。图 10 - 12 D 表明埋植后乳中 IgG 转运总量变化,在 15~30 d 显著高于对照组($P<0.05$),与乳中特异性效价、总 IgG 浓度的变化规律一致,其变化规律与 ARD 抗原的释放一致。

ARD 埋植后试验组血清和乳清中特异性抗体比值变化见图 10 - 13。血清和乳清中特异性抗体比值在埋植后的 11 d 和 20 d 出现 2 个峰值($P<0.05$)。在 11 d,血清和乳清中特异性抗体比值达到最高,此后迅速下降。但在 ARD2 释放抗原后,在 20 d 比值又上升,随后缓慢下降。

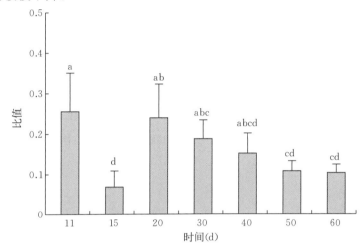

图 10 - 13　ARD 埋植后试验组血清和乳清中特异性抗体比值
注:不同小写字母表示差异显著($P<0.05$),相同小写字母表示差异不显著($P>0.05$)。

免疫组乳中 Lf 含量有一定的提高,试验组总体水平比对照组提高了 13.0%;其中,在第 7 天,试验组比对照组提高 47.6%($P<0.05$)。免疫组乳中 Lf 含量有较大波动,其中第 5、7、9、17 及 20 天含量都有所上升,但以第 7 天含量为最高,而对照组含量没有明显的变化。

五、不同热处理方式对牛奶中活性蛋白的影响

(一)不同热处理方式对乳中 IgG 的影响

利用不同温度和时间处理组合加工生乳后,利用 ELISA 检测 IgG 含量变化,结果见图 10 - 14。生乳中 IgG 的含量为(0.347 ± 0.051)mg/mL,55 ℃ 预热以后其含量降为(0.252 ± 0.023)mg/mL,达到差异显著水平($P<0.05$)。均质化处理使其含量有所上升,达到(0.386 ± 0.098)mg/mL。加工条件在 75 ℃/15 s 时,IgG 含量最高 [(0.315 ± 0.036)mg/mL]。

(二)不同热处理方式对乳中 Lf 的影响

由图 10 - 15 可以看出,生鲜牛乳中 Lf 的含量为 0.165 mg/mL,均质化处理使其含

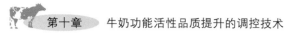

量达到最高（0.226 mg/mL）。15 s 条件下，Lf 浓度随着加工温度的升高呈下降的趋势。120～139 ℃，4 s 加工条件下，乳中 Lf 含量为很低。

（三）不同热处理方式对乳中主要活性物质（IgG＋Lf）的影响

由图 10-16 可以看出，乳中活性物质 IgG 与 Lf 含量之和在均质后为最高，显著高于其余各处理组（$P < 0.05$）。70～95 ℃、15 s 条件下，随着温度的上升，其两者之和呈下降趋势。其中，在 70 ℃和 75 ℃时，它们的变性率分别为 0.29％和 8.12％；120～139 ℃、4 s 条件下，两者含量之和较低，活性基本完全丧失。

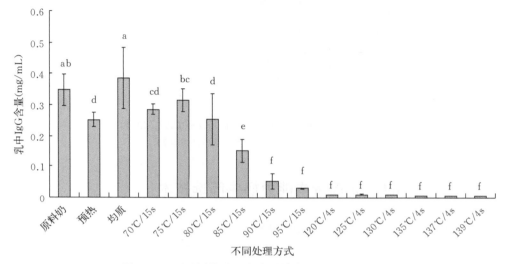

图 10-14　不同热处理方式对乳中 IgG 含量的影响

注：不同小写字母表示差异显著（$P < 0.05$）。

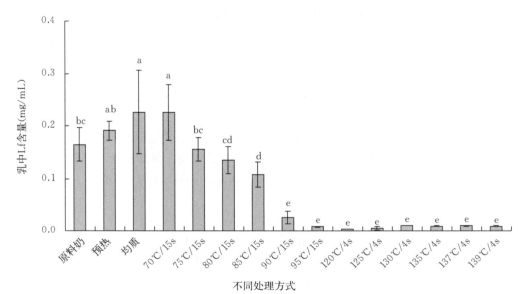

图 10-15　不同热处理方式对乳中 Lf 的影响

注：不同小写字母表示差异显著（$P < 0.05$）。

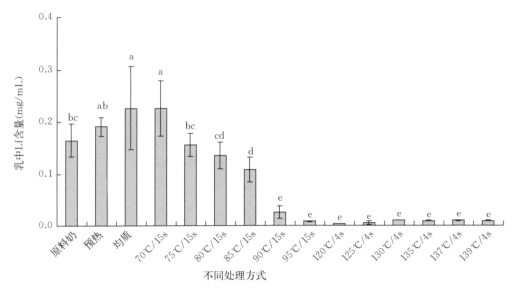

图 10-16 不同热处理方式对乳中 IgG 和 Lf 之和的影响

注：不同小写字母表示差异显著（$P<0.05$）。

六、牛奶中 IgG/Lf 高合成能力奶牛筛选技术

利用 IgG 和 Lf 与 DHI 数据之间的相关性，推导出预测乳中 IgG 和 Lf 浓度的回归公式，即第一典型 x 组合变量 U1 预测 IgG 含量，第二典型 x 组合变量 U2 预测 Lf 含量。利用此结果开发出 "IgG/Lf 高合成能力奶牛筛选软件 V1.0"，并首次提出 IgG 指数（immunoglobulin G index）和 Lf 指数（lactoferrin index）。IgG 指数和 Lf 指数定义为由乳中 IgG/Lf 含量的影响因素根据回归格式计算出的数值，根据指数大小可以预测乳中 IgG/Lf 浓度的高低，进而对 IgG/Lf 高合成能力奶牛进行筛选。

（一）"IgG/Lf 高合成能力奶牛筛选软件 V1.0" 的开发

"IgG/Lf 高合成能力奶牛筛选软件 V1.0" 开发框架为 VS 2005＋Access，开发语言为 C♯，运行框架为 Microsoft Net Framework 2.0、Windows XP、Windows 2003、Windows 2000。主要系统模块有 Excel 导入和手工录入模块（固定格式数据导入）、选择指数值计算模块、选择指数筛选模块、个体剔除模块、报告输出模块、帮助模块。程序的主要类别有 Startup、cFramework、wMain、wLogin、wMessage、wAbout 和 cACL 等。

（二）筛选软件应用效果

随机选择 212 头健康泌乳奶牛，记录试验奶牛的胎次、泌乳天数、个体产奶量并采集乳样，用于检测乳成分及测定 IgG 和 Lf 的含量。利用 "IgG/Lf 高合成能力奶牛筛选软件 V1.0" 对奶牛进行筛选分组，分别统计筛选奶牛和未筛选奶牛 IgG 和 Lf 含量。

为保证奶牛生产性状一致、保证原料奶的质量，将胎次＞4 胎、泌乳天数＞250 d、产奶量＜15 kg、乳中 SCC＞500 000 个/mL 的奶牛个体剔除，剩余 178 头奶牛。利用软

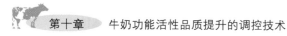

件进行 IgG 指数和 Lf 指数的计算，并进行排序，按照牛群数量的 40%进行筛选，筛选出 78 头奶牛，将筛选奶牛乳中 IgG 和 Lf 含量与全群进行比较。

IgG 指数与牛奶中 IgG 含量的关系见图 10-17。IgG 指数与牛奶中 IgG 含量呈现明显的正相关，随着 IgG 指数的增加，牛奶中 IgG 的含量也随之增加。当 IgG 指数＞－4.3时，筛选出的奶牛头数为总头数的 40%。当筛选指数更高时，牛奶中 IgG 可以提高更多，但筛选的奶牛头数少，不利于重新组群进行生产，且总体产奶量会减少。因此，利用 IgG 指数＞－4.3 的条件进行筛选，既可以提高牛奶中 IgG 的含量，又可以筛选出足够数量的高 IgG 合成能力泌乳奶牛。Lf 指数与牛奶中 Lf 含量呈现明显的正相关，随着 Lf 指数的增加，牛奶中 Lf 的含量也随之增加。当 Lf 指数＞－1.5 时，筛选出的奶牛头数为总头数的 40%。

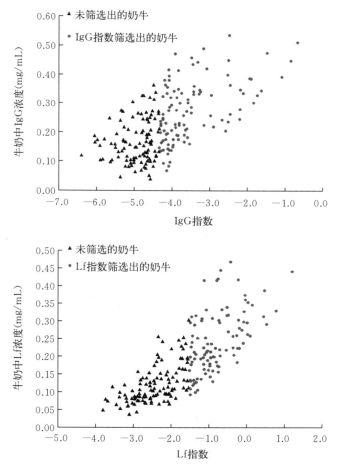

图 10-17 IgG 指数、Lf 指数与牛奶中 IgG、Lf 含量的关系

筛选奶牛和筛选前全群奶牛乳中 IgG 和 Lf 含量的测定数据见表 10-14。比较筛选奶牛和筛选前奶牛乳中的 IgG 含量分别为（0.380±0.146）mg/mL 和（0.318±0.138）mg/mL，IgG 的含量提高了 19.5%，且差异显著（P ＜0.05）；筛选奶牛和筛选前奶牛乳中的 Lf 含量 [（0.190±0.099）mg/mL 和（0.135±0.087）mg/mL]，Lf

的含量提高了 40.7%，且差异极显著（$P<0.01$）。因此，应用本方法进行筛选，可以显著提高牛乳中 IgG 和 Lf 的含量。

表 10-14　筛选试验效果

指　标	牛群（$n=178$）	U1 指数筛选出的奶牛（$n=71$）	U2 指数筛选出的奶牛（$n=71$）
胎次	2.08 ± 1.02	2.35 ± 0.98	2.93 ± 0.79*
产奶阶段（d）	121.6 ± 59.2	168.3 ± 45.1*	104.2 ± 56.5
泌乳量（kg）	23.5 ± 6.0	19.6 ± 4.8	24.7 ± 6.4
乳脂肪率（%）	3.85 ± 0.85	3.63 ± 0.91	3.94 ± 0.80
乳蛋白质率（%）	3.10 ± 0.44	3.39 ± 0.28	3.12 ± 0.39
乳糖（%）	4.89 ± 0.42	4.86 ± 0.16	4.83 ± 0.18
总固形物（%）	12.56 ± 1.34	12.62 ± 1.00	12.63 ± 0.98
体细胞评分	2.59 ± 1.26	3.12 ± 1.10	2.99 ± 1.31
牛奶 IgG 浓度（mg/mL）	0.318 ± 0.138	0.335 ± 0.151	0.380 ± 0.146*
牛奶 Lf 浓度（mg/mL）	0.135 ± 0.087	0.190 ± 0.099**	0.138 ± 0.082

注：* $P<0.05$；** $P<0.01$。

第二节　牛奶中共轭亚油酸的调控

一、奶牛个体合成共轭亚油酸能力的预测

前期研究发现，不同奶牛个体的牛奶共轭亚油酸（conjugated linoleic acid，CLA）含量最大差距为 2 倍左右，主要原因在于乳腺硬脂酰辅酶 A 去饱和酶（stearyl coenzyme A dehydrogenase，SCD）的活性存在差异，这种酶是奶牛乳腺生成 CLA 的关键酶。以牛奶中主要 SCD 作用产物与作用底物的检测为基础，根据各类脂肪酸含量建立起了预测奶牛个体 CLA 合成能力的 CLA 指数，具体公式为：

$$\text{CLA 指数} = \frac{\text{C14：}1+\text{C16：}1+c9\text{C18：}1+c9t11\text{CLA}}{\text{C14：}1+\text{C16：}1+c9\text{C18：}1+c9t11\text{CLA}+\text{C14：}0+\text{C16：}0+\text{C18：}0+t11\text{C18：}1}$$

对 CLA 指数与奶牛个体的泌乳天数、产奶量、胎次及牛奶 CLA 含量进行相关分析发现，CLA 指数与牛奶 CLA 含量呈显著正相关（$R=0.368$），与泌乳天数、产奶量和胎次没有显著的相关关系，表明用 CLA 指数能够准确评价和筛选奶牛个体合成 CLA 的能力。

对 77 头奶牛个体的 CLA 指数进行聚类分析的结果表明，将调查牛群个体间 CLA 分为 5 类后，能很好地区分不同类间该指数的差异（$P<0.01$），奶牛个体间 CLA 合成潜力呈现正态分布（图 10-18）。

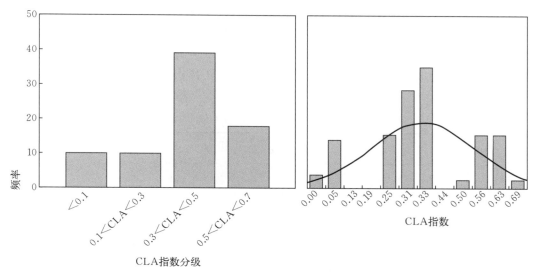

图 10-18　奶牛个体间 CLA 合成潜力分布

二、牛奶中共轭亚油酸含量检测技术

为了满足奶牛个体筛选、原料奶及乳品质量控制的需要，以有机溶剂离心结合提取乳脂肪、酸碱联合催化甲酯化和 100 m 超长毛细管柱分离为核心，形成了牛奶 CLA 气相色谱检测技术，并完成了《乳及乳制品中共轭亚油酸（CLA）测定 气相色谱法》（NY/T 1671—2008）的制定。

用该方法测定共轭亚油酸甲酯不同浓度梯度的标准溶液，其测定结果为 20～200ng，各物质与色谱峰面积相应值之间存在较好的线性关系，相关系数 r 分别为0.999 68 和 0.999 59。

三、共轭亚油酸牛奶生产成套技术标准

为了便于生产操作，建立 CLA 原料奶标准化生产技术体系，形成了《CLA 牛奶专用饲料》《CLA 专用奶牛饲养操作规范》2 项企业标准，将日粮油脂组合、瘤胃调控和奶牛个体 CLA 指数等单项技术按照不同产品目标进行优化集成，形成了具有不同特点的 CLA 原料奶生产技术（表 10-15）。

表 10-15　CLA 牛奶系列生产技术日粮配合特点

技　术	日粮营养结构（精粗比）	油脂组合		筛选奶牛（是/否）	其　他
		日粮亚油酸含量不低于（%）	二十碳五烯酸十二十二碳六烯酸含量不低于（%）		
第 1 套	40∶60	1.5	无	否	无
第 2 套	45∶55	2.5	无	是	有机酸
第 3 套	50∶50	2	2	是	维生素 A

选用 40 头中国荷斯坦奶牛，对 CLA 原料奶生产技术进行为期 1 个月的小规模验证试验。结果表明，采用第 1～3 套技术，每 100 mL 牛奶中 CLA 的含量分别可以达到 40 mg、60 mg、90 mg 以上。对第 1 套和第 2 套 CLA 牛奶生产技术进行示范，能够使牛群产奶量和乳成分维持正常的规律，乳脂肪、乳蛋白质和乳糖平均含量分别为 (3.22±0.59)%、(3.00±0.38)% 和 (4.42±0.27)%（表 10－16）。

表 10－16　CLA 牛奶生产技术对奶牛泌乳性能的影响

指　标	试验期（d）							SEM	P 值
	15	30	45	60	75	90	105		
产奶量（kg）	28.6	31.4	29.9	28.8	29.4	27.9	28.0	0.444 9	0.722
乳成分（%）									
乳脂肪	3.03	3.16	3.32	3.13	3.38	3.38	3.19	0.055 5	0.368
乳蛋白质	2.87	2.99	3.12	2.98	3.02	2.78	2.95	0.031 7	0.181
乳糖	4.29	4.50	4.41	4.44	4.43	4.46	4.45	0.024 1	0.232
总固形物	10.89	11.48	11.55	11.42	11.67	11.43	11.46	0.096 9	0.237
非脂固形物	8.46	8.60	8.58	8.54	8.58	8.36	8.53	0.042 8	0.690

对牛奶中 CLA 含量的连续监测结果表明，第 1 套和第 2 套技术的含量在监测期内保持稳定，分别始终保持在 40 mg/100 mL 和 60 mg/100 mL 以上（图 10－19）。

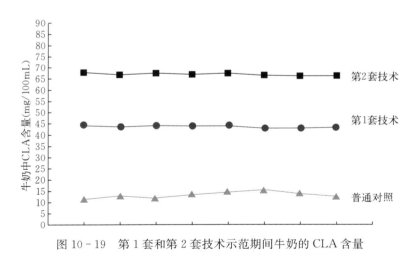

图 10－19　第 1 套和第 2 套技术示范期间牛奶的 CLA 含量

四、共轭亚油酸牛奶加工工艺

为了利用示范基地生产的优质共轭亚油酸（CLA）牛奶生产液态奶产品，笔者研究团队对 CLA 巴氏杀菌、UHT 灭菌、酸奶制作工艺进行了研究，完成了《灭菌共轭亚油酸牛乳》《共轭亚油酸（CLA）乳酸菌乳饮料》《CLA 纯牛奶加工技术标准》3 项企业标准。

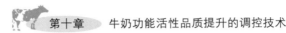

采集新鲜 CLA 原料奶样品，分别按照 75 ℃ 20 s 和 135 ℃ 1 min 两种模式对样品进行加热处理。对按照 75 ℃ 20 s 模式处理的牛奶，比较处理前和处理后第 0、1、24、72 和 120 小时的 CLA 含量；对按照 135 ℃ 1 min 模式处理的牛奶，比较处理前和处理后第 1、7、14 和 21 天的 CLA 含量（表 10 - 17）。处理前牛奶的 CLA 含量为每克乳脂肪中 16.3 mg，经过 75 ℃ 20 s 和 135 ℃ 1 min 两种加热处理模式处理后，牛奶中 CLA 含量分别为每克乳脂肪中 16.7 mg 和 16.1 mg，没有显著差异。样品经 75 ℃ 20 s 处理后于 4 ℃ 冰箱贮存，第 0、1、24、72 和 120 小时的 CLA 含量分别为每克乳脂中 16.7 mg、17.7 mg、15.5 mg、20.8 mg 和 16.7 mg，各时间点之间没有显著差异（表 10 - 18）。对"传喜"牌 UHT 灭菌共轭亚油酸牛乳的 CLA 含量进行为期 6 个月的监测表明，cis9，trans11 - CLA 的含量在常规条件下贮存时基本没有变化，但 trans10，cis12 - CLA 有所减少。

表 10 - 17　加热处理对牛奶 CLA 含量的影响

项　目	处理条件			SEM	P　值
	处理前	75 ℃ 20 s	135 ℃ 1 min		
每克乳脂肪中 CLA 含量（mg）	16.3	16.7	16.1	3.275	0.523 2

表 10 - 18　75 ℃ 20 s 处理后冷藏对牛奶 CLA 含量的影响

项　目	巴氏灭菌后 4 ℃ 条件下贮藏时间（h）					SEM	P　值
	0	1	24	72	120		
每克乳脂肪中 CLA 含量（mg）	16.7	17.7	15.5	20.8	16.7	0.071 7	0.216 4

参考文献

卜登攀，刘仕军，周凌云，等，2006. 牛奶脂肪酸及 CLA 的分析方法的改进 [J]. 中国农学通报，7：1 - 4.

卜登攀，王加启，2004. 共轭亚油酸调控牛奶乳脂合成的机理 [J]. 中国畜牧兽医，9：13 - 14.

卜登攀，王加启，2006. 日粮不饱和脂肪酸对乳脂 CLA 合成的影响研究进展 [J]. 中国农学通报，4：15 - 21.

程金波，刘光磊，张春刚，等，2007. 不同加工方式对牛奶中乳铁蛋白的影响 [J]. 中国奶牛，12：40 - 42.

程金波，王加启，李珊珊，等，2010. 不同热处理方式对牛奶中 IgG 和乳铁蛋白的影响 [J]. 华北农学报，25（S1）：170 - 174.

程金波，王加启，刘光磊，等，2008. 牛奶中乳铁蛋白含量的影响因素及调控机制研究进展 [J]. 东北农业大学学报，5：137 - 140.

董晓丽，王加启，赵国琦，等，2008. 牛奶中免疫活性蛋白的研究进展 [J]. 中国畜牧兽医，2：67 - 71.

刘光磊，2008. 奶牛乳中 IgG 变化规律及其转运影响因素研究 [D]. 北京：中国农业科学院.

刘光磊，王加启，卜登攀，等，2007. 埋植抗原缓释剂 ARD 后牛乳特异性抗体效价评价 [J]. 中国农业大学学报，6：57 - 61.

刘光磊，王加启，程金波，等，2007. 牛奶中免疫活性蛋白提高技术研究进展 [J]. 中国奶牛，9：37-40.

刘仕军，卜登攀，王加启，2007. 加工温度及存放时间对富共轭亚油酸牛乳脂脂肪酸的影响 [J]. 农业工程学报，8：266-269.

王加启，卜登攀，刘光磊，等. 筛选高免疫球蛋白 IgG 合成能力泌乳奶牛的方法 [P]. CN101271100，2008-09-24.

王加启，卜登攀，刘光磊，等. 筛选高乳铁蛋白 Lf 合成能力泌乳奶牛的方法 [P]. CN101271099，2008-09-24.

王加启，卜登攀，周凌云，等. 一种快速检测牛奶共轭亚油酸（CLA）组成和含量的方法 [P]. CN1715909，2006-01-04.

王加启，卜登攀，周凌云. 增加牛奶共轭亚油酸（CLA）含量的营养调控方法及饲料 [P]. CN1762227，2006-04-26.

王加启，李树聪，魏宏阳，等. 动物营养灌注流量监测装置 [P]. CN2819177，2006-09-20.

张春刚，王加启，卜登攀，等，2008. 奶牛 pIgR 基因 5′侧翼区 SNP 检测及其与 IgA 和 IgM 含量的相关性研究 [J]. 中国农业大学学报，4：57-64.

张春刚，王加启，刘光磊，等，2008. 牛初乳、常乳和免疫乳乳清中主要蛋白的 SDS-PAGE 分析 [J]. 扬州大学学报（农业与生命科学版），2：43-47.

Cheng J B, Wang J Q, Bu D P, et al, 2008. Factors affecting the lactoferrin concentration in bovine milk [J]. Journal of Dairy Science, 91 (3)：970-976.

Liu G L, Wang J Q, Bu DP, et al, 2009. Specific immune milk production of cows implanted with antigen-release devices [J]. Journal of Dairy Science, 92 (1)：100-108.

Liu G, Zhang C, Wang J, et al, 2010. Canonical correlation of milk immunoglobulins, lactoferrin concentration and Dairy Herd Improvement data of Chinese Holstein cows. Livestock Science, 128：197-200.

图书在版编目（CIP）数据

牛奶重要营养品质的形成与调控 / 王加启主编 . —
北京：中国农业出版社，2019.12
当代动物营养与饲料科学精品专著
ISBN 978 - 7 - 109 - 26404 - 5

Ⅰ.①牛…　Ⅱ.①王…　Ⅲ.①牛奶—食品营养　Ⅳ.
①R151.3

中国版本图书馆 CIP 数据核字（2019）第 287237 号

中国农业出版社出版

地址：北京市朝阳区麦子店街 18 号楼
邮编：100125
策划编辑：周晓艳
责任编辑：周晓艳　王森鹤　文字编辑：陈睿赜
版式设计：王　晨　责任校对：周丽芳
印刷：北京通州皇家印刷厂
版次：2019 年 12 月第 1 版
印次：2019 年 12 月北京第 1 次印刷
发行：新华书店北京发行所
开本：787mm×1092mm　1/16
印张：14　插页：2
字数：370 千字
定价：158.00 元